郭秀梅 著

江户汉医物语

学苑出版社

图书在版编目（CIP）数据

江户汉医物语/郭秀梅著. —北京：学苑出版社，2024.6
ISBN 978-7-5077-6974-6

Ⅰ.①江… Ⅱ.①郭… Ⅲ.①纪实小说-中国-当代 Ⅳ.①I247.5

中国国家版本馆 CIP 数据核字（2024）第 107639 号

责任编辑：黄小龙
出版发行：学苑出版社
社　　址：北京市丰台区南方庄 2 号院 1 号楼
邮政编码：100079
网　　址：www.book001.com
电子邮箱：xueyuanpress@163.com
联系电话：010-67601101（营销部）、010-67603091（总编室）
印　刷　厂：北京兰星球彩色印刷有限公司
开本尺寸：880 mm×1230 mm　1/32
印　　张：14.625
字　　数：339 千字
版　　次：2024 年 6 月第 1 版
印　　次：2024 年 6 月第 1 次印刷
定　　价：88.00 元

序章

八月的京都溽热难耐,权贵们身着绢纱和服,安居宅第庭院,享用冰水消散暑气。平民们绳系粗布短衣,蹲坐树荫檐下,摇动团扇招风驱蝇。远处有座塔式亭阁建筑,似乎因为离太阳稍近一些而备受照射,使乌黑重红漆色发出阴郁的反射,这就是伏见城。对于世人来说,这座城楼是权力和统治的象征,虽然遥望不可及,但是可以感受到释放着强烈威慑力。至于那里面每天发生什么,犹如迷雾屏障与世隔绝。可是,这几天却有些异常,轿子一顶一顶频繁往来,偶见传教士也东张西望地入城做客。出城后的大名、关白等大人物个个闭口无言,匆匆打道回府。然而只有这位西人传教士按捺不住惊骇,记录了见闻,"洁白绢丝被褥之间,横卧着一个似人非人的枯瘦衰弱躯壳,奄奄一息"。这就是传教士陆若汉所描绘的一代枭雄丰臣秀吉死前的模样,也是唯一的文字记载。丰臣秀吉的死,不仅是一个弱小躯体的消失,而且陪葬了安土桃山时代。

这一天是庆长三年(1598年)八月十八日。

虽然丰臣秀吉留下遗嘱,委托重臣武将德川家康、毛利辉元、上杉景胜、前田利家、宇喜多秀家等人扶持幼子丰臣秀赖执政，但是丰臣秀吉尸骨未寒，内部就发生了夺权斗争。以毛利辉元为首的西军，与德川家康为首的东军展开了关原大战。胜者成王，德川家康彻底肃清丰臣残余势力，掌控强大军事力量，统一了全国，于1603年建构了日本历史上第三个幕府，也是最后一个幕府——江户幕府，改朝换代，开启了江户时代。

德川家康统一天下，成为德川幕府第一代大将军，可是家康仅执政十余年，就于1616年73岁高寿逝去。其后延续到第十五代将军德川庆喜，至1868年，持续了265年的江户时代落下了帷幕。

历经两个半世纪的江户时代，其历史之长，仅次于400年的平安时代。德川幕府实施文武两道的治国政策，武道治国，文道兴邦，与丰臣秀吉迥异，不仅停止对外扩张，而且下令锁国。但是，这种锁国并非断绝与外国相通，而是有选择、有限制地引进与输出。对外交往主要分为"通商"和"通信"两种方式。江户政府与琉球、朝鲜两个独立国家采取通信外交。通商，则开放四个交易窗口，长崎口、对马口、萨摩口、蝦夷口，东方与发达的中国频繁往来，西方仅允许荷兰贸易进出，并且限定在长崎港口进行交易，一方面严格审查舶来货物，禁止输入有政治及西方宗教色彩的宣传品、文物等，另一方面，积极引进具有实用价值的商品、物种、书籍以及医生等技能人员。这个时期虽然政治上是封闭的，但是文化、技艺、医学药学等领域都出现了前所未有的成熟与绚烂。特别是医学界，随着社会的变革，进入了一个崭新的时期。在武家军事权力控制下的幕藩组织中，绘画、雅乐、儒学、国学、连歌、围棋象棋、天文学等专门职业已具有完善的制度及体系。而且德川幕府更加重视建立完备的医官制度，逐渐培养出医生阶层，以医疗技术为当权者服务。德川家康本人具有丰富的医学知识，甚至超过一般医生的水平，平时有个头疼脑热或者胃肠不适，自己可以开方配药。因此，他对于医师的要求和评估也非常严格，曾提出"对于治疗有显效的医生，不要支付过高的报酬，而要给予名誉。报酬太多，其子孙就会不争气"。此后，医生的等级及社会地位明显提高，最高位"典药头"，大约相当于大名诸侯，而且可以世代承袭。

为方便叙述，简单说明江户时期官署医生级别。

○法印：医官最高职位。常年任职法眼，功绩卓著者可叙升为法印，并赐赠院号。江户时期高级医官皆剃发如僧，并授予和尚阶位，但是与宗教无关。

○典药头：统领全体医官，由朝廷任命，并侍奉朝廷。由半井、今大路二家世袭。

○奥医师：担任将军及奥中家属的医疗事务。职务补贴米200俵（1俵米＝60公斤），由朝廷任命为法眼。随附于江户城本丸勤务将军，及江户城西丸勤务的下届将军。

○御匙：作为奥医师候补，积累经验，统管将军及其家属医疗事务。朝廷赐下法印，以院号相称。附随于江户城中本丸（本丸：城中重要廊）勤务将军，或者江户城西丸勤务的下届将军。

○奥诘医师：江户城内将军私人空间称"奥"，担任奥中勤务人员的医疗事务。

○表番医师：担任江户城内"表"中勤务人员的医疗事务。职务补贴100俵米。

○寄合医师：尚未担任江户城医务，因擅长医业，以备不时之需，属于预备候补医。

○小普请医师：并未承担江户城医疗事务，需修行医业。

○御目见医师：擅长医业，允许拜谒将军，属医官候补。

奥与表是一个相对的概念，意思是指里外。而奥又分为大奥和中奥。江户城本殿分表、中奥、大奥三个区域。大奥相当于中国皇帝的后宫，江户幕府的大奥，是将军女人们的生活场所。那里是性爱、争宠、阴谋的巢窟，得宠的女人具有一人之下万人之上的权力，被称为隐蔽的政府。德川幕府第五代将军纲吉时代，为防止奥中女人向将军进谗言或谋私利，在没有窃听器的时代，使用人工监听。将军留宿的女人房里，派一名女佣彻夜监听，然后向上司汇报昨夜听到的内容。

当时江户城有三个大奥，分别为本丸大奥、西丸大奥、二丸大奥。本丸大奥，是现任将军妻妾的御所。西丸大奥，是继任将军及退任将军家室居住的地方。二丸大奥，是将军的生母，以及前将军的正妻与侧室生活的地方。

江户幕府没有效仿中国的宦官制度，所以大奥中除了十岁以下的男童之外，男人只有将军可以出入。当然，患病时奥医师可以进入大奥诊疗。为了防止将军终日沉溺于大奥中而怠慢国政，规定将军定时离开大奥。每天上午，将军要走出大奥，与宰相、幕僚商谈国事、政务等，这个度过白昼生活的场所称为中奥。中奥完全是男人们的天下，侍奉、警卫将军均由男性担当，不许女人出入。

表，类似幕府的办公大厅，将军也会出入此地，与幕僚进行谈话、娱乐等活动。表与中奥之间没有严格的禁界，而与大奥之间有不可逾越的屏障。大奥所占面积超过表与中奥之和，其豪华程度，只要将军缄口，外人也无从得知。

要了解日本的历史，需要知道日本的集权形式。简而言之，12世纪以前的日本政治、文化中心在京都一带，由天皇掌管国家。12世纪至19世纪实施武家统治，成立幕府，与皇朝分庭抗礼。1193年，以源赖朝为首的武将成立镰仓幕府，政权中心移至镰仓（现在神奈川县境内），开启镰仓时代。1336年，足利义满取代镰仓幕府，于京都成立室町幕府。室町时代持续两百多年，其间战乱频仍，出现群龙无首的局面，幕府与朝廷不能有效统治全国，各地领主互相倾轧，陷入南北朝时代、战国时代。1573年，织田信长、丰臣秀吉夺取政权，织田设城于安土（现在滋贺县浦生郡安土町），丰臣于京都市伏见区桃山地域建筑伏见城，史称安土桃山时代，但是没有设立幕府。这一时期空前混乱，军事狂人对内不断挑衅，对外疯狂侵略，几乎没有安宁之日。安土桃山时代仅维持三十余年，以丰臣秀吉病死为契机，重臣德川家康篡权，于江户（现在的东京）创立了江户幕府。德川将军作为实际的统治者，君临江户时代长达265年。由于经济颓废，藩国倒幕运动高涨，西洋强迫贸易，德川幕府力不从心，无以应对。1867年，第十五代将军德川庆喜，不得已，将维持六个世纪的幕府政权交还京都朝廷，即所谓"大政奉还"。也就是说，被架空六百余年的京都朝廷重新掌握政权，开始了明治时代，国体、国策向西洋倾倒。

承上启下的曲直濑家

史学上一般将江户时期分为前期、中期、后期三个时期，可以概括认为，前期发挥承前启后作用，中期政治经济、科学文化成熟发展，后期政治疲惫，经济危急，导致社会变革。医学上，前期承袭室町、安土桃山医学。由于与明朝贸易往来逐渐频繁，留学明朝归来的医生们带回先进的明医学，成为日本医学界主要力量。知识阶层的医生们为摄取、普及新医学而努力奋进，当时势头比较强盛。中期追随中国医学，同时推进医学本国化进程，而且"后世派""古方派""折衷派""考证派"等主要流派逐渐成熟，各派有明确的体系及特色，殊途同归，共同促进了医学发展。后期由于西洋医学逐渐涌进，汉方医学夕阳西下，虽然汉洋之间发生过激烈博弈，最终古不敌新，日本选择了放弃千年汉医，追随西医，并且利用行政手段彻底取缔汉医。时至今日，日本汉方健在，而汉医则已载入历史。但是，仍然有众多西医生在孜孜不倦地研究汉方医学，这种研究动力完全来自民众的希求。汉洋两立，犹如高楼大厦的阶梯与电梯，二者相辅相成，有益百姓健康。

江户时代前期，接受前代医学影响，其中起到奠基和传承作用的，主要是京都医生曲直濑道三、曲直濑玄朔父子及门人。

曲直濑道三生于1507年，87岁逝去，俗称"医生不养生"的例外长寿者。道三出生于京都，本姓堀部，名正庆或正盛。生后第二天母亲去世，同年父亲战死，后由伯母养育。幼年入大光寺内吉祥院学佛，成年游学足利学校。为实现自身夙愿而更名换姓，选自苏东坡"上流直而清，下流曲而漪"诗句，改姓曲直濑。名道三，寓意多种选择，不偏颇一条道路。其后习医，邂逅留学明朝归来的田代三喜，接受先进的明代医学影响，积极将明医学移植于日本，并创建学堂"启迪院"，推进医学教育，著书立说，被誉为日本医学中兴之祖。道三身居复杂的战乱时期，武将割据，敌友对立，而一介医生深受天皇，以及织田信长、丰臣秀吉、德川家康等当权者宠信，被委以医疗重任。可见其医有专长，雄才睿智，品格不凡。

1559年2月，26岁的织田信长赶赴京都，身体不适，召请道三治疗。道三用大黄牡丹皮汤，治愈了信长的发烧头痛及顽固性便秘。信长不胜欣喜，褒赏美扇。

翌年5月，道三又接到信长传召，便带领弟子拜见信长，见其两手抱头，痛苦不堪。道三也不敢多问，先诊脉按腹，然后问道："头痛之外是否有鼻出血？"信长睁眼看了一下道三，反问："你怎么知道呢？""按心口处，有较强抵抗感，这是中气不降反而上冲的症状，导致鼻出血。"

道三打开药箱，令弟子配药，装进药袋，交给侍者煎熬。

信长又问："去年你开的药有奇效，这次开的是什么灵丹妙药？"

"大黄、黄芩、黄连三味而已，中国古典医籍《金匮要略》中的三黄泻心汤。"

信长内心期待着与去年同样的效果。（此次治疗效果，未见史料记载。）

道三之子曲直濑玄朔，生于1549年，逝于1632年，享年83岁。父子如此长寿，似乎多少有些遗传因素，其实道三与玄朔并非直系血缘关系。道三本来有一儿一女，儿子名守真，早逝，遗留三个女儿。而道三妹夫妇逝去，遗留孤儿玄朔，于是道三领养为子，简单地说就是把外甥当成儿子嗣业，这并不为奇。可是，接着出现了不可思议的进展，道三将守真的女儿收为养女，并嫁给玄朔，就是侄女与表舅结婚。这不仅是近亲通婚，而且辈分出现了错乱，难道这种无序的婚姻不违背16世纪的文明与人伦吗？道三家不仅亲族通婚，而且收养优秀弟子嗣业，凡提婚论嫁，首选门人，这样可以代代承袭高级医官职位，肥水不流外人田。

玄朔的医术可谓青出于蓝而胜于蓝，深得皇族、将军信任，赐号延寿院。

1583年大年初二，65岁的正亲町天皇突发中风，不省人事，朝廷上下惊慌失措，速招侍医救治。侍医竹田定加诊断为伤寒，侍医半井通仙认为属中风，二者意见相左。此时，35岁的玄朔赞同半井通仙中风说，而且在半井通仙投药无效的情况下，果断投用苏合香丸，以姜汁服下。翌日，天皇恢复神智，后继服小续命汤，而至痊愈。为此获赐医官最高阶位"法印"。

1587年春，丰臣秀吉命令毛利辉元出征九州平定战役。当辉元抵达小仓时，不幸病倒。秀吉速遣玄朔前往治疗。

玄朔日夜兼程，赶到小仓，眼前的武将辉元精神萎靡，面色苍白，蜷缩在榻榻米上。玄朔心中一惊，平日威风凛凛的辉元大将，如此状态不要说征战，连是否可以返回江户都不能保证。他立即讯问症状。侍人细述，起初出现下痢，又见便血，心窝壅塞，饮食不佳，左腿浮肿，脚踝疼痛难忍，不能行走。

玄朔一边听一边琢磨，这症状够复杂了，不是一朝一夕能治愈的病。于是诊脉按腹，看舌苔，安慰病人几句，转身伏案，开方配药。治疗原则已定，急则治标，缓则治本，先止下痢便血，恢复正气。

如是，经过十余日的细心辨证，更方换药，症状逐渐减轻，腿肿脚痛减半。精心疗养至秋，完全康复。其出征九州，战役中立下功劳，秀吉、天皇赐下奖赏无数。

优秀的医生，军营也是十分需要的。1592年9月，秀吉为征服中国而亲自率兵出发，玄朔作为随军医生同行，到达九州名护屋城，准备进攻大陆。此时传来在朝鲜参战的毛利辉元罹病的消息，秀吉当即命令玄朔奔赴前线急救。玄朔当即乘船自釜山上陆，转至开宁县为辉元诊治。

玄朔直奔辉元病榻，刚要询问病情，辉元先开了口，无奈地说："老病又犯了。"年近四十的辉元，比五年前显得成熟了很多。虽然下痢便血，面色无华，气力不足，但毫无恐惧退缩之感。这可能就是侵略者的狂气所在。

经过数月的调治，辉元基本恢复健康。临别之前，玄朔呈送辉元一部《居山四要》，说："这是中国元代汪汝懋编著的一部养生书，数月来习读，并摘录成书，暇时寓目为盼。"

辉元仔细翻阅，深感人到中年，不可忽视养生延命，期望玄朔将该书译成和文以便推广。玄朔用日本语将书中重要部分摘录，编成《居山四要拔萃》一书。现韩国国立图书馆、京都大学图书馆收藏写本。

玄朔此次朝鲜之行，诊病之外，仍然不忘搜书读书，获得珍本《居山四要》。

名医上前线与名将同样是要玩命的，但随之而来的是赏赐土地、房屋、财物，以及高职阶位。

1592年，后阳成天皇赐予曲直濑玄朔"橘"姓，及"今大路"家号，自此，"曲直濑"为本家，"今大路"为分家。其后，今大路家日益兴旺，名声地位皆超越本家。

简单说说江户时期医生应邀到病人家看病习惯。

地位高的医生一般带领弟子，乘轿出行，但是不论地位高低，医生都自带药箱出诊。这种行医方式，一是让医生可以放心地使用自己的药材，二是卖药才是医生的主要收入，所以那时的医生基本都是明医理、辨药材的。当他们得知中国医生只开方不配药的实情时，感到十分诧异，甚至讥讽中国医生不识药草。可是非常讽刺的事情，在150年后发生了。

战败后的日本，制定基本国策都有美国参与。当时美军总司令部的公共卫生福祉局，认为日本的医疗制度落后，其中就包括医药不分。医生既看病又卖药，是不符合现代医疗体制的，故美方强烈要求制度改革，实施医药分业。这无疑会受到相关利益团体的抵抗，医师会、牙医会都提出反对，并且动用党派力量加以阻挠，致使法案搁置。又经历了数十年的反复提案讨论，直至20世纪后半，因为复杂变化的形势，以及医院药商之间的利益问题等，政府为了避免各方互相勾结，终于实施了医药分家政策：医生开方，药房发药。尤其在新药纷呈的今日，药剂师的知识量不断增大，药学部学习年限由原来的四年增加到六年，与医学部相同。

如今，日本各大小医院都会出现一个特殊现象。就是制药公司推销员到医院推荐药品，那可不是一般人能够承受得了的尴尬场面。此时，日本的文明礼仪荡然无存。如果同时有一只猫狗或者一个飞虫进来，人们都会投以爱怜的目光，而对于推销员的出现，则完全视而不见。日本是一个迎合西方价值观的国家，宣称人人平等，然而，那种对待药品推销员轻蔑无礼的态度，如果在西方，完全可以向"人权组织"提诉"职业歧视"。真说不清楚这种现象的历史及社会背景何在。

另外，江户时期医学的普及与进步，也得益于丰臣秀吉的好战行径。文禄、庆长（1592—1598）6年之间，丰臣秀吉两次入侵朝鲜。此时，曲直濑家与秀吉的关系相当亲密，提出想收藏朝鲜书籍的愿望，这种要求与秀吉的野心一拍即合。战争中他令手下将领掠夺大量朝鲜藏书，而且还将朝鲜的活字印刷机器等，作为战利品带回日本。当时朝鲜的活字印刷技术受中国影响，已经比较发达，而且多使用铜活字。日本夺回印刷技术及器械，在其后的50年间，活字印刷出版相当盛行。这一时期，日本刊行金元明代大量医药书籍，为医学知识普及与研究起到极大推动作用。

掠回的朝鲜书籍的去向如何？这仍然与曲直濑一家有关。

道三的门人中有一年仅11岁的弟子，名一柳又五郎。聪颖勤奋，深得道三喜爱，被其收作养子，更名曲直濑正琳，字养安。正琳果然不负道三所望，医术与日俱增，弱冠之年侍奉丰臣秀吉家，并为正亲町天皇、后阳成天皇等诊治。

德川执政后，正琳随从德川家康移居江户，被任命为江户幕府奥医师，赐号养安院。

正琳30岁时，曾奉秀吉之命，诊治宇喜多秀家的爱妻豪姬。投药见效后，除获褒奖财物之外，他还将掠回的数千卷朝鲜藏书寄赠曲直濑家。因此，捺印"养安院"藏书章的朝鲜书籍数量相当可观。明治维新以后，养安院将旧藏书籍出售，一部分被清驻日使馆随员杨守敬收购，现藏于中国台北故宫博物院。

正琳医术及阶位如此之高，按照曲直濑的家规，这种人才必须据为己有。于是，曲直濑家将玄朔的女儿嫁给正琳。正琳不仅为曲直濑家传宗接代，而且使今大路家代代世袭幕府奥医师的最高级别"典药头"一职。

这种认领养子或入赘女婿的制度，是一种方便的途径，可以使血缘关系绵绵延续下去。其目的无疑是希望自家世代继承高职权位，避免产生各种利益冲突，以及勾心斗角的抗争。然而这种任人唯亲的陋习，最终导致高位无能、尸位素餐、技艺颓废，尤其对于人命攸关的医学，更是贻害无穷。正像后人所讽刺的那样，"要想死得早，快把今大路、半井找"。

今大路家、半井家世袭医官最高职"典药头"，实际上对医学研究和治病渐渐疏远，世世代代传承的已经不是学问和医术，而是一种权力和地位的独占。

繁杂多变的家族姓氏

因为本书内容涉及家族世代问题，所以简单说说江户时期的姓氏情况。

日本姓氏不仅是世界上最繁杂的，而且是相当轻率随意的，至今也难以准确统计究竟有多少姓氏，据说有30万种之多，大概可以称得上世界之最。而且读法随意，一般都要自己在姓名上方标注假名，或罗马字以示读音，否则他人无法正确读出。除了贵族、武家、豪族等特权阶级有族谱之外，一般百姓虽然早期也有姓氏，但是由于社会地位低下，不允许公开使用。可是作为一个家族，至少要清楚家长及子孙的延续关系，因此百姓世代使用相同姓名而形成一个家号，如"左兵卫门"家、"吉兵卫"家，为了区别不同年代，而称第一代左兵卫门、第二代左兵卫门，依此类推。或者名字中只有一个字是世代承用不变的，如"多纪元孝－多纪元德－多纪元简－多纪元坚"，这可不是兄弟关系，而是祖孙四代。由男子袭名以象征着家族的连续性，一旦子承父业成了一家之主后，父亲要改名隐居，免得家庭中出现同样的名字，所以江户时期男子一生之中都会多次更换名字。这种袭名方式至今仍保留在歌舞伎、落语、能乐等传统文化中。而现代社会的户籍制度与江户时期相反，结婚时可以随配偶改姓，离婚后再恢复原姓，是比较容易的事情，孩子也可以随父母改姓，但是改名却相当困难，没有特殊的理由是不能改名的。

为什么说日本姓氏是轻率随意的呢？上层社会的家族姓氏是有谱系的，如足利义满、织田信长、德川家康等。即使现在，仍然可以根据姓氏来推测其祖先的贫贱贵富。但是，他们也不是万世一宗，而有很多养子嗣续情况。而百姓则头脑一热取姓命名，有见景生情的"山田""池泽"，有夸示力大无比的"鬼头""降魔"，有不知天高地厚的"大地""宇宙"，有狂妄自大的"最上""神子"，有希望丰衣足食的"食堂""肥满"，有祈求健康的"医王""药袋"，有自卑微不足道的"鼻毛""牛粪"，有甘当工具的"熨斗""石锅"，有自虐无知的"马鹿""芥生"，有自愿献身的"我孙子""我妻"，有纪念时间地点的"四月一日""东京"等等,无奇不有,可以说只有想不到的,没有姓不到的。

日本江户时期轻易更名换姓,与中国传统大不相同。中国自古相信"名就是魂""名有神力",虽然现代反对迷信,但是传统意识仍然深深遗留在人们思维中。实际上,医院在抢救危重病人时,通常大声呼名唤姓叫醒病人,如果有人认为这是"招魂",也未尝不可。所以中国人不是万不得已,一般不会改姓,而且把改姓看作是极大的承诺,正如民间会用自己的姓打赌那样,体现其极其重视祖宗传下的姓。古代戏剧小说中有"行不更名,坐不改姓"的熟语,都在强调改名换姓是不可轻易而为之事。

日本人虽然也重视传宗接代,但是忽视血缘关系。他们选择养子、养婿的目的,有希望继承家业的,有企图扩大势力范围的。一般都要选择对方优秀的男孩子,有利于双方家庭兴隆。可是,地位较高的家庭选择养子,有时要事先争取当权者的同意,受到干涉的情况常常发生。认领养子之后,大多与自家女孩子结婚,这样血缘得到延续,有时甚至辈分不同也可以成婚。如此复杂混乱的姓氏辈分,虽然看似一头雾水,但是多数家族还是可以追本溯源的。比如说,鬼头家的儿子何时过继给降魔家了,猪饲家的女儿何时招了肥满家儿子做入赘女婿等等,都有清楚记录。

归根到底就是提醒大家,不要以为同一个家族就有血缘关系,很可能是八竿子打不着的外人。不要以为同姓同名就是同一个人,很可能是隔了几代的孙辈。不要以为名字中用同样字的就是兄弟,很可能是根本没见过面的祖先。更不要以为完全不同姓名的人就毫无关系,很可能是手足兄弟。比如，近代日本有一位首相叫岸信介，另一位首相叫佐藤荣作，其实他们是亲兄弟，都是佐藤家的儿子，也是后来首相安倍晋三的姥爷和二姥爷。而安倍首相的弟弟过继给大舅岸信和，现名岸信夫，是日本的防卫大臣。

郭秀梅
2024 年春

目录

第一章 名门硕学多纪一族 ·········· 1

第一节 元孝、元德与医学教育 ·········· 3

多纪氏始于元孝 ·········· 3
创立跻寿馆 ·········· 5
跻寿馆浴火重生 ·········· 10
喜获《医方类聚》 ·········· 17
特任讲师目黑道琢 ·········· 21
跻寿馆百日教学 ·········· 24
凤凰涅槃医学馆 ·········· 28
医学馆教育与考试 ·········· 32
日本的针灸铜人 ·········· 36
追访《医心方》 ·········· 40
搬迁神农像 ·········· 46

第二节 元简时代 ·········· 51

陷入困境 ·········· 52
应对危机 ·········· 56
医者仁术 ·········· 59

元简左迁 …………………………………… 61
　　清医问答 …………………………………… 65
　　失意不失志 ………………………………… 70
　　半百而逝 …………………………………… 75
第三节　多纪兄弟 ……………………………… 80
　　嫡子元胤 …………………………………… 81
　　勤勉友善 …………………………………… 85
　　邂逅善本 …………………………………… 90
　　传世名著 …………………………………… 94
　　《难经疏证》 ……………………………… 95
　　《医籍考》 ………………………………… 100
　　庶子元坚 …………………………………… 106
　　父子情深 …………………………………… 107
　　兄弟意长 …………………………………… 111
　　独立门户 …………………………………… 118
　　崭露头角 …………………………………… 124
　　师学温病 …………………………………… 128
　　至高荣誉 …………………………………… 132
　　合璧著述 …………………………………… 137
　　凤愿得偿 …………………………………… 144
第四节　校刻医书 ……………………………… 150
　　《医心方》 ………………………………… 150
　　《千金要方》与《千金翼方》 …………… 153
　　《外台秘要》 ……………………………… 156
　　《本草和名》 ……………………………… 163
　　《新修本草》与《本草经集注》 ………… 164
　　《太平圣惠方》与《圣济总录》 ………… 167

百年之殇 ·· 169

第二章　名医轶事 ·· 179
第一节　汉兰兼通的片仓鹤陵 ·························· 179
第二节　精通本草的小野蓝山 ·························· 184
第三节　沉潜好学的铃木良知 ·························· 191
第四节　述而不著的小岛宝素 ·························· 197
第五节　早熟早逝的山田正珍 ·························· 204
第六节　多才坚毅的浅田宗伯 ·························· 211

第三章　伊泽兰轩父子及门人 ···························· 220
第一节　兰轩与文人交友 ································ 222
忘年之交菅茶山 ·· 223
同侪诗友山阳与霞亭 ·································· 228
第二节　兰轩的藩医生涯 ································ 234
长崎之行 ·· 236
独特的处世观 ·· 245
抱病校书考证 ·· 252
第三节　兰轩的子孙 ····································· 262
榛轩福山归来 ·· 262
木讷宽容的榛轩 ······································· 270
避富趋贫敬长者 ······································· 280
兄弟扶掖 ·· 286
抵制荷兰医学 ·· 292
相州之行 ·· 299
神祇与医学之间 ······································· 304
弥留之际 ·· 310

棠轩从军著书 ………………………………… 320

第四章　兰门五哲 ……………………………… 328
第一节　清川励志跻身医界 ………………… 329
第二节　冈西家与抽斋的瓜葛 ……………… 339
第三节　抽斋的生前身后 …………………… 346
　　勤王尊侯坚守自律 …………………………… 346
　　不孝的儿贤能的妻 …………………………… 354
　　学志未酬撒手人寰 …………………………… 365
第四节　高崎藩医山田世家 ………………… 372
　　寡言少年撑起重担 …………………………… 373
　　悬壶行医殚精著述 …………………………… 382
　　动荡颠沛九折不挠 …………………………… 390
第五节　异色才子森立之 …………………… 401
　　才艺带来的厄运 ……………………………… 402
　　落魄相州十二载 ……………………………… 409
　　孤雁归巢重返江户 …………………………… 418
　　时不我待只争朝夕 …………………………… 425
　　燃烧殆尽人生谢幕 …………………………… 433

第一章　名门硕学多纪一族

东京北区有一座平冢神社。据说江户时期平冢乡有一位平民盲人,姓山川,为了出人头地,他来到江户平冢神社祈祷。因为他有较高医学技能,所以获得盲人最高位阶"检校"一职,成为将军德川家光的近侍。山川还经常为生来体弱多病的家光祈愿,每每疾病得愈。为了支持山川修复平冢神社,家光赐下土地和明神,自此平冢神社受到幕府历代将军虔敬。

平冢神社的南侧有一座城官寺,寺内大片陵园,按各个家族分化墓域。其中一个面积广阔的墓群比较显眼,大约有三十多座墓碑林立,周围树木成荫。如此壮观肃穆的茔地,足以说明墓主人生前具有显赫的地位及可歌可泣的功绩。

走近墓群,眼前最先出现的是多纪元孝的墓碑,碑刻"东都故法眼侍医文惠先生墓"。其后是元孝的五儿子元德的墓碑,碑刻"故侍医尚药兼督学永寿院法印文恭多纪先生墓"。左侧中央是元德长子元简墓碑,碑刻"督医学事法眼前侍医上药桂山刘先生墓"。旁侧是元简夫人墓碑。再往旁边看,是元简嗣子元胤墓碑,刻字"故医官督学事法眼柳沜多纪先生墓"。但是,前后左右寻找,却不见元简另一儿子元坚之墓。其实,多纪元坚的坟茔在里面东侧分家之后的多纪墓群中，碑刻"江户侍医法印尚药兼医学教谕茝庭多纪先生墓"。可见，元坚获得"法印"，其职位高于父兄"法眼"。然而，为何分葬他处？理由在后文中讲述。

关于多纪家族为何埋葬在城官寺内，有一故事流传。某年，德川家光将军外出狩猎，元尚随行。途中停留城官寺休憩，家光对寺院幽静环境及茶饮接待皆称心如意，于是对身旁的元尚说"以后这里可以作为你的菩提寺"。将军有意无意的言谈，确确实实决定了元尚家世世代代的墓地。元尚，丹波康赖第二十七代传人，分家后姓金保，至金保第五代改姓多纪。

多纪氏属于外来族系，是丹波康赖的后代。

据传丹波是汉灵帝后裔，本姓刘，归化日本后赐姓丹波，分族后曾姓福岛，福岛元孝过继给金保元燕为养子，以口腔咽喉科为业，养父去世后，元孝改姓多纪，并且开始从事内科医疗。因此，多纪家后人常常署名丹波，或自称刘某某。据史料记载，丹波氏族可追溯至平安时代朝廷医官、医博士、针博士丹波康赖，他的最大功绩是摘录中国隋唐医书二百余种，编撰了日本医书《医心方》。984年11月28日康赖将《医心方》一部呈献朝廷，时年73岁。《医心方》流传至今，历经千余年，可以说是一个奇迹。康赖曾孙丹波雅忠，摘抄《医心方》，编成《医略抄》传世。又因雅忠医术高超，时人尊称为日本扁鹊。丹波雅忠是多纪家先祖，其子孙世世代代承袭高级医官职位，内科奥医师亦主要由多纪家世袭。

多纪一族在日本江户时期医学界占有举足轻重的地位，要谈江户医学，必然离不开名门硕学的多纪家族，及其创办的江户医学馆。

第一节　元孝、元德与医学教育

多纪氏始于元孝

元孝生于1695年，正值江户时代中期，他是丹波康赖第三十代传人。八百年间，多纪家族子嗣无数，究竟还保留着多少汉灵帝的基因，已无法测量。但是，元孝似乎很重视自己的身世和汉代遗民的血缘。例如，1747年，五代先祖丹波元泰百年祭祀，元孝与爱子元德一同为元泰设立石塔，并请著名儒者成岛信遍撰写碑文，落款"法眼金安元丹波元孝建"。元孝不仅缅怀丹波先祖，而且以自己是丹波后裔为荣。

1749年元孝的养父金保元燕去世后，他便上请更改家号为"多纪"。为什么取姓多纪呢？多纪本来是丹波国内的地名，古代史中记载汉灵帝的后代曾受封此地，定居于多纪。元孝因景仰祖先之情，开启了多纪一族的辉煌历史。

此时的元孝已年过半百，身居奥医师、法眼高职，俸禄相当可观，年俸米200俵（1俵为60公斤）。江户时期的俸禄主要以米支付，可以将米兑换成货币维持日用，生活无忧无虑。而江户中期以后，由于各种食物及日用品丰富起来，需求逐渐增多，单纯以米为主的生活方式发生变化。米的价格相对降低，俸禄实际价值降低，财政出现困难。这也是造成江户幕府统治力减弱的原因之一。

元孝35岁时继承父业，成为一家之主。1734年拜谒第八代将军德川吉宗，翌年被任命为番医。1735年他受命担当江户幕府第六代将军德川家宣侧室喜世的医疗，晋升为寄合医师。喜世，原名胜田辉子，出身平民，少女时即侍奉权贵，熟知讨人喜欢的技巧。19 岁时与德川家宣相遇，凭着她的美貌及伶俐笼络了家宣，被封为侧室。家宣正夫人熙子，出身名门，居高自傲，对于新妾喜世百般刁难。可不幸的是，熙子两次死产，膝下无子，而喜世很快为家宣生下一子。儿子 3 岁时，在任三年的家宣去世，他理所当然地子袭父位，成为第七代将军德川家继，并授予喜世"月光院"号。喜世虽然地位低于熙子"天英院"，但实际掌管奥内权力。并且，她仰仗自己的地位，做出了一个明智的决定。家继将军 7 岁时患肺炎，生命危笃，急需选定后任。月光院力排众议，推荐纪州德川吉宗继任第八代将军。吉宗不负所望，执政三十年间推出新政，实施改革。他虽身为武家，但特别重视振兴文化，尤其关心医学，设立了施药院以救治穷苦人，积极引进有特长的人才，引入大量书籍、动物、植物等等，并且提倡勤俭节约，复苏财政，被称为中兴之祖。

元孝为月光院诊疗有十余年之久，1747 年升晋西丸奥医师，俸禄由原来的 100 俵增至 200 俵，朝廷赐予法眼。1754 年，32 岁的公遵法亲王患病，幕府派遣元孝赴日光诊治。此时元孝已是本丸奥医师高职，地位逐年提升，顺风顺水。

中年的元孝，虽身居高位，诸事繁忙，但是仍每月邀请江户名医十数人，共同研究《内经》及探讨疑难病例，主人与客人共同度过愉快的时光。

某日，元孝向在座的侍医询问民间疾疫情况。

"偏远地区缺医少药，百姓突然生病，路途遥远，不便请医诊治，是否当备救急药方，以应不虞？"元孝语重心长地发问。

此时，元德也坐在后排倾听老父忧心教导，看到大家各有所思地散去，元德也无言以对。退席后，他仔细思考，认为方书中虽然记载着各种急救药方，但是居住在山野间的百姓无法储备药物，不会辨别使用。医者应当编著一部简明易懂、附录图谱、便于村民山夫治病的方书。于是，他开始默默地收集民间验方，摘录书中有效方剂，立志编辑一部"济急方"。

元孝宅邸不仅书盈四壁，而且药草齐备。元孝因老年居家较多，常常一边读书，一边自己调制草药。

"爷爷、爷爷，我帮您。"聪明可爱的胖孙元简常围在爷爷身边。

"把碗里豆子拿过来，要煮一煮。"元孝一边满脸笑容地指使元简帮忙。一边小心地将芒硝放在锅里煮，把大腹皮浸在水里泡，然后开始切莱菔。

祖孙二人一起制药，爷爷不停地向小孙子传授药物功效及用法。这是元简成年后的美好回忆，也是元孝含饴弄孙的开心时刻。

然而，元孝一生并未留下值得称颂的著作，所以后人戏谑元孝为"墓医生"，批评当时医生只追求利益，到老也没有一本薄书传世，只留有坟墓上一片石，故称为墓医生。

但是，元孝的最大功绩是创立了医学校。他热心教育事业，有丰富的教学和诊疗经验，培养民一批批优秀学子成为医学栋梁，为推进医学研究做出了百年贡献。

创立跻寿馆

1765 年，古稀老人多纪元孝，向幕府提出设立医学馆的请求。对于元孝的医学水平及教育能力，幕府上下是有目共睹的。当时是第十代将军德川家治执政。他自幼聪明好学，深受祖父德川吉宗的宠爱。因为他的父亲第九代将军德川家重生来身体残障，语言不清，所以祖父把希望寄托在他身上，少时便开始英才教育。1760年，23岁的家治继任德川幕府第十代将军，由于深受祖父的影响，他对于文化、医学相当重视，很快就决定借地给元孝建造医学馆讲堂，地址在神田佐久间街。实际上，这个医学馆就是元孝私塾的扩建，主要由元孝出资建设，于1766年夏正式开馆。因为官立学校使用"学"这个字，为了避免引起误会，故命名为"跻寿馆"。体制属于半官半民，办学目的与私塾不同，设立了更加宏大的目标，正如元孝所云"黎民咸登仁寿之域，乃办学第一要义"。同时为了提高江户医生的教养与水平，提倡民间医生积极接受跻寿馆教育，特意为民间医生提供教学场所，以利于更多人参加学习。

创立跻寿馆，有一个特殊的社会背景。18世纪中叶，日本文化中心开始自京都、大阪近畿一带向江户迁移。同时，具有一定经济实力的民间商人中，出现了追求学问和艺术的风潮，当时的幕府宠臣田沼意次大权在握，锐意改革，巧妙地将民间活力导入政治领域。

另外，幕府医官对于古方派的崛起产生警惕，特别是活跃在京都的后藤艮山、香川修庵、吉益东洞等医生提出的各种偏激学说。其中吉益东洞最具有鼓动力，他提出"天命说""万病一毒"，主张"以毒攻毒"。极力否定阴阳、五行学说，并按照自己的观点改编《伤寒论》，撰述所谓自家《伤寒论》，即《类聚方》，又编制自家本草书《药征》，是一位左翼古方派。多纪家历来主张利用古代文献，不折不扣地研究医学，正确指导医疗实践。正如井上金峨为多纪元德《医学平言》作序所说："近世言医者，动辄云古方，而所称其古者，不必古。"后来，多纪元简曾为"狼化医图"配诗，讽刺"万病一毒""非吐则泄，毫无他策"的偏执医风，又为"狐化医图"配诗，针砭"草菅人命，弋其浮荣"的庸医害民。

眼见京都学派日益兴盛，大有统领医界的趋势，江户医官不甘示弱。但是，单凭多纪家私塾力量，颇显身单力薄，必须成立学校，招贤纳士，实施正规教育，培养更多的医学人才。

关于如何制定教学计划，以及学制、招聘教师等问题，是非常重要而且细致的工作。元孝年事已高，颇觉力不从心。其子元德看在眼里急在心上，友人兰斋信子野提出建议说："井上金峨才敏学博，为何不与他商量？"元德传言给老父，于是元孝亲自造访金峨，言谈投合，立即迎进馆中，共商办学大计。

井上金峨是江户中期著名儒学者，其父井上宽斋是常陆国笠间藩医（现在的茨城县笠间市）。金峨少时习儒学，精通古义学，敬仰硕儒狄生徂徕，后自成一家折衷派。24岁时父亲去世，他放弃藩医家业，立志从儒，单身赴江户以讲学为生。当初他寄寓驹达之地（现东京都丰岛区），开设私塾，收费讲经，每天约有150人听讲，每人收30文，总收入约达4贯500文（1贯＝1000文）。简单推算，4500文大约等于现在10万日元，相当可观的收入，足以支付其吃穿住行。金峨的这种讲学方法称作"粥讲"或"卖讲"，其后很多私塾效仿这一方式，维持生计。

金峨学识渊博，天文、相法、兵剑、弓马、刀枪，狩猎无所不通，胸襟豁达，有大儒风范，但是对于命运的捉弄，他是无能为力的。他26岁所娶妻柳氏在一年后病逝，再婚后不足两年，19岁的爱妻阿武也死去。金峨悲伤不已，著《情冤记》悼念亡妻。他一生屡遭火灾，狼狈搬迁17次之多。

井上金峨与多纪元孝的儿子多纪元德同龄，出生于1732年，二者志趣相投，时常一起饮酒为乐，酣然而归。当年二人正值青壮年时期，精力充沛，深得元孝信赖。元德一直承担着家塾汉方医学讲授工作。十年前，金峨于江户开设讲经塾，元孝曾令孙元简及门下弟子前往听讲，接受儒学教育。如果井上金峨能受聘为跻寿馆的讲师，与元德齐心合力，无疑对教育以及招收学员有极大益处。

具有一定财力且不乏办塾经验的元孝，看中的是金峨的儒学素养，故常邀请金峨共议办学方针以及教学方法。并决定聘请金峨出任教务长，全权负责学制、考核等行政事务。

金峨很快起草了七条办学方案。

第一条：创办跻寿馆宗旨

第二条：馆内设施

第三条：教学内容

第四条：学员职责

第五条：馆内各项规则

第六条：馆内藏书

第七条：祭祀活动

金峨的方案，得到元孝的认同，成为跻寿馆办学指南，而且一直延续下去，记载于《医学馆经营记》中。

金峨不仅自己接受了重任，还推荐门下年轻才俊吉田篁墩、龟田鹏斋、山本北山协助教学，为医学院打下儒学基础。金峨一边管理教务工作，一边讲授经典，进行医学考证学教育。这种不偏不倚、实事求是的考证方法，在江户中期以后的医学领域持续扩展，形成了考证学派，培养了众多优秀学者和医生，直至百年后的明治时代而终焉。

然而，跻寿馆的运营并非一帆风顺。开馆数月后元孝病逝，由元德继承父业，全权主持跻寿馆事业。常言祸不单行，1767年发生一件大事，后称明和事件。这一年，江户幕府怀疑儒者山县大弐以及门人谋反，将其处以死刑。平素井上金峨与事件相关者有密切交往，因而遭受连坐。为了不损害跻寿馆的名誉，他不得辞去跻寿馆职务，只身搬迁至跻寿馆北三公里的下谷街，开设私塾。

金峨收书逾万卷，勤于讲经，桃李满门，才秀辈出。他治学训诂，援引汉唐注疏，诠释义理，参考宋明诸家，探讨先贤遗训，努力教授后学。金峨离开跻寿馆后，除开塾讲学之外，还受诏为东叡王侍读，并深受恩宠。

1784年，金峨随从东叡王登日光山，逗留数日，忽发背疽，痛苦不堪，坐立不安。东叡王下令，派出宽敞得可以躺卧的新轿，让金峨下山治疗。可是，金峨并无栖身之处。此前东叡王曾将不忍池畔的一块宅第赐予金峨，当时正在修建中，尚未竣工。金峨对轿夫说："驶向跻寿馆。"这或许是唯一的选择。多纪家是他多年的好友，又是跻寿馆的元老。同时多纪家是名医，药材齐备。元德得知金峨将至的消息后，立即准备卧室及治疗药物。金峨住进了跻寿馆才稍微放心一些。元德等医生全力治疗，其家人精心护理，但是，病情不断恶化，时经月余，金峨不治而亡，年53岁。时为1784年农历六月十六日。送葬那天，其生前相知、门人弟子百余人，悲叹哭泣，怆地呼天。

"金峨并先生墓碑铭并序"，落款"东都侍医法眼兰溪刘德明撰。东江源鳞文龙书并题额"。元德号兰溪，时而自称姓刘。东江源鳞，字文龙，著名画家、儒者，元德的好友。

金峨一生无子，养子山田湛继嗣，与金峨女弟子成婚。有《易学折衷》《经义折衷》《金峨文集》等数十部著作传世。

跻寿馆浴火重生

大都会江户，似乎是回禄火神之最爱。在江户幕府执政约二百六十年间，将军城内发生火灾1800多起，其中大火49次。每年冬春二季，江户每天都会发生大小火灾，火灾之多，规模之大，损伤之惨，可谓世界之最。其中明历（1657年）、明和（1772年）、文化（1806年）三次大火已载入史册。明历大火连续燃烧三天三夜，火势蔓延江户城内全域。城楼及大名武家宅邸、寺庙神社被大量烧毁，死者十万余。大火之后，城中住民无处安身，流浪街头。幕府决定向郊外吉祥寺村移民，并分给移住的百姓居住和耕种的土地，开拓新区。现今的吉祥寺，是东京人最理想的居住街区。

1657年，德川幕府初期的治国顾问、硕儒林罗山，住在神田一带。3月2日大火蔓延之时，林罗山完全不知，仍在心无旁骛地读书。直到火焰逼近，家人催他快快逃离，他才随手抓起一本书逃难。大火烧毁了他的居所，吞噬了他的藏书。这次大火给年迈的林罗山极大打击，再加上不久前夫人病逝，四天后，侍奉德川家康、秀忠、家光、家纲四代将军的一代大儒智者林罗山，结束了74岁的生命，枕边放着仅剩的一本书。

林罗山藏书殆尽，命归西天。幸亏稍早时，林罗山将一部分藏书分让给了三儿子林春斋，才免遭焚毁。德川家纲下赐林春斋书籍60部801册，称为"恩赐官本"。后来这些藏书皆转藏于昌平坂学问所。

每当江户发生火灾时，西鼓东钟，人人呐喊"着火啦！着火啦"，警示百姓。城内弥漫浓烟，人们哭叫哀号，四处逃窜。逃难者狼狈不堪，有人忘却贵重物品而怀抱烛台、手持水瓢冲出家门，更有甚者裸体狂奔。直到熄火钟声敲响之后，人们才开始寻找自家遗址，每次火灾之后都有人变得一无所有。

频发的火灾，使百姓生命财产受到极大损害，于是政府开始提倡防火，制定灭火措施。百姓为了保护家财，开始在建筑上动脑筋。日本建筑一般是木质，遇到火苗便成为薪柴而助长火势。于是，出现了用泥土或石材砌成的建筑，有厚厚的窗户和入口，称为土藏。也有挖地而成的窖藏，但是比较少，因为日本国土在海面上，土地潮湿松软，适合高台建筑而不宜深挖地下。

土藏中可以存放贵重物品和逃难时所需用品，也是存放书籍的安全之地。一旦到了火灾多发季节，人们便将逃难必用品拿出来放在枕边，随时准备出逃。还有一种名为"用慎笼"的大竹笼，里面装一些随身重要文书之类，人们可以背起来逃跑。

后来出现了不同形式土藏，主要用于商业，店铺一层做生意，二层修成土藏，可以保存商品，称作"见世藏"。现在的旧街巷中仍然有土藏建筑，如"酒藏""曲藏"等，这种建筑能够调节温度和湿度，人在藏中工作也很舒适。

海保渔村就是土藏的受益者。1829年3月21日，佐久间街失火，当时海保渔村住在横山街，正处在火道上，大火蔓延令他惊恐慌乱。他将书籍委托书商玉严，收入其土藏中，而自己却莫名其妙地手持一朱色小书桌逃难。道路拥挤，行进困难，渔村仍然惦记书籍是否安全。数十分钟后他来到日本桥的东头，将小朱桌寄托友人后返回玉严处。此时渔村的住宅已经是一片灰烬，而玉严土藏却安然无恙。渔村略感慰藉地说："如果火入藏中，吾将不生，这是心血所注也。"于是，渔村放心地朝着新桥方向走去，暂时寄寓多纪元昕家中。

总之，备受地震、海啸、火山爆发、大火、疫病欺凌的日本人，经过无数次的历练，使他们成为最能够冷静应对灾害的民族之一。他们在意识及物资方面都有充分准备，定时举办防灾训练，自孩童起就知道如何躲避各种灾难。

分析江户火灾多发的原因，不外乎以下方面。当时江户是人口众多的大城市，但街道狭窄曲折，建筑密集，木造房屋和纸糊墙壁又无防火灭火设施。季节风起，风助火威，火借风势，如同风火轮，难以阻挡。另一原因是有人故意放火。有因生活困苦、趁火打劫的，有对社会不满、付之一炬的；有男女恩怨、同归于尽的。总之，原因种种，结果相同。半个城市变成废墟，人员死伤无数，来医院求治的病人也很多。

另外，一旦发生火灾，就会有投机者囤积大量木材等建筑材料，预备灾后重建，发灾难财。

深川木场街位于江户城东南方向，顾名思义，木场街就是木材的集散地。火灾后此地的医学私塾中，招收了一些木材商的子弟。他们的学习目的受到质疑，给医学仁术的崇高价值带来不良影响。

因为江户时常发生火灾，秩序混乱，且打架斗殴如同家常便饭，故民间戏称"火灾与吵架是江户两大景观"。跻寿馆所在地神田佐久间町，曾数次发生火灾，被无邪的孩童们称为"恶魔街"。

后来，为了洗去这个污名，佐久间街加强防火意识，实施消防训练。1923年关东大地震中，周边地区发生大火，遭受了地震与火灾二重灾，大部分变成废墟。而佐久间街却成功地预防了火灾发生，保护了街道居民的生命与财产。失败是成功之母，亡羊补牢犹未晚矣。

现今，神田佐久间街的旧址设置一石碑，名为"防火守护地"。

在多纪家跻寿馆的百年史中，记载了三次大火。每次被大火烧毁的不仅是建筑，还有大量书籍以及珍贵药材。数十年后，据多纪元坚记述，祖上曾贮藏人参数十种，多属稀世之品，后来遭受数次火灾，已荡然无存。本就经营不易的跻寿馆，火灾后的重建及医书搜集更使多纪家大伤元气。尤其是第二次火灾，致使多纪一族家财殆尽，无力支撑。记后，跻寿馆被移交幕府经营，成为官立医学校，自此更名为"医学馆"。这是江户幕府时代医学制度的一次大变革。

1772年4月1日下午1时左右，目黑区的大圆寺内起火，此日刮着较强的西南风，大火顺着风势向麻布、京桥、日本桥方向逼近，进而蔓延到跻寿馆所在地神田区死伤者数万。大火燃烧三天，烧毁大量房屋、桥梁、寺庙，也将创办仅六年的跻寿馆化为废墟。距离跻寿馆三里之外的井上金峨的住居及藏书也灰烬飞扬。大火之后，金峨迁徙于日本桥东暂居。

这一年，馆长多纪元德40岁，长子元简是一个头脑清晰、记忆力超群、好学不倦的17岁少年，由于平素静多动少，体态稍显肥腴。

跻寿馆被烧毁，多纪父子痛心疾首，忆念先祖元孝为创建跻寿馆费尽心力，眼前门下弟子学业却将半途而废。元德暗下决心，即便倾家荡产，也要重建跻寿馆，不负先祖及学子。此时，元简无论在学问还是经营方面都可以助父亲一臂之力。

重建跻寿馆主要有两个问题，一是建造学堂，二是搜集医书。至于募集学员及聘请教师，对于享誉较高的跻寿馆而言并不困难。

跻寿馆原有借地约5000平方米，1768年元德继任馆长时，幕府为他提供资助，赐下临街房屋，可以出租增加收入。为了更快更好地恢复火灾之前的样子，元德努力筹集资金，委托设计，寻找工匠，可谓废寝忘食。

新馆依照旧馆设计，并且更加有新意。全馆设置前中后三个门，前门宾客出入，中门学生往来，后门管内事务人员通行。扩建讲堂面积达110平方米，馆内设置会客厅、食堂、学员宿舍、学习室、督讲学舍、教授学舍、书库、诊疗室、药草园，杂事人员宿舍、馆主及管理者居所等，并且设有一亭阁，名"游息轩"，为医官子弟及藩医考核复审之处。馆的最里面安置神祖祭祀台。如此规模壮观的新学馆，令元德无比振奋，但是所需资金极大，即便节衣缩食，倾注所有财产，仍难以支付全部费用。

此时元德已分文皆无，住居屋顶漏雨也无钱修理，只好撑起雨伞遮雨进食。家人不堪忍受如此狼狈，请工匠修理，但又无法支付工费。元德灵机一动，将自己出诊时乘的轿子门摘下，当作报酬送给工匠。即使元旦登城拜谒将军，元德也毫不介意地乘着无门的轿子前往。

即便如此困窘的处境也没有动摇元德重建跻寿馆的决心。他是一个豪迈、聪慧的人，使跻寿馆重生是他的宿命。但是没有钱是办不成事的，于是他向幕府提出募款的请求，筹集的款项作为来年岁收。幕府同意并发出通告，倡导江户医生每年当为跻寿馆捐献一或二钱白银。当初跻寿馆成立的宗旨，就是要提高江户医生的水平，积极督促民间医生来馆学习。眼下跻寿馆需要帮助，捐款也是理所当然的。起初很多医生响应幕府的号召，按要求捐款。可是，筹款一事遭到半井家、今大路家两典药头阻挠，并不允许自家弟子参加跻寿馆学习。这两家典药头原侍奉京都朝廷，深受朝廷宠信，后被德川幕府召至江户，占据最高医官职位，与多纪三家鼎立，新旧矛盾不断。有些医生受典药头的蛊惑，对捐款产生抵触情绪。幕府对于这一明目张胆的扰乱行为给予严厉谴责，鼓励医生们按时捐款。1774年，幕府开始向帮助跻寿馆捐赠资金的人发行证明书，可是，不久就出现了伪造捐资证的人。其后，幕府为了防止伪造，又重新发行证明书。

幕府尽力为重建跻寿馆支持，同时为表彰多纪元德为跻寿馆做出的贡献，1776年提拔其为奥医师，赐法眼称号。

在困难重重的处境下，多纪家一边筹钱一边建馆，同时授课讲学。

1784年，跻寿馆终于正式竣工。幕府为了褒扬元德以私财重建跻寿馆，热心医学教育，奖赏一百两黄金。

重建跻寿馆的医学教育规划更加充实,现存课程记录。

一六　午牌　八十一难经

未牌溯洄集

二七　午牌　灵枢经

未牌取经挨穴

三八　午牌　素问经

未牌金匮要略

四九　午牌　格致余论

　未牌　宋板伤寒论

　　　附伤寒古训

五十　午牌　本草纲目

　　右讲例循旧　　安永甲午春

一六　申牌　论语集解

四九　申牌　春秋左传

五十　申牌　诗经

本馆讲业医书之外,旧不及他书,今旁讲关系斯道者。

根据课程安排,可知每月1、11、21日和6、16、26日午时开讲《难经》,未时讲《溯洄集》。2、12、22日和7、17、27日午时讲授《灵枢经》,未时讲授"取经挨穴"。3、13、23日和8、18、28日午时讲授《素问》,未时讲授《金匮要略》。4、14、24日和9、19、29日午时讲授《格致余论》,未时讲授《宋板伤寒论》,附伤寒古训。5、15、25日和10、20、30日未时讲授《本草纲目》。以上课程是沿用1774年以前的安排,其后又新增医书以外的经书内容。1、11、21日和6、16、26日申时讲授《论语集解》,4、14、24日和9、19、29日申时讲授《春秋左传》,5、

15、25 日和 10、20、30 日申时讲授《诗经》。可见，授课时间延长至下午 3 点以后。

此外，另设经络、针灸、诊法、药物、医案、疑问等六个讲习会，如果有贫民来馆求治，先由教师诊病、讲解，然后学生们讨论。

早在十八世纪创建的医学校，有详细的教学计划，讲授中国医学及经学典籍，有理论有实践，有书库有药园，其完备程度近似于现代的中医药大学。

喜获《医方类聚》

学馆基本克服了建筑困难，接着收集购买书籍，补充被焚烧的部分。

多纪家在医界的名声不言而喻，在文化界、政界，以及民间社会亦结交广泛。他们通过各种渠道收购书籍，而且为得到善本不惜代价。

江户的五月，进入梅雨季节前夕，风和日丽，鸟语花香，正是会友欢谈的好时节。"集会不隔日"的多纪家，当然是日日高朋满座，大家谈论学问，交流信息。

14 日这一天，学馆讲师吉田篁墩兴冲冲地来到新建成的跻寿馆，刚一进门，就高声贺道："恭喜学馆新生。"落座后，他凑近元德身边，低声说："还有喜讯相告。"元德微笑不语，招手示意元简就座。

"前日，客奈须玄真医生宅，畅谈甚欢。玄真云，偶遇仙台医师工藤平助，云家藏有朝鲜《医方类聚》430 册，缺十数卷。余惊赞云，存有如此重要医书值得褒奖。平助甚悦云，此书藏于鄙宅，与其虫蛀蠹蚀，不若寄赠跻寿馆，以飨同仁。"

听了篁燉这番话，元德父子合不拢嘴，真是喜从天降，委托吉田务必促成交易。

吉田篁墩家世代水户侯侍医，1758年父亲去世，他14岁时继承家业，承袭医职，后弃医习儒，游学江户，师从井上金峨。他博引汉唐疏传，振兴考证学风，对于宋明椠版、古抄本更具慧眼，不惜重金大量收购珍本、善本，擅长鉴赏书画，生涯搜集书画、法帖、古器无数。篁燉晚年将所藏悉鬻富豪木村巽斋，所获资金为子孙购买田宅。1798年10月10日54岁逝去。

多纪父子马上筹备迎接《医方类聚》这部珍本巨作的工作。平助虽然说是寄赠，那可和现代的捐赠意思不同，只是一种社交辞令而已。尤其江户时代是经济发达的社会，金钱如同润滑油，推动社会运转，甚至行贿受贿也是人之常情。无偿服务的事情，大概仅见于跻寿馆的免费诊疗，但是其费用也由幕府税收支出。所以这部书无疑价格不菲，据后年多纪元坚记述，当年父元简以重金购得。跻寿馆刚刚竣工，资金并不充足，筹款也是需要一定时间的。

一个月后的6月11日，跻寿馆终于迎来了《医方类聚》，爱书如命的多纪父子喜不胜收。

《医方类聚》是一部朝鲜医书，1477年出版，这是唯一传世原本。前文已经说过，1592至1598丰田秀吉侵略朝鲜，掠回大量书籍。随从秀吉出征的外藩诸侯也竞相争夺，其中秀吉的得意豢臣加藤清正，将夺回的《医方类聚》转让给仙台医师工藤家。关于二者如何交易，已不得而知。

卖金须遇买金人。《医方类聚》对加藤清正而言，不过是战利品而已，对工藤平助来说，只能作为传家宝珍藏。工藤平助虽然年轻时学过汉医，但是此时他已经倾向于洋学，对于汉医典籍大概无暇顾及，而对于多纪一家则如获至宝。元简精力旺盛地开始整理《医方类聚》，精查之后，发现缺第1、第4、第5、第116、第120、第148、第149、第155、第156、第189、第209、第220，总共12卷。

关于《医方类聚》的文献价值，后世有详细研究。该书总共266卷，收集中国唐宋元明初期医书150余种编纂而成，其中包括中国已经亡佚的医书。初版仅印30部，至李朝末期已亡佚殆尽，传入日本一部实属不幸中之幸。

多纪家购入之后，祖孙三代整理研究，特别是头脑灵活的多纪元坚，巧妙地利用其文献价值，从中辑出佚书，名曰《医方类聚采集本》，公之于世，为医学文献研究做出极大贡献。

《医方类聚》犹如医籍之桂冠、方术之大观。经过考证学派半个世纪的切磋琢磨，1852年由喜多村直宽筹划，将原刊本缩小，以活字刊行。其首先遇到的困难，又是资金问题，他一边向同道醵金，一边请求幕府贷款，获得末代将军德川庆喜借金百两。双方约定1853年起每年还贷十两。

资金问题解决了，馆内学者们齐心协力，首先请涩江抽斋参考诸书，尽量补充《医方类聚》的缺卷脱简，以成完本。

如此巨帙，毕竟不是三年两载可以完成的，约十年后的1861年，全书终于以266卷、264册全卷刊行。在朝鲜首次刊行的四百年后，第二版诞生在异国，而且是不共戴天的敌国。这部命运多舛的巨帙，证明了科学无关因果。

接下来，喜多村直宽的行动，更加证明了科学会使人心向善。

1876年，日本与朝鲜缔结修好条约。7月，日本外务大臣赴朝鲜签约，临行前准备赠送朝鲜政府礼品。病卧在床的喜多村直宽得知这一消息后，主动提出向朝鲜谨呈《医方类聚》一套，同时将自己数种著作一并敬献朝鲜政府。朝鲜政府复函，对喜多村直宽赠书表示感谢。该信函现存于日本外务省。此次赠书，为促进日鲜修好起到积极作用。

赠书：《医方类聚》三函、《伤寒论疏议》十册、《伤寒论六经析义》一册、《金匮要略疏议》六册、《伤寒论剳记》一册、《经方权衡略记》一册、《蚘志》三册、《多疾汇笺》三册、《越俎药志》一册。

《医方类聚》原本，经由昌平坂学问所、大学东校典籍局、官立浅草文库数度转藏，现存于宫内厅书陵部。

喜多村直宽，是江户后期考证学派的重要学者之一，与多纪元坚、小岛宝素齐名，被誉为"名医三人"，曾出任医学馆讲师，担当西丸奥医师，后叙法眼，晋升奥医师，受到学界、政界的尊敬。

直宽容貌魁伟，性格笃实，恬静寡言，勇于挑战，首次以私家版木活字刊行书籍。他不仅复刊了《医方类聚》，还翻刻了《太平御览》一千卷进献官府，并刊行其他书籍共十七种。他参与校勘、出版《医心方》《千金方》，而且这些卓越事业都是在他隐退之后完成的，应该说与追求名誉地位没有太大关系。

1857年，刚五十出头的喜多村直宽辞去医学馆讲师职务，翌年辞退奥医师职，隐居江户近郊大冢村一带。关于隐退的原因，有各种猜测，有人认为他与同僚意见相左，不胜纠缠，怒而退却。但是，根据他隐退后编纂的《老医卮言》自述，他50岁过后丧子失妻，悲观绝望，再加上他二十余岁起患眼疾，常年不愈。这大概是令他心灰意冷，无意周旋于学界、官场的主要原因。但是，隐退后的二十年间，他克服了精神的孤独，身体的病衰，奋力研究，刊书著书，为学界留下了宝贵的财产。

1874年12月，喜多村直宽突发中风，右半身不遂，生活十分不便，他仍然力所能及地坚持工作，1876年实现了赠送朝鲜医书的愿望。年末，他73岁的生命落下帷幕，逝后葬于浅草称福寺。浅田宗伯撰写的墓志铭中记述了朝鲜赠书一事。

特任讲师目黑道琢

这一时期的讲师阵容非常可观，其中最有实力、年富力强的多纪元简主讲《素问》。最受日本重视的《本草纲目》由著名本草学家幕府奥医师涩江长伯担任，《金匮要略》由多纪元德弟子片仓鹤陵主讲，《难经》由加藤俊丈讲授，而《伤寒论》一直聘请目黑道琢讲解。元孝创办跻寿馆初期，所请教师皆是名儒、医官，其中只有目黑道琢是一名普通民间医生。目黑道琢之所以受到破格任用，想必有其非凡之处。

目黑道琢，1739年出生于福岛县会津野老泽村（距离江户300公里左右的东北山区）。目黑家祖先以英勇善战而驰名，代代世袭村长一职，是当地有名的富裕大户。道琢初生憨痴，幼时聪颖，3岁开始习文，儿童时收集麻子自娱，排作算子习九章术，人称神童。成年后他头脑清晰，得要领，有韬略。先师从当地侍医平井喜哲学医，深受恩师钟爱，被冀望于光耀门庭。可是，某一天，道琢愤然宣称:"为何我必须要和普通百姓一样,舞弄农具,一生耕田劳作,老后至死葬于如此僻地!"于是,他打起绑腿,挑起书箱,单身一人闯荡江户,开辟新天地去了。

道琢在老家学的医学内容远远不够,必须接受新知识。他勇敢地敲响了典药头今大路七代(曲直濑)道三的塾门,并有幸被其收纳为弟子,深得医传秘旨。他的才能及实力受到赏识,很快担当起塾头的重任,后被任命为白河藩主松平定信侍医,待遇优厚。不久,道琢辞谢俸禄,游学四方,回归市井,作为民间医生为百姓诊病,屡屡见效。

某日,一富商前来求治。"我有发狂的老毛病,曾四处求医,接受过各种治疗,完全无效。"富商很无奈地说。

道琢稍加思考后对富商说"请你家人进来,我有话交代"。

富商家人恭恭敬敬地施礼后就座,道琢吩咐道:"回去准备一个大木桶,在桶底部开一洞,放在高处,向桶里灌水,如同人造瀑布,让富商坐在下面接受水浴。"家人虽半信半疑,仍按医嘱行事。如此治疗十数日后,富商狂证治愈,以后再未发作。

以奇法治疗顽症的消息不胫而走,自此道琢医名大振,百姓称其为扁鹊再世。

道琢是一个勤学不倦、善于思考、大胆实践的医生。学问上追求翔实考证,熟读历代文献。凡是他读过的书,天头地脚、字里行间都写满注解。他援引中国唐宋明清医书如数家珍。其诊病之余用心著述,一生著有《餐英馆疗治杂话》《灵枢笺》《伤寒论集解序》《金匮标注》《难经笔记》《神农本经释》《伤寒论合纂》《挨穴编》《骊家医言》《骊家医言续编》《雪菴随笔》《雪菴文章》《雪菴诗草》《雪菴试效》《医事百问》《药议》《医语录》等,但现仅存《餐英馆疗治杂话》《骊家医言》《伤寒论集解序》数种。

道琢长期在跻寿馆讲授《伤寒论》,对《伤寒论》的字字句句都有详细考证,为江户考证医学奠定了基础。在他的治学方法影响下,江户考证学术逐渐兴盛。在他的学风熏陶下,优秀的学者如多纪元简、伊泽兰轩、铃木良知、森立之、山田业广等辈出。

道琢是一个性格笃实、耿直不阿的人,勇于针砭学术弊端。据他儿子回忆,有一次京都朝廷医官荻野元凯到跻寿馆讲学,道琢与众多医生就座聆听。当讲《温疫论》时,江户医生请教"横连募原"问题,而荻野元凯张口结舌,无言以对。此时,道琢指责荻野元凯学而不精,并且详细论述相关问题,使这位京都宫廷名医面红耳赤,愤然离去。

这件事表明了跻寿馆以学术为本,不阿谀权势,同时也反映了江户与京都学派的竞争倾向。

道琢,一介民间医生,以他博奥的学识及广通方术的能力,取信于多纪家,自跻寿馆创建之后一直担任教授,培养众多人才,受到跻寿馆的多次奖赏。直到1798年8月逝世,他为跻寿馆工作了三十四年,从未旷过一次课。逝世前两个月,他拜谒将军德川家齐,受赐法眼高职。这大概就是对目黑道琢一生医学贡献的最高褒扬。

目黑道琢生有三男三女。长子夭亡。次子名遵养,继承父业。三子名自琢,过继官医吉田家,嗣承医业。长女选入出云松江侯后宫,次女嫁官医须田氏,三女嫁官医杉枝氏。

道琢生前曾留下嘱托:"归葬累人,无益死者,庶吾死则葬于此矣。"死后人们依遗愿将他葬于月桂寺,现在的新宿区,女子医科大学附近,这里是医学的故乡,掩埋着医者忠魂。道琢一生与元简交往最久,相知最深,元简为道琢撰写了墓志铭,记述师友道琢的生平业绩。

目黑道琢逝后一年余的秋天,一书贾来到跻寿馆求售。元简翻开封页,见背端端正正地写着"经史证类本草"六个字,纸质、刻字精良。元简根据以往经验,认定这是元版,仔细翻阅内容,字里行间充满道琢的朱墨笔迹。见到其为挚友的手泽本,元简立即买下。

这不仅是一部贵重的书籍,更是一位藏书家、学者、师友的遗物,值得珍藏。

道琢逝去不久,其遗物已散落四方,睹物思人,元简不禁泫然。

跻寿馆百日教学

新学馆建成,52岁的元德精神振作起来,一是要继续筹钱,维持本年度的支出;二是扩大招生,聘请优秀教师,设置教学计划。

首先,元德向幕府提出请求、由幕府官僚发出通告,号召江户医师捐款,筹集民间资金,援助跻寿馆办学。这个时期的办学经费主要来自三方面。一是多纪家私财,二是幕府赐予房屋的租金,三是医官及民间医生的捐款。可是,当初重建跻寿馆时,医生们已经或多或少地捐过款,这样年年持续捐款,医生们也不情愿了。尽管幕府再三督促,捐款却越来越少,经济渐渐拮据。

扩大招生是为培养更多的医生,也是重要的经济来源。跻寿馆招募学生,包括幕府医官、江户的民间医生、贫民出身的年轻人，只要希望入馆学习的人，经过测试合格，均可入学。而且对于求知向上的贫民子弟，使免费提供食宿，使其在馆内安心学习，设立类似奖学金制度。同时制定"跻寿馆规则"：对于住宿的学生提出严格规诫，不许下棋、听乐曲、观剧、游山玩水，凡是学问之外的行为一律禁止；医官子弟一般住在家里，但馆外活动同样受到严格监管，而且授课期间绝不允许旷课。

跻寿馆藏书丰富，古今医书以及经史子集各类图书，足以供学生自由借阅，精锐教师队伍每天早晨由教授讲解句读，由督学主持讲习会。

依据早期课程安排，教师们继续讲授六部经典，元简讲《素问》、山田正珍与桃井陶庵讲《伤寒论》、片仓鹤陵讲《金匮要略》、目黑道琢讲《难经》、服部玄广讲《灵枢》、涩江长伯讲《本草纲目》、太田澄元讲《神农本草》、小坂元祐讲《经络》。教师们的教学成果，在多年后被编撰成了专著。如多纪元简的《素问识》、山田正珍的《伤寒论集成》、目黑道琢的《难经笺》、小坂元祐的《经穴纂要》，涩江长伯著《蝦夷草木志料》，并创建经营药草园。太田澄元将《神农本草》讲义编成《神农本经纪闻》。各部著作对后世医学具有一定影响。六部经典完成后，增加《针灸甲乙经》《千金方》《外台秘要》《诸病源候论》《格致余论》《溯洄集》等唐宋元明医书。经学仍由井上金峨、吉田篁墩、龟田鹏斋讲授。

馆内教学条件齐备，集聚了医学、经学最优秀的教师，举办各种讨论会、病例分析会，学习气氛浓厚。吉田篁墩曾用"集会不隔日"述怀当时的热烈情景。

学馆对学生的技能及学问都有客观评价，分为上中下三等：治学兼备的称上等，治足、学不足称中等，学足、治不足称下等。虽然最理想的是医术和医理皆优，而医术似乎更加重要。

然而，好景不长，财政仍未得到改善，学馆入不敷出。尽管多纪家想尽各种方法，投入私财以及争取幕府援助、社会资金等，但学馆仍然陷入困境这一事实，还是暴露了元德、元简父子经营能力的不足。

跻寿馆早八点至晚六点的全日制教育，耗费大量人力及财力，此时已经难以维持下去，元德开始考虑改革教学方式。

元德日夜劳心焦思，当然也少不了与井上金峨等同仁相商，但是此时金峨已身为亲王侍读，帮助元德的精力也很有限。30岁的元简已有家室，尚无儿女，专心研究医学之余，可以协助父亲管理跻寿馆教学。可是，以元简的个性来说，他对于学问之外的事物大概兴趣不大。

最终，元德决定实施百日教学方针，每年2月中旬至5月下旬100天之内，医师子弟、有志于学医的年轻人，可以入馆学习，最多可以接受二三百名学员。学员报名时，由亲属陪同提交保证书，馆内管理者向学员说明学习规约等事项：学习期间不得随便外出、不准饮酒，根据学习态度及成绩，实施奖惩制度。

学习内容及教师组成与以前大致相同，主要以《神农本草经》《素问》《灵枢》《难经》《伤寒论》《金匮要略》六部书为主，另增加诊治施药会，为来馆民间病人免费诊疗、配药，并举办医案会、答疑会、药品会等具有实践意义的学习会。

江户时期的医生不仅要精通医理，还须辨别药物，用药对证才会有效，而且出售药物利益很大所以辨别药物真伪和质量高低，是他们经常讨论的话题。

元简认为，石药品种繁多，名同物异，最难辨认。于是，1786年8月，元简发出一个通知，预告9月15日在跻寿馆召开石药辨别会，由曾焕卿、河荣甫二人展示自家珍藏石类药物，供大家辨别讨论。他号召大家踊跃参加，并鼓励携带自家藏品参展。

其实，早在三十年前多记家就已经开始主办药品展览会。1757年，由本草学家平贺源内筹划，其师田村蓝水操办，在本乡汤岛召开了全国药品会，展出药品180种，以后每年一次，持续数年，主要为提高医生的辨别能力，以及鼓励实现药物国产化。平贺源内响应政府号召，努力寻找国产药品，曾于1761年在伊豆温泉发现了朴硝，经采集、精制而成芒硝结晶，并立即献给幕府，领功受赏。这是日本首次自制芒硝。

另外，江户时期朝鲜人参价值连城，甚至有人卖儿鬻女换取人参，于是，将军德川吉宗命令幕府人工栽培人参。人们获得朝鲜人参种子之后，在日光山实验栽培成功，并且投入极大精力研究人参的功能。日本研究人参的历史较久，一直持续到近代，可以说二十世纪以前，日本对人参的研究水平领先于中国和朝韩。

汉方药材主要来源于中国，随着需求量日益增大，而产量有限，价格随之上涨。日本长年以来信誓旦旦地要实现国产化，虽已尝试推广，可是产量及品种微不足道，实现愿望似乎还很难。

百日教育，虽然教学时间减少很多，但是老师教课突出重点内容并结合实践。学生似乎懂得了时间的宝贵，也都认真学习，专心研究，热烈辩论，跻寿馆一时呈现出兴盛景象。

经过元德的运筹及幕府的支持以及民间医生的帮助，跻寿馆为培养医学人才、提高医生水平作出巨大贡献。为此，1788年元德被任命为第十一代将军德川家齐侍医御匙。不久，晋升法印，赐号"永寿院"，获得如此殊荣之后，他可以乘轿出诊，威风凛凛，路旁百姓都退避跪坐相让。元德获得医官最高荣誉，为多纪家光宗耀祖。

凤凰涅槃医学馆

江户商业发达，生活便利，城中市场很多，有无数个水果蔬菜、花草金鱼、文物古董市场，最繁华的要属日本桥的鲜鱼市场。十七世纪，江户幕府第一代将军德川家康自大阪迁入江户，随从人员中有森孙右卫门一族，到江户后与渔民创办了鲜鱼市场，供应江户15万人口的鱼介类需求。十八世纪，江户成为100万人口的巨大城市，市场随之不断扩大。二十世纪初期，这个具有三百年历史的鱼市迁移至筑地，支撑着1400万东京人口的餐桌。筑地是受游客青睐的地方，也是一饱口福的好去处。2018年，筑地鱼市落下了百年历史帷幕，迁移到东南方四公里以外的丰洲。

1786年新年刚过，百姓还沉浸在正月的气氛中，俗称"睡正月"（正月吃喝玩睡，一般不做工）。人们参拜寺庙、神社，走亲访友，逛市场，观剧等。1月20日、21日这两天，气候干燥，而且还刮起强烈的西北风。20日中午11点左右，汤岛天神殿正门前的牡丹平房起火，强风摇曳大火，烧毁了汤岛圣堂及学舍。火势顺着风向朝神田、日本桥方面燃烧，跻寿馆、歌舞伎中村座、大名宅邸和街道房屋仅剩残垣断壁。21日大火再起,一直延烧至芝田町海边才终于熄灭。

跻寿馆百日教育刚刚实施近四年,资金尚不充足,但元德仰仗幕府的庇护及自己的地位,打算在跻寿馆之外,再建立一所医生进修学校,主要为寄合医师、小普请医师等提供修业场所。可是,第二次火灾之后,跻寿馆仅剩半面废墟,元德也是心力交悴,建校的构想化为乌有。

天灾之外人祸不断。本来跻寿馆有严格的规诫,学生除学习之外,不准有其他娱乐活动。可是,由于管理不善,馆内发生了不良事件。

跻寿馆有一名学生叫休征,是表番医浅井休伯的养子。养父希望他能继承医业,将他送入江户城中著名的跻寿馆学习。可是,休征游玩成性,甚至旷课,逃离跻寿馆夜游不归。

其实学生偶尔逃学、擅自离校,也不是大理不容的事情,批评教育令其改邪归正就可以了。但是,休征可不是简单的旷课出游。他受到养父训斥之后,不但不改,还因为养父不提供足够的游兴费用而提出诉讼,告上街委会。街委会经过全面调查,发现信征不仅有游荡行为,还参与赌博,共犯除信征亲弟弟林征伯之外,还有表番医长谷川玄通、萨摩藩医曾昌启。三人同时被捕。而且曾昌启供认,他们在跻寿馆也有过赌博活动,一同观看的有著名大儒大田锦城、吉田篁墩。

这事儿可闹大了,街会立即上报幕府。幕府官僚向多纪父子下达了管理不善、监督不严、疏松懈怠、用人不察等问责,并且严惩犯戒三人。休征死刑,长谷川玄通、曾昌启流放远岛。

如果依据现代的刑法量刑，因游玩赌博被判死刑，似乎骇人听闻。可是江户时期刑罚是相当严厉及复杂的，刑罚分为"正刑""属刑""闰刑"三类。

正刑，是正式的刑罚，分呵斥、押入、敲、追放、远岛、死刑六种。

属刑，是附属于正刑的刑罚，分晒、入墨、阙所、非人手下四种。

闰刑，是根据身份定罪量刑。

可见，幕府对于跻寿馆学生以及医生的违法行为严惩不贷，同时，也开始质疑多纪元德、元简父子的管理、经营能力。跻寿馆的教育方针，自始至终是普及教育，不仅是幕府医官，民间善学者均可入馆学习，而且资助贫苦学生生活、住宿，鼓励他们刻苦学习。对于来馆求医的百姓皆免费施药，同时作为学生教学实践病例。这种没有经济效益的经营，必定陷入危机。

跻寿馆创立以来，虽然经济方面捉襟见肘，但是学术气氛浓厚，这也是多纪家的传统。元德、元简父子在繁忙的办学期间，从来没有怠慢学问，完成《广惠济急方》《医家出训》《医学平言》《养生大意》等著作。各书皆有元德、元简父子的笔迹，有祖父元孝的指教与感情寄托，实属多纪家三代编辑而成。

正值此时，第十代将军德川家治逝去，随之老中（宰相）田沼意次被迫卸任。德川家齐继任第十一代将军，任命松平定信为老中，辅佐将军执掌幕政。

实际上，松平定信是德川吉宗次子德川宗武的庶子，吉宗将军的孙子，曾过继给陆奥白河藩第二代藩主松平定邦为养子，后嗣白河藩第三代藩主。（白河藩就是2011年3

月11日东北大地震时,发生核电泄漏事故的福岛。)

话说这位家齐将军,自小身体健壮,爱好广泛,酗酒海量。据说他自年少时就喜食生姜、奶酪,平时单衣薄裤,一生中感冒生病的事极少发生。

传说他在六十九年生涯中育子53或55,确切数字已经不重要了,重要的是说明他性爱精力绝伦,生育能力超群。日本人善于津津乐道地描述性爱,对于这样一位将军,好事者必然会有各种猜想。流传他每晚在大奥,同时需要两三个女人陪伴,而且白昼也在大奥中转悠,不愿出奥理政。

因为他女儿众多,出嫁的夫家难以一一记清楚,于是他想出一个办法,就是将娶女为妻的男家大门涂上朱色,易于辨认。著名的东京大学赤门,缘起于家齐第21个女儿溶姬出嫁。加贺藩十三代藩主前田齐泰娶溶姬为正妻,在加贺藩领地建立一座大红门。1877年东京大学在此地建校,这座红门成了大学正门。随着东京大学享誉世界,大红门已经成为日本国重要文化财产,是学子们仰慕的龙门。

前田家也是华丽氏族,掌权当时最富有的藩国。对古代文献及文物研究有些造诣的人,大都知道东京有一座"尊经阁",全称"前田育德会尊经阁文库"。这是加贺藩第五代藩主前田纲纪创立的文库,主要收藏家传书籍及文物,其中包括大量中国珍贵书籍。走进尊经阁,她的古朴令人肃然起敬,幽暗更易令人产生遐想。

再说这位新任老中松平定信,他曾一度被提名为将军候补,后来却成了将军辅佐。他主张发扬文化,重视学问,尤其对儒教崇拜得五体投地,也是一位反对兰学的先锋。他勇于改革、反对腐败,在位期间发动了著名的"宽政改革"。

松平定信对多纪家非常信任，义气投合，尤其欣赏元简的学问及才能。

1790年某日，松平定信召见元简，咨询医事三十件。元简坦然不惊，条分缕析，阐述精详。松平定信对其大加赞赏，立即将元简提拔为奥医师、侍医、叙法眼。元简时年35岁。

然而，松平定信经过考察，认为多纪家私营跻寿馆已经举步维艰，而且当时医界出现怠慢堕落风潮，这种现象必须纠正。而跻寿馆是培养医官的重要机构，如果由幕府直接管理，将更有益于医学教育发展。鉴于元德业绩卓越，他仍然任命其担任医学馆最高职务，相当于大学校长。元简为校长辅佐。幕府赐予三河街、小石川、深川等三地，年收租金约40两黄金。另由幕府每年拨付经费200两黄金，并且指派专门会计监察财务。

1791年正月23日，跻寿馆正式更名"医学馆"。

医学馆教育与考试

正月23日，官立医学馆正式开讲，并在每年的这一天举行开学典礼。

医学馆作为幕府第一所直辖学校，财政方面由幕府统筹预算，每年支付经费米34石2斗，黄金329两2分。并停止向民间筹款。行政方面由幕府选派各级职员。学术方面仍然沿袭多纪家学派，取消"百日教育"方针，改为全年授课，讲师由优秀的医官担任，选用教师的实权掌握在多纪父子手中。可是，跻寿馆"百日教育"时期的主力教师，如目黑道琢、大田锦城、龟田鹏斋、吉田篁墩等优秀人才，因身份、地位等原因均被医学馆开除，不予录用。

起初的讲师有多纪元简、杉浦玄德、山本宗英、福井枫亭、吉田快庵、田村元长、山崎宗运。其中杉浦玄德、山本宗英、吉田快庵晋升为寄合医师，并被任命为高级教师，由多纪元德监督教学。

　　可是开学不久，内部就发生了矛盾。杉浦玄德地位提高之后，有机会参与医学馆的行政事务，他发现医学馆经营方面存在问题，于是上告监察人员。幕府对此事很重视，6月选用幕臣作为监察员进驻医学馆，8月派幕臣接管多纪门人担当的后勤管理职务。如此一来，顺理成章地将学术与庶务分开，财务收支受到严格监督。

　　为了完善官立学校的组织机构、培养官医，学馆开始向京都、大阪关西方面聘用讲师，不拘学派。如池田京水、荻野元凯、小野蓝山、吉田荣庵、千贺道荣等都先后来馆讲学。各个专业都有优秀的讲师，教师阵容相当可观。此前，跻寿馆的传统是广招人才、研究古典、考证文献。官立之后，考证学风低落，基础医学与临床教育成为重要课程。

　　现存当时一部分教学安排的记载。

1. 6　　巳　　　《格致余论》《三因方》　　杉浦玄德
2. 7　　卯中　　《灵枢经》　　　　　　　　福井立助
3. 8　　巳　　　《素问》《诸病源候论》　　多纪元简
4. 9　　卯中　　《本草纲目》　　　　　　　田村元长
　　　　　　《伤寒论》《普济本事方》　　吉田快庵
5. 10　　　　　《金匮要略》《千金方》　　山本宗英

　　从医学馆初期课表可以看出，早年的儒学教育被取消了。

幕府向低级官医发出通告，鼓励他们到医学馆进修，同时对外招生，医师都可报名。结果，报名的人数远远超过预计，生源混杂，水平参差不齐。这样继续下去，医学馆的教育质量会受到影响，于是，翌年陪臣医、民间医等地位较低的医生暂停入馆学习。实际上，医学馆已变成了幕府官医的教育机构。医师的任免与晋升由幕府决定，但是也不能忽视多纪家的意见。

　　跻寿馆时期，病人来馆求治，讲师与学生共同诊察，免费施药，目的是培养学生救助贫贱病苦的观念。而医学馆的临床教育是为了学生积累经验，今后更好地为上层阶级提供高水平医疗。"施药"也改称为"御赐药"。每年赐下药费80至100两黄金，分四次支付。诊疗日定为每月末位是3和8的日，即3、13、23、8、18、28日，每日病人数限定100人，如果超过100人，药费则由医生自行承担。一开始每日来馆求诊的患者比较少，仅四五十人，100两黄金绰绰有余。可是，后来患者不断增加，100两显然不足。医学馆向幕府提出增额申请，得到答复是每年200两黄金，诊疗日患者不得超过100人。

　　虽然已成为官立医学馆，但馆内基本使用多纪私立跻寿馆的旧设施。临床教育现场有17平方米诊察室，旁边有候诊室。院内新建制药所，专门为将军、大奥等阶层调制药剂。

　　每月逢3和8的日子多纪父子在馆讲学，同时设定3、8的日子为诊疗日。可见讲学与诊疗都离不开多纪氏支撑，他们仍然是医学馆的中流砥柱。

　　医学馆规定每年春秋两次考试，奥医师、法眼、法印高级医官免试；20岁至39岁之间的官医必须参加考试，40

岁以上的御医可以不参加考核，但是要到考场，平时要按时出席听课。

考试分为阅读与病例分析两方面，科目有内科、小儿科、外科、口腔科，参加考试的人按照自己的专科答题，有笔试及口试。

指导医生有多纪元德、多纪元简、山本宗英、吉田快庵、桂川甫周、山崎宗运。

考试官有多纪元简、山本宗英、吉田快庵。

笔试和口试成绩由考试官分上中下三级，同时参考出身、地位及品德、教养，写出评语。对于成绩下者提出训诫，中者鼓励，上者升晋。封建时代，在官医地位世袭制度中，官医人事任命权掌握在典药头手中。医学馆时期，根据考试成绩拔擢，依靠本人的努力和能力晋升，是当时阶级社会少有的公平。

某年秋季，为教学、考试、评定等事务过度操劳之后，元简病倒了。秋至翌年初春，他屏居休养两个月（看来病得不轻），自称"病痹"，类似急性风湿病。疗病中他仍手不释卷，校书抄书，日无闲暇。

病中，元简向友人玄琢借来《山居医方便宜》。当时这部书尚不被医生所知，于是他奋力抄写一部，装订成册，收入架藏。此时他兴奋不已，甚至忘却了病痛。

这期间他还编录了一部中国历代藏书家事迹，题名为《椸中镜》。目的在于鼓励学子们广读书，多藏书，同时自叹："事务倥偬，囊橐空空如也。"

年末，一位诸侯为了感谢元简救命之恩，赏赐他巨金。他十分高兴，悄悄与父亲商量如何花掉这笔钱。父亲觉得家里还欠一些债，应先还债。可是元简打算购书。其实他已经逛了两三家书店,看好了其中的善本,父亲也没有表示反对。于是,他雇了车去书店,挑选了大量书籍,如数付了款,兴奋地往家赶。当他到家时,发现门外有数人在徘徊,元简并没在意,准备将书搬入书库。原来这些人是来逼债的。他们知道元简得到了巨额奖金,这次要全部索回债款。终于把元简等回来了,可是眼前两大车书的出现,让他们的心彻底凉了,才知奖金已全部变成了古书。债主无奈怏怏而归,元简却心满意足。

另年夏天,元德出面向幕府借得《万安方》62卷,立即组织元简兄弟及弟子们一同抄写,翌年正月完成。虽然缺失第八卷、十八卷,无法补足,但也是鼓舞人心的大事业,自此多纪家又增加了一部重量级日本医书。现在多纪家抄本收藏在宫内厅书陵部。

官立医学馆依靠幕府的势力,轻松办成了以前办不成的事情。

日本的针灸铜人

关于医学馆讲师、考试指导医山崎宗运,人们历来对他的身世知之甚少。直至近代,在中日两国调查针灸铜人的过程中,涉及山崎宗运,这才引起学者注意。学者们梳理现存资料,得出了确切结论。

其实,山崎宗运是多纪元德的四儿子,元简的手足兄弟,比元简小四岁,原名多纪元方。他少小聪颖,弱冠精方药,通文史,深受同门仰慕。江户官医山崎次善世代精通针科,被誉为日本针学之宗,担任跻寿馆针科教学。次善无嗣,希望领养元德之子。当时领养嗣子,并不是完全取决于自己的愿望,首先要门当户对,其次需要权威人士认同。高层医者之间的子嗣领养，大多事先征求多纪家意见，获得同意之后方可过继。如果不符合条件、擅自领养，多纪家会加以阻挠或寻机报复。

实际上，元简有兄弟六人，姊妹三人。长子元简继承家业，末子留在身边，其他兄弟都过继他家为养子。这种分享子女、互继家业的行为，可以说是日本古时的特有习俗。元德长女早年嫁入山崎家，已经与山崎家结有姻缘。元德知其家资不菲，便同意将老四过继给次善承袭家业。多纪家自然可因此在针术界占一席之地。于是，多纪元方更名换姓为山崎宗运，成为山崎家第六代传人。他没有辜负多纪、山崎两家的期望，不仅针法治疗出类拔萃，而且手不释卷，善读百家之书，谈论古今史实，精通物产之学，谙熟草石虫鱼名称形貌，鉴赏古玩书画，积蓄雄厚财力，其后顺利晋升为奥医师、法眼，并代替父亲担任医学馆讲师。

山崎宗运，名家后代，才学兼优，其侄儿多纪元坚后来撰"山崎青蘭先生墓表"一文，赞扬叔父一生，回忆自己少年丧失父母，唯赖叔父扶掖。元坚记得，叔父去世前不久，突然老眼乍明，蝇头小字都看得一清二楚。元坚闻之心惊，据中国医书《赤水医案》记载，这是残烛复明、回光返照。果然，过日不多，叔父病逝。

山崎宗运有《铜人汇考》《针灸类纂》《涉园漫录》等作传世，而他最大的功绩是制造了针灸铜人像，填补了日本医界的空白，留存后世。

众所周知，针灸铜人的制造始于中国宋代。1027年著名医学家王惟一奉仁宗皇帝之命，招募能工巧匠制造两具针灸铜人。铜人体内配置五脏六腑，体表凿刻三百余穴位。

这个铜人既是针灸教学模型，也是考核学生针灸技能的工具，这体现着宋代学者的智慧与技巧。

聪明仁慈的王惟一很清楚，铜人难于普及，为了广而告之，他将《铜人腧穴针灸图经》刻制在石碑上。其后，经历代补充重刻，中国现存1909年影刻元版拓片。

金兵灭宋致使一具铜人失踪。恰巧日本东京国立博物馆现存一具铜人，据传与中国铜人极其相似。而且现代日本学者认为，义和团事变后，日本军人将北京太医院铜人搬到日本。二战后，中国方面曾要求日本归还被掠夺的美术品，其中包括铜人。于是日本文化部开始鉴定铜人是否属于中国制品。他们得出结论，认为从字体和铸造技术来看，该铜人是日本江户时期所造，是为了对视力残障者实施职业教育的重要教具。随后日本政府向中国驻日大使传达了考察结果，将铜人从归还掠夺品名单中剔除了。

那么，日本现存资料是如何记载铜人来历的呢？

在跻寿馆儒学讲师龟田鹏斋的儿子龟田绫濑为山崎宗运撰写的墓志铭中，有关铜人的记述如下。

"尝奉命，制铜人式，藏之簧中。凡经络腧穴之所灌注，筋骸骨度之所系，一览可明其理也。针科之家推以为规橅。"

并赋诗一首："一针之功，续命救危。铜人垂后，可效可师。"

据这段文字记载，可以证实山崎宗运担任医学馆讲师时，曾受幕府命令，制造铜人模型，收藏医学馆中。

继而，医史学者追访东京国立博物馆。据知情者回答，铜人原属江户医学馆所藏，明治十年前后为筹备博物馆展品，曾移入博物馆保管。

黑川道祐在《本朝医考》中记载，竹田昌庆医生洪武年间赴明朝，载针灸铜人而归。闻其制式，似仿旧式而造。后毁于1657年明历火灾中。

竹田昌庆是活跃在日本南北朝时期的僧医。1369年，31岁的昌庆渡海奔赴明朝，学习当时的先进医学，且自号称"明室"，随从金翁道士学习医术、针灸，不仅得其秘传，还娶金翁道士之女为妻，生育二子。

时逢明太祖皇后难产，众医束手无策之际，召请昌庆投药治疗，皇后即安产一子，因此，朱元璋封竹田昌庆为安国公。1378年，昌庆结束了十年的留学生活，满载着朝廷赐予的医药书籍、针灸铜人等返回日本。作为留学回国的优秀学子，昌庆受到政府的重视，很快成为足利义满的侍医，叙升法印。其后，竹田家代代以医官身份受用于幕府。

1806年，多纪元简回忆"铜人考"一文时说，这篇文章是二十余年前自己为山崎宗运所撰。文中详细记述了中国针灸铜人的历史，可见山崎宗运在二十余岁时就开始关注针灸铜人，并且收藏石拓本铜人图。如果说他此时已经对制造铜人像产生兴趣，也不足为怪。

元简并未见过真正的铜人像，但是，长期以来一直在寻求石拓本铜人图。

宋以后，历代工匠制造了各种针灸铜人。现在各地医学博物馆展示的大小不等的针灸铜人像，可以说都是千百年前王惟一铜人的子孙后代。

那么，日本东京国立博物馆现藏的铜人，也许不是中国失踪的铜人，而是山崎宗运奉幕府之命制造的铜人。可是，元简没有见过其弟所造铜人。所以这或许是1810年元简逝世后才被铸成的。

1810年，山崎宗运欲将家藏《新刊补注铜人腧穴针灸经》雕版刊行，并曾请元简作序，未料元简不幸卒逝，文章未成。直至1814年元胤代父为序，文中写道："先生向与先子膺台命，仿天圣之制，范铜肖人，内设脏腑骨骼，分部经脉孔穴，于周身画之窍之。工竣上进，称旨被褒，建神机堂于医学跻寿殿侧以置焉。"据元胤记载，元简似乎也参与了铜人制造。这段话后来大概被龟田绫濑引用，写在山崎宗运墓志铭中。

元坚为叔父撰写"山崎青菡先生墓表"，文中未提到制作铜人的业绩，很可能元胤、元坚兄弟没有亲眼见过叔父制作的铜人。

元胤1827年去世，山崎宗运1841年去世，元坚1857年去世。

山崎宗运究竟何时制作了铜人，铜人究竟来自何处，众说纷纭，难以定论。遗憾铜人有口难言。

日本东京国立博物馆曾于2011年公开展示过铜人，近年有数名学者重新考察铜人，测量身体部位、经络、经穴，并且定于2020年至2023年，以3D技术复制铜人形。期待着下一次公展，有志者能与铜人相聚。

追访《医心方》

医学馆除了教学、治病之外，一直从事校勘、出版医书活动，这也是多纪的家学，是他们最擅长的事业。

医学馆由幕府接管后，财政稳定，制度逐渐完善，教师各自发挥专长，教学、临床顺利开展。此时，多纪父子行有余力，遂唤起对先祖巨作《医心方》的忆念，并于

1791年末向幕府提出抄写《医心方》的申请。于是，幕府松平定信派人到仁和寺调查，得知确实藏有《医心方》，则命令仁和寺借出。仁和寺立即应诺，将书库所存《医心方》如数寄往江户医学馆。

元德奉命指令三个儿子元简、元伦、元芳以及门人三好元栗抄写。仁和寺本残缺十三卷，仅存十七卷，而多纪自家藏有三卷，合计二十卷。元简将二十卷重新抄写两部，正本呈交幕府，藏于红叶山文库（现存于内阁文库），副本收藏于多纪聿修堂文库（现藏于东京国立博物馆）。仁和寺本现在仅存五卷，被定为日本国宝。据说，伊泽兰轩也曾转抄了多纪家这个藏本。

借阅仁和寺本之后，多纪家发现缺卷太多，所以又提出借阅半井家藏本。半井家本是朝廷赐下的最古写本。为何丹波康赖献上朝廷的《医心方》辗转到半井家？丹波的后代多纪氏又为何执意要抄写出版《医心方》？故事要从和、丹二家早年的关系说起。

十五世纪以前，和气氏与丹波氏两家是最高级别的宫廷医家，号称和丹二家。和气后代改姓氏半井，丹波后代改姓氏多纪。关于从丹波分族为多纪，前面已经说过，而和气氏改姓半井也有一个令人啼笑皆非的故事。

和气明亲是室町时代医生，其父亲是典药头和气利长。明亲于1504年至1521年赴明朝学习金元医学，因治愈明武宗皇帝疾病，受赐铜砚一台、驴两头。而且好友熊宗立又赠予神农像、铜人形。回国后，明亲将一头驴进献朝廷，天皇大悦，赐予他"驴庵"称号，并且允许明亲穿明朝官服骑驴上朝。

和气家院内有一口井，涌出泉水清澈甘美，他将井一分为二，一半用来为天皇调制药物，一半自家私用。之后，后柏原天皇命名这口井为半井。为了纪念天皇赐语，和气将家姓改为半井。正如前面介绍过的，日本人姓氏是何其随意。

另外，明亲到中国学习后，掌握了当时最先进的医学，受到正亲町天皇重用，被任命为典药头。某时，正亲町天皇生病，先由丹波家治疗，无效；又召和气氏诊治，痊愈。作为医疗报酬，天皇将宫中秘藏的《医心方》赐予和气明亲之子和气瑞策。

丹波康赖《医心方》进献朝廷，秘藏数百年，其间遭受数次内乱及火灾。为防止焚毁，人们制作了新写本。大约在1145年前后，新本被纳入宫廷秘府。

秘藏《医心方》下赐和气明亲家，终于自宫廷转入医家之手。和气家获此宝典，欣喜无比，而先祖珍籍流入他人之手，丹波家愤恨不已。

天皇将丹波祖先医书赐予和气家，大概出于两种考虑。一是和气家医术日益向上，家业兴旺，而且其与武将织田信长关系密切。相反，丹波家逐日没落，正统血缘断绝，甚至陷入穷困潦倒的地步，根本无法顾及学问。二是和气家与丹波家也有姻亲关系，明亲的伯父明重本是丹波重长的长子，过继和气明茂为养婿，嗣典药头高职，继承和气、丹波两家医术。此时两家关系应当是融洽的，丹波重长将长子过继给和气家，也是当时豪门贵族互相结缘、继承大业的一种手段。不过，明重去世后，他的儿子没有继承父业，而是由弟弟（实际是小舅子）和气利长世袭了典药头。

既然和气与丹波两家有如此亲缘，而且丹波家已经衰落，将《医心方》赐予和气家，也是正亲町天皇的明智之举。但是，数百年之间，和气家后代半井氏与丹波家后代多纪氏却一直不能和睦相处。《医心方》的归属成了数百年难解之结。

丹波家一直到第三十代传人元孝才重新振作起来。自元孝始改姓多纪，世代相传，创建了卓越的医学业绩。虽然其地位屈居半井典药头之下，但是实力和学术水平已是半井家可望而不可即的。

元德担任官立医学馆馆主，随着刊刻先祖《医心方》念头再起，他提出借抄半井家藏本，并由幕府下令半井家提供家藏秘本。当时半井家掌门人半井成美不仅拒绝提交《医心方》，而且谎称该书已于1788年京都大火中焚毁。幕府对此说法产生怀疑，训斥道："数次询问《医心方》之事，前后回答不得要领。若果真罹灾，为何未上报官方，如此不负责任的做法难以容忍。当停职百日，闭门思过。"尽管受到惩罚，但是保住了《医心方》，半井成美内心是庆幸的。

半井成美之后由子清雅嗣位，再由孙广明世袭。其实，清雅是成美的养子，其生父是北条氏昉。广明是清雅的养子，其生父是六乡政速。毫无血缘关系的祖孙三代，守护着传家宝《医心方》。

1801年6月20日，多纪元德怀着遗憾逝去，终究未能亲眼阅览全卷《医心方》。

元简继承家业，并主管医学馆，权力在握，声望日重。他教学诊疗十分繁忙，但是对《医心方》念念不忘，寻找各种机会探寻《医心方》的下落。

某日，元简接到幕府指令。

"幕府有请出诊。"家人通报。

"哪一家？"元简眼睛盯着书本不在意地问道。

"相模守府。"

元简眼神停顿一下，平心静气地说："备轿，请山本宗允一起出行。"明显比刚才积极起来。

二人乘上华丽的轿子，朝着相模藩方向奔去。坐在轿子里的元简，一直闭目沉思，是考虑如何治疗呢？还是另有打算？

话说当时的相模守是北条氏昉，如前文所说，是半井清雅的生父。此时元简在考虑什么，已可以推知一二。

到达北条氏昉府邸，元简格外细心地诊察病状，敬重地说："这是脚气症，若病情恶化，有脚气冲心的危险。"名医元简的诊断，没有人敢不相信。

古代的脚气病，和现今俗称脚气（足癣）病因及病症完全不同。直至明治时代才发现脚气病的病因是过食精制大米导致维生素 B_1 缺乏。病人起初倦怠乏力、胃肠不适、精神萎靡，病情严重时会出现血管、神经系统症状，突发心力衰竭，导致死亡。

17 世纪末的元禄时代，幕府、诸藩鼓励开发新田，使稻米产量增加，同时提高精制米技术，使得雪白喷香的大米饭，受到江户人的青睐。上层阶级、武士、商人等不再食用玄米，而以白米为主食，白米饭加酱油或者咸菜，成了普遍的饮食习惯。因此造成严重的维生素摄取不平衡，出现膝关节麻痹疼痛，四肢无力等全身症状，称为"脚气病"。起初，脚气病主要发生在江户，俗称"江户烦"。不久，江户食用白精米的习惯向京都、大阪等全国扩散，各大城市同样出现脚气病。脚气病晚期出现血压急速下降、四肢无力等症状，患者最终因脏器衰竭而死。京都又将脚气病称为"三日坊主"。"三日坊主"是形容病人死亡之快，仅病三日后死亡，而后家庭举行葬仪，请和尚念经。

20世纪50年代，日本最大制药公司武田药品工业开始生产维生素B族类药并大力推广，随之形成一种社会风潮，从儿童到成年人，都以之作为促进成长健壮的补助品。应该承认，维生素B族对于改善日本国民健康的确起到了辅助作用，改善了日本人的体质，同时为武田药品工业带来了巨大的利益，为公司奠定了强大的经济基础。时至今日，维生素B族各种衍生商品如注射液、糖衣片、保健饮料等广告仍然如雷贯耳，深受日本及外国人的欢迎。

元简的诊断绝不是恐吓北条氏肪，脚气病的死亡率确实不低。

诊断清楚了，医生就要考虑治疗方法。

"脚气之病，自古有之。《医心方》第八卷有详细记载。"元简对山本说。

"听说半井家珍藏《医心方》，是否可借阅参考？"山本示意北条氏肪。

北条氏肪虽然不明何意，但是为了治病，决定与儿子相谈。

为了给老父治病，儿子没有理由拒绝，元简顺利地借到《医心方》第八卷一册。第八卷详细记述脚气病症状及治法方药。

元简计谋得逞，无比兴奋，立即摹写。当抄写完九页时，传来北条氏肪病情恶化死去的消息。半井家催促他马上还书。元简虽爱不释手，但有借有还，再借不难，只好将原书奉还。

元简为获得《医心方》可谓费尽心机，不择手段。可是他最终并未如愿,与父元德同样抱憾而去。

其后,元简之子元坚执着追访,1854年终于获允抄写半井家《医心方》,但是上天不尽人意,元坚有生之年仍然未能亲眼见到《医心方》出版。元坚去世两年后,1860年,《医心方》刊行于世。

搬迁神农像

随着官立医学馆的社会影响不断扩大,馆主元德重新检视跻寿馆时期的制度,觉得实现"第七条:祭祀活动"机会已经成熟。1796年11月元德向幕府提出申请,要求将昌平坂学问所的神农像迁入医学馆,并每年举行祭祀活动。幕府表示同意,并向昌平坂学问所主管林述斋大学头转达了元德的要求。林述斋很快回复,同意转让神农像。

昌平坂学问所是继医学馆之后,另一所幕府直辖官立学校。江户幕府运营的两所学校,一儒一医,主宰着江户中后期的文化风潮及医学导向。

昌平坂学问所的历史远比跻寿馆悠久,起源于1630年。德川家康赐地,大儒林罗山在上野忍冈创立儒学私塾,建立文库和书院。

由尾张藩德川义直赞助,建造孔子庙,庙堂内陈列孔子圣像,及颜子、曾子、子思、孟子四贤者像。堂上悬挂"先圣堂"匾额,每年举行祭祀活动。堂主由创始人林罗山家世袭。

1690年德川纲吉命令将孔子庙迁至神田汤岛,同时修建讲堂和学生宿舍。建筑物整体朱色基调,搭配青绿色,庄严华丽,并于杏坛门旁种植杏树数株。建筑群总称汤岛圣堂。

1698年修建祠堂，供奉神农像。

为什么江户幕府对林家的学塾如此重视呢？

前面已经说过，江户幕府第一代将军德川家康，主张文武两道治世，确立了武家阶级，清楚地划分了士农工商的身份地位。士农工商的划分，虽然来自中国唐代，但是中国的士，分为文士、武士，而江户时期的士仅指武士阶级。德川家康给予武士身份地位，巧妙地利用武士维护社会秩序的力量，使德川武家政权永远延续具有合法性。

实际上，武士本来就是从农民中分立出来的，目不识丁的武士大有人在。当社会进入和平时期之后，对武士实施文化教育也是安定社会的需要。德川家康为了维护政权，处心积虑地推行文化教育，认为宋代儒学是武家政权的思想归宿，也是提高武士修养最有效的手段。因此，幕府极力提倡林家学塾式的汉籍讲座，设置学习机构，招收武士及子弟参加学习，提高他们的汉学素养。学塾使用的教材主要是儒学经典，如《论语》《大学》等四书五经。

如此一个庄严的建筑群，却曾数次遭受祝融袭击。但每次其从残垣瓦砾中重新站起，经过历练后都会面貌一新，更加激励学子的求学意志。

1797年，作为宽政改革一项，松平定信实行"宽政异学之禁"，从阻止荷兰学等西洋学问的传播，即制定了以宋朱子之学为主的教育政策，由幕府接收学舍为直辖学校，命名为"昌平坂学问所"又称"昌平黉"，以应孔子故乡昌平村。

昌平坂学问所成为官立学校后，扩大建筑规模，除招收武士及弟子之外，藩士、乡士、浪人等凡是希望听讲者都可以自由参加。这对于提高市民素质、稳定社会秩序产生较好效果。

明治维新初期,各种势力斗争激烈,社会极度混乱动荡,昌平坂学问所一时关闭。1868年新政府接收学问所,并改为公立"昌平学校"。新学校成为以皇学、国学、神道为主,儒学、汉学为辅的教育机构。1870年8月8日昌平学校废止。

1918年,昌平坂学问所体制变更名为公益财团法人"斯文会"。斯文,取自《论语·子罕》。

1943年,木村家向斯文会捐赠神农像,建造神农庙,并于每年11月23日举行祭祀神农活动。后院还设置一尊巨大的铜制孔子像,高4.57米,重约1.5吨,据说是世界最大的孔子铜像,1975年由中国台北莱昂斯俱乐部寄赠。

时至今日,当你在东京御茶水车站下车,朝着东方行进,步入一条大树参天的道路,10分钟左右,就可以来到斯文会馆。馆门外悬立着一块漆黑木板,上面写着雪白的文字,排列《论语》《汉书》《左传》《扁鹊传》《素问》等课程表。这是民间组织,可以自由听讲,但每年要缴纳会费。

近代日本实业界之父涩泽荣一,有一部名著叫《论语与算盘》,他的商业生涯,是遵循《论语》的教导获得成功的,受到日本国家和人民的尊敬。真可谓《论语》纵贯两千年,横溢万众心。

2024年,涩泽荣一肖像将印在一万元的日币纸面。其实他的头像不是第一次被印在有价证券上。在他担任银行总监时期,发行的银行券上就印着他的头像,当时这种银行券也向殖民地韩国推行,曾遭到韩国政府禁止。

话题返回江户时代。

得知昌平坂学问所同意将神农像转让给医学馆，元德迫不及待地与林述斋商量搬迁事宜。

圣人像迁居可不能简单从事，要遵循古来仪式。

1797年2月12日元德致函述斋。

"此次搬迁当依照古来仪式，鄙馆需作如何准备，请示教。"元德郑重地询问。

"根据记载，1698年4月26日神农像自护国寺迁入时，由两名监察陪同。其余情况不详。"述斋淡淡地回答。

双方同意于3月上旬举行搬迁仪式，可是2月24日元德又发信通知述斋。

"鄙馆希望2月28日午前11时举办迁像仪式，当天如果下大雨，则延期至翌日。如果小雨，则执行不误。"

"28日是拜谒将军日，返回昌平所大约正午以后，希望午后1时开始。"述斋立即回复，文后又加以说明："若多纪兄不能亲自光临，仅派家人来的话，我也不必到场，故午前11时亦可。"30岁出头的述斋，对于年长的名医元德不敢含糊，尽量周到安排。

可是，两、三日未见回复，26日述斋正准备再次询问，元德回信来了。"午后1时，元简与监察、副监察各二人，医学馆干部一人，制药一人，一般职员四人，十余人赴贵所搬迁。"

2月28日，述斋从将军城返回，恭候元简一行的到来。

下午1点元简准时到达，步入宽阔的讲堂，与述斋寒暄。之后，述斋陪同元简向神农殿走去。其他数人稍早到达，在房内等待。

一儒一医，各具风范。

年轻的大学头述斋，儒服长衫，结发，体态适中，神情自若，步履轻健。

中年的奥医师元简，官医和服，剃发，身躯肥腴，态度坦然，脚步沉稳。

时间已到，开始执行交接神农像仪式。为了顺利迁移，述斋事先已经指示人员做了各种准备，地面铺设草席。由六名人员取来钥匙，打开神农堂，开启橱柜，拜览神农像。

"让渡神农像。"

"承接已毕。"

堂内回响着述斋与元简的庄严而简短的对话声。

双方宣读事先写好的诗文。

迎神辞：大哉炎帝，皇化赫赫。黎民攸崇，博布德泽。
    遍尝百草，兹造医药。祭祀以时，神斯来格。

送神辞：荐羞悉具，自有成功。兹奉祀事，神威以隆。
    医方所基，道德尊崇。明禋既毕，多福无穷。

各方见证者排成两列。述斋锁上橱柜，将钥匙郑重地拱出。元简俯首双手承接。

殿堂和医学馆数人合力，将橱柜挪到木架上，披上布罩，通过"入德门""仰高门"，向医学馆方向行进。

午后3点，仪式结束，元简乘轿返回，长出一口气。元简是一个务实的人，对于学问以外的事尽量从简。

3月3日，述斋提出申请，拆除昌平坂学问所内的神农堂。又向医学馆索回28日迁像时借用的布罩、木架等物品。

神农像已经迁走，神农堂像去堂空，拆除也是理所应当的事。其实，述斋能如此爽快地答应转让神农像，也是另有原因的。前面已经说过，江户城日日小火，年年大灾，圣堂也深受其害。为了及时灭火，所内要配置消防组织，而且在发生火灾时,有专人负责抢救图书,搬运圣像、匾额等,是非常费力费钱的事。神农像搬迁之后,圣堂方面减轻负担,也松了一口气。而医学馆方面获得医药三皇之一的神农之像,虔诚供奉,鼓舞学员,还可以在每年举行隆重的祭祀活动,邀请各界名士出席,经济上得到进香捐款补助,而且显示出医学馆的权威,提高自身社会地位。

现今圣堂情况如何呢?大家有兴趣的话,到日本旅游时,可以顺便去瞻仰一下孔子及神农像。

圣堂除了讲授各种中国古典之外,还有中医基础课程,有针灸、医古文、《内经》等等。

每年圣堂还举办与中国古代文化相关的祭祀活动。

4月第4周的星期天举办孔子祭祀。

5月第3周的星期天举办针灸祭祀。

11月23日举办神农祭祀。

每次祭祀活动之后有讲演会,讲演会后有宴会,人们自愿参加,费用自理。

第二节 元简时代

1799年7月元德69岁。自初建跻寿馆至今35年,他为汉方医学教育呕心沥血,数次身陷困境,却坚持传统医学方针,不改初衷。官立后的医学馆建设基本完成,元简也已到中年,能力及威望日益提高。身患中风的元德,行动不便,体力衰弱,去年曾向幕府提出退休请求,被将军德川家齐挽留。他今年再次提出,终于获准,并允许由元简继承家业,担当医学馆主管。医学馆虽然属于官立,但是管理者由多纪家世袭,已经成为事实。

自此，医学馆以及汉医界进入了多纪元简时代，当然仍受幕府及典药头的制约。

1799年8月12日，45岁的元简被任命为侍医头领，统管奥医师22名，奥诘医师21名，寄合医师50名。此外，配属表番医师36名，表番外科医生21名，城外还有32名目见医师。在近二百名的医师团以及将军奥的医疗，医学馆的教学、考核晋升等中用，元简发挥着至关重要的作用。

元简年富力强、学识渊博，众所周知。从元简的肖像画中可知他头肥耳大唇厚，再配上八字眉，憨态可掬。他绝不是一个谄媚阿谀、暗藏玄机并精打细算的人。他具有才子的刚正不阿、浩然不屈的个性。正是这种个性，使他晚年遭受屈辱，而雪耻之日却俄然逝去。

"知子莫若于父。"元简聪明绝伦、过目不忘的才能远超于父，而傲慢耿直的性格亦令父担忧。于是，老父暗中为元简物色助手，协助他处理事宜，避免与各方面发生冲突。他首先想到弟子片仓鹤陵。鹤陵从小就和元简相处和睦，对元简呵护有加，且性格外柔内刚、坚韧不拔，汉学医学功底坚实，完全符合晋升奥医师的条件。

对于元德的提拔，鹤陵感恩戴德。可是，奥医师要混迹官场，这与他22岁时立志行医民间、著书立说、不入仕途的初衷相违。年近50岁的鹤陵已知天命，剩余的人生要从心所欲，故婉言谢绝了恩师的好意。这种不求名利、执着信念的人，古今并不多见。

陷入困境

元简继任后，顺利度过了繁忙的半年余。

江户城樱花开始散落，绿叶萌发。在如此生机盎然的季节，元简却郁闷不悦。

前面已经说过，当时的将军德川家齐，有子五十余，侧室二十三。最近其爱妾登势将生产，产期已到，折腾一天多了，还不见分娩迹象。眼见登势难产，气力衰弱，刚毅的元简也开始焦虑起来。而且上个月家齐的幼女刚刚死去，城内对新上任的侍医头有些失望，此次登势母子若有个三长两短，不仅会失去幕府的信任，而且会损害多纪家名声。

将军家齐失去幼女的伤心尚未平息，眼见爱妾危在旦夕，十分焦躁，无心处理朝政，遂召见大奥责任者左近局询问产妇现况。

"新任侍医头法眼元简，年壮气盛，每次问及病情，都显现出不耐烦的表情，远不如其父法印元德体贴亲切。"左近局表示出对元简的不满。

"是啊，已经痛苦一昼夜了，这样下去母子难保啊。关键时刻，可否请多纪法印出诊。"家齐一边低头沉思，一边自言自语。

这也正符合左近局的心意。其实，当初元德退休未获批准，也是因为左近局尽力挽留。另一方面，这也反映出其对元简的抵触。

数年前元德身体渐渐衰弱，行动书写出现障碍。幕府曾赐下人参等珍贵药品，并令其居家疗养。即便登城拜谒将军，他也可以在城内乘轿前往。退休之后，元德不想参与医学馆及幕府的任何事务，只想安度晚年。可是今日，将军的命令不可违，于是他立即由仆人架上轿子，与元简一同急速前往大奥。

元德观察登势面容,轻轻抚摸其腹部。他眉头紧皱,欲起身,随从急忙将他扶起。他摇着头,微弱的声音说:"难产,危险。"然后他马上乘轿去向将军汇报。

"老夫已无能为力,但可荐一街医,名片仓鹤陵。曾于跻寿馆学习汉医,又赴京都学得贺川派产科秘术。"元德俯身进言。

"啊!街医有秘术?速速召来。"家齐眼前有了一线光明。

一般街医是不可能进入朝廷或将军奥的,只有御医或奥医师才可为贵族及上层阶级治疗,但是,也有过特例。自学成才的街医贺川子玄,根据临床经验,首次提出正常胎位是"上臀下首"(自古人们一直认为胎儿在子宫内是"上头下臀",临产阵痛时才旋转头臀倒置)。贺川子玄的胎位论与苏格兰产科医不谋而合,同时发表于1754年。

贺川有丰富的产科经验,而且为处理难产,创制了产钳、产钩等器具。其门下学生两千余,形成贺川产科流派,并著书《产论》《子玄子产论》《产科图说》,奠定了日本产科医疗基础。

早年间皇后难产,贺川子玄曾经被破例召进京都御所,顺利接生并名声大噪。他正是片仓鹤陵的师爷。

江户时期婴幼儿死亡率很高,难产、传染病、营养不良、卫生环境恶劣等原因导致能活到成年者大约只有出生人数的二分之一。

另外,由于生计困难无法养育,或其他原因,婴儿出生后,将其直接扼死,也是当时的一种习俗。人们认为婴儿出生七天之内,尚不属于自己,如果死掉了,就是被鬼神召回去了。所以,有的家庭在婴儿出生后,迟迟不上报户口，有的拖延数日，有的拖延数个月，有的甚至拖延一年。这导致很多人的出生年月日并不是完全准确的，而是比实际年龄小一些。

婴幼儿死亡率高，是拉低江户时期平均寿命值的原因之一，当时的平均寿命不到40岁，实际上成人平均能活到50岁左右。

分娩是女人的一件大事。古时日本妇女生孩子取坐位。阵痛开始时，人们将产妇扶到椅子上，或用垫子围堆，坐起来生产。而且生后七天产妇不能躺下睡觉，需一直盯着婴儿，保护其不要被鬼神召回。有的人家夜晚请来数名女人，叽叽喳喳闲聊，为产妇提神。因此，当时的女人不仅分娩有危险，产褥期也是受尽煎熬，死者不在少数。

早在1300年时，僧医梶原性全在他的著作《万安方》中，对日本妇女分娩和产后的习俗提出批评。他不无遗憾地说："风俗之邪说，世世虽习用，医师何不改正之。"他参照中国唐宋医书中有关产后养生方法，认为产妇应该休养食补药疗，但是他的建议似乎对后世影响不大。

日本古今产妇没有"坐月子"的习俗，尤其明治维新之后，得知西洋人也不坐月子，因而更加自信，认为中国人"坐月子"是一种迷信，完全没有科学道理。

哺乳动物中，大概只有人类懂得"坐月子"，究竟该不该坐月子，产妇最有发言权。

家齐同意片仓鹤陵进奥接生，使元德稍微轻松一些。他马上亲书便签速传鹤陵。

收到元简手书后，鹤陵诚惶诚恐，既紧张又兴奋，机会难得，而祸福难测。他立即换上清洁的衣服，召唤弟子三人同行。

轿夫急奔大奥，雨下个不停。

大奥正门前，鹤陵下轿，见疲惫的元简等候在门厅。二人简单寒暄后，一起顺着长廊向产房走去。一边走，元简一边向鹤陵说明病情。鹤陵频频点头。

雨水打落的樱花飘浮在积水中。广阔优雅的庭院，鹤陵无暇环顾，因为他心中悬着一块石头。元简与陵鹤并肩同行的景象从儿时至今近四十年未见了。

鹤陵命侍女拿来十几个垫子，将登势扶坐在垫子上。弟子们开始准备药物及器具等。

鹤陵摸着脉，默默地说"盘珠煎"，弟子复唱"盘珠煎"，并将药送进登势口中。产妇脉搏渐渐有力了，呻吟声也停止了。

鹤陵使用器具扭转胎位，四个男人有抱腰的，有推腹的，有按摩的，鹤陵鼻尖沁润着汗珠，锐利的目光紧盯着登势的表情。

突然登势地发生强烈阵痛，鼓足劲，随着呱呱清脆的哭声淹没了外面的雨声——小公主诞生了。

陵鹤心中的石头落地了，元简亦躲过了一场责难。虽然成功接生与他无关，但毕竟鹤陵与他同门，是受过多纪家教育的优秀弟子。

26岁的将军家齐，此时已生子十五，但夭折十人。孩子的出生给他带来无限的欢喜与悲哀。

鹤陵获得名誉及丰厚的赏金。

应对危机

虽然将军爱妾母女保全使元简摆脱了困境，但是他内心并不轻松，事务的重压，以及身边同僚阴阳怪气的态度，使他产生一种危机感。他开始思考三件事。

一是，近期荷兰医学（下简称"兰医学"）势力有所抬头。此次鹤陵接生成功，与他的兰学知识不无关系。自从1774年杉田玄白的《解体新书》出版后，西洋医学逐渐扩展。虽然多纪家借助幕府的权威，压制了兰医学普及，使高级医官不准录用兰学医师，而且医学馆掌控医书出版权，限制兰医学书发行。不过，有些汉方塾出身的医生也向往学习兰医学，尤其对解剖学、眼科、外科兴趣很高。这些人对汉方医学的正统性造成威胁，也是对多纪家权威的挑战。

元简的担忧是有兆头的，这个兆头早年已经出现。此次元德推荐鹤陵出诊大奥，是对兰医学知识的认可，更对兰医学的影响产生了警惕。

如眼科世家出身的土生玄硕，曾进入京都和田东郭汉方私塾学习。一次偶然的机会，他到刑场观看尸体解剖，并亲自挖出眼球，对眼球构造进行详细研究，成为日本第一位解剖眼球的人。其后，他对眼科研究及治疗（尤其白内障手术）得到较高评价。后来他在江户开设诊所，患者蜂拥而至，每天收入甚丰。传说他无暇计数诊费，便堆放在天棚上，某日天棚轰然塌下，钱落满地。

1809年，家齐将军召见48岁的土生玄硕，翌年任命其为奥医师，一介外藩医师获此高职，实属罕见。

可是，人生祸福难卜。土生玄硕晚年，受荷兰医师德国人西博尔德违法事件牵连，被捕入狱，全部财产被没收，分文皆无。出狱后他蛰居于深川木场一带，被严禁从事医学活动。1855年，87岁的他逝去，正可谓名寿不可兼得。土生玄硕临终遗言"今生无悔"。

二是，多纪家与左近局的关系。左近局是大奥妻妾贴身侍女，由最有能力、最值得信任的女性担当，虽然没有实际权力，但是闲言碎语传入将军耳中，有时真起作用。资格老、年事高的元德对奥中的女人们精心诊治、详细说明病情，颇受人们尊敬。而元简漫然高傲、不谙世故，刚刚上任，就与左近局发生摩擦。此次登势难产，左近局大胆地向将军谗言元简不尽职责。元简已有耳闻，但他性格耿介，很快忘记了大奥女流的抱怨责怪，仍我行我素，每天忙于教学研究、临床诊病、习书绘画。

另外，元简虽然理所当然地继承了医学馆馆主地位，可是医学馆已是公立学堂，馆主应该有别于私塾跻寿馆，不能搞世袭制。此时馆内高级医官内心蓄积着不满情绪，而在前任馆主多纪元德的声望威震下，他们企图争夺权力的欲望只能在暗中燃烧，伺机爆发。医学馆起初，主要由多纪父子主管，另外，吉田快庵、山本宗英、杉甫玄德发挥主力作用。

其中，吉田快庵先祖也是丹波一族，后继承外戚姓氏，改姓吉田。

1795年3月，元简听说吉田新购入明版《医方大成》全卷。这是元简搜求已久而不得之书。他马上借阅并抄写一部藏于书库，不胜欢喜，并借余兴撰写一文，聊以备忘。文中他称吉田快庵为"刘快庵"，以示同属汉朝刘氏的后代。

杉甫玄德是一个有才干、有心计的人，曾受元德赏识。可是他缺少对元简的忠诚，暗地设置障碍，试图篡夺医学馆最高权位。

对于元简而言，来自内部的分裂，比起兰学的兴起、左近局的小动作,他更加需要谨慎应对。

医者仁术

元简坚持"医者仁术"的信念,治病不论贵贱贫富,处方用药不计价格,对当时来医学馆就诊的百姓免费诊疗投药(由于资源有限,日限病人百名)。这也是临床教学的一部分,并且他经常组织学生讨论病例,发表个人见解,大家热情很高。

1800年5月,元简接受幕府高级官僚堀田正敦的委托,要求医学馆实施"幼儿吐乳"临床治疗。元简认为,小儿吐乳虽有虚实二证,但以实证为多。特别是来医学馆就诊的多属贫贱家庭儿童,比尊贵孩儿壮实,日常治疗多用清凉泻下药。

为了求证究竟应该用泻剂还是补剂,元简制定了一个方案。他首先邀请十名擅长儿科的医师参加,将民间患吐乳病的病儿召集到医学馆,给每个医生分配5—10名患儿。医生对自己的患儿详细记录诊察所见。然后,患儿可以到各自的医生诊所治疗。医生将治疗方法及所用方剂提交医学馆,共同讨论治疗过程及效果。

其结果显示,医生们多使用泻剂攻下,如凉膈散、承气丸、紫丸,或者攻补兼施,而未见专用温补剂的。这基本与元简的观点相同。

这次临床试验计划,大概与将军家齐子女不断夭折有关。医学馆一直以拯救贫苦百姓为宗旨,而幕府则期待医学馆投入更多精力为权贵阶层服务,希望医学馆提高儿科医疗水平。

医学馆当然不能辜负幕府的期待,同时也尽心尽力为各个阶层服务，尽管治愈了贵族的疾病，可以获得重金高职，或者房屋土地的酬谢，而治好贫民只能获得千恩万谢，但元简并不介意报酬多寡，唯以去除病邪为乐。

有一年，肉桂输入量减少，江户肉桂价格高涨。

"肉桂数量有限，为保证御用，在输入肉桂中掺入倭产根皮，用于治疗江户贫民。"幕府药材管理员说出其打算。

元简听后大怒道："圣上恩重如山，上命治疗百姓，即使药物有限，应该设法有效使用，混入假药岂不有违圣上救民仁慈旨意？"

于是，元简以私财购买自中国输入的高价肉桂，用于治疗。

有一次，门生外出代诊，归来后向元简汇报，并请元简开方。

"先生，这几味药价格较贵，是否可选择便宜的代用品。"门生试探着问。

"医以治疗为目的，为何考虑药价高低？药费我付。"元简面孔严肃。

门生深受感动和无比惭愧。

元简为何对药价如此不经意？在他与林述斋大学头的对话中道出了真情。

某日，林大学头与元简邂逅，谈论药物的真赝，问答如下。

"敢问先生近来药物价格如何？"

"完全不知。"

述斋一头雾水，正要继续问其原因，元简接着说：

"医生如果关心药价，必定影响治疗效果，此乃家父庭训，终身恪守。"

述斋慨叹：世之多医，而有家法、有善心之医何其少也。

元简终生恪守"医者仁术"，即便身陷困境中，仍然心系社会，关心百姓。

1803年，日本麻疹大流行，死者甚众，人心慌乱，人们谈疹变色。社会上流言蜚语四散，人们无所适从。于是，元简制作方药"孟介石""治痧神方"施救贫民，并刊刻一张告示，详细记载"麻疹禁忌"，公之于众，宣传预防疾病知识，受到社会好评，印刷数量不断增加。

翌年，元简完成了麻疹系列书《麻疹纂类》《疹辑要方》《麻疹心得》，为百姓投下了一颗颗定心丸，支撑着医生治疗的信心。

元简淡泊寡欲，无暇管理资财。医学馆一般由专门会计在每年7月和12月两次到元简宅，整理来自各处的金银等谢礼，然后计算半年所需药费，有余或不足，向元简报告。元简仅知总体收支，并不过问详细情况。他不仅自己不问药价，也不允许弟子们询问，开方时只考虑用量，不得问价格。他认为，如果心思价格高下，会出现减少用量的行为，治疗效果不佳。

他还教导弟子：患者虽身为贱民，但生命同样可贵，诊病用药不分贵贱。贱人用贵药，贵人用贱药，完全依据病症决定，为医者严守之法则。

元简左迁

1801年6月，70岁的多纪元德去世。

一切都落在元简身上，担子越来越重。孤高的元简，远不如祖父、父亲资深望重。父亲在世时，明里暗中帮他周旋，平稳地度过了两年。

父亲过世，儿子元胤12岁、元坚6岁，尚未成年。元胤体质较弱且少小患眼病，目昏泪涩，喜静少动、爱好读书。元坚健壮好动，捉鸡斗狗、疏于文雅。

元简对于学问、教育、治疗等方面的事务处理得心应手，各项工作顺利开展，并未出现麻烦事情，但是，经营管理及人事提拔等事务，使他苦于应对，幸好有时吉田快庵能助一臂之力。然而对手们利用他的弱点，暗中上进谗言。在遭到幕府诘问时，元简桀骜不屈，以理据争，终以不尊为罪名而被降职。

元简降职，有复杂的背景。

1798年，68岁的元德与71岁的上橘宗仙院两位高龄奥医师退休，需要候补两名奥医师，排在后面等待晋升的医生们都怀抱侥幸，期盼着好运落到自己头上。

1800年，幕府人事官员要求医学馆提出候补名单，元简与吉田快庵联名推荐以下三人。

曲直濑养安院正山，51岁，奥诘医师，制药所干部。

杉本仲温，40岁，奥诘医师，医学馆讲师。

千田玄知，41岁，寄合医师，医学馆讲师。

元简等分别对三个人作了学问、人品等方面的评价。其中，曲直濑人品最佳，杉本仲温学问优秀，千田玄知中等评价。元简等希望任命曲直濑、杉本仲温二人为奥医师。

数日后，幕府人事官员声色俱厉地质问元简："前日推荐的人物，不仅酗酒，而且家政监管不严。为何推荐此人为奥医师？"

元简毫无惧色，厉声答道："所问医术如何，故推荐善于医事者。即使不饮酒，家庭和睦，而医术未熟者，如何承担君主御用？"

对话中提到的人物，大概指的是杉本仲温。1789年，杉本仲温曾因治疗业绩不良，由奥医师降格为寄合医师。

另外，推荐曲直濑养安院，元简或有一己私心。曲直濑养安院是典药头今大路一族，今后为了维持医学馆体制安定，元简需要典药头的协助。

鉴于以上三人均有不足，元简与吉田共同进行第二次推荐。

中川隆玄，46岁，表番医师。

余语良仙，49岁，表番医师。

他们在推荐信中写入评语：中川、余语二人医术修行甚浅，尚无实绩。

这简直就是在捉弄奥医师推荐选拔工作。

吉田快庵另推荐寄合医师、医学馆讲师杉甫玄德。这令元简气愤不已。

多纪家与杉甫玄德的纠结发生在数年前。1792年医学馆公立之后，杉浦玄德曾举报医学馆经营中存在舞弊现象，导致幕府委派专人监察医学馆财务。这一突如其来的事故，曾使元德陷入窘地。

"杉浦玄德企图篡夺医学馆权力。"吉田快庵向元德告发。

元德并不希望事情闹大，便马上与幕府干部商量，希望迅速平息此事。

消息传入老中松平定信耳中。医学馆是他一手建设起来的，他不能容忍杉浦玄德的背信行为，提出要免去杉浦玄德的职务。不过，元德觉得杉浦玄德医术功底坚实，内心里惜爱他的才能，决定不追究责任。

可是，翌年秋季，医学馆举行药品会，杉浦玄德擅自借用药品，违反会规。因此，遭到处罚，免去医学馆干部职务，罢免奥医师。

由于以上前科，元简觉得不应推荐品格不正的人，以免助长不良风气。

元简如鲠在喉，一吐为快，向幕府提出抗议："吉田快庵曾经告发杉浦玄德篡位，今却推荐晋升奥医师，他的真意何在？多纪家自祖父、父亲以来，为医学馆粉身碎骨，今日学馆组织完善，并无差错，对篡夺权利的奸计决不能容忍。"

元简抗议无效，结果决定杉浦玄德与中川隆玄晋升为奥医师。

此次幕府未采纳元简意见，无视医学馆的名誉，仍有其他政治原因。当时将军德川家齐的生父一桥治济，对幕府有较大影响力，而且与老中松平定信旧有恩怨，曾迫使业绩卓越的松平定信退官。此次，元简多少也是受到一桥与松平之争的连坐。

另外有传闻，无学无能的中川隆玄受奥中左近局推举，顺利晋升奥医师。数年前的对手，再一次暗算了傲慢的元简。

这次人事及权力斗争中，元简失败了。

1801年，幕府以"议论忤旨"为名，罢免元简侍医职务，闭门自省百日。自奥医师连降三级至寄合医师，再不能进将军奥治病，这样也避免了与左近局接触的尴尬。

元简继续担任医学馆馆主职务，教学、治疗、研究、书画，日日充实繁忙。

心高气傲的元简，离开官场，如释重负，将精力和时间用在著书立说上。他一生的著作多数是在失意中完成的，流传至今，真可谓祸兮福之所倚。

清医问答

元简虽然被罢免了高级职位，失去了优渥俸禄，但是他的学术威望是不可撼动的。他很清楚，为了维护日本汉方医学地位，绝不能忽视中国医学发展趋势，时刻关注中国医学研究进展、医书出版情况，通过各种渠道获得最新知识。正如前文所说，德川幕府只允许中国及荷兰商船舶入长崎港进行交易，无疑中国是主要贸易国。自中国输入货物种类繁多，有绢丝、锦缎、木棉、麻、毛毡、砂糖、药物、香料、矿物、皮革、食品、书籍等等。而商船带回来的是金银铜及海产品，当时日本似乎是资源输出国，其实是挖了家底换取奢侈品，逐渐矿山枯竭，财政濒于破绽。

自遣唐使以来，中国书籍大量输入日本，随着贸易的盛行，传入速度越来越快，可以说中国有的，日本很快也会有。历史上，日本一直崇拜中国文化，逢中必敬。中国书籍是日本文化的基础，除遭大火吞噬之外，皆珍重保管，而且一部书或抄写数本，以防亡佚，所以至今日本收藏着很多中国佚书。

尤其八代将军德川吉宗重视实学，提倡勤俭，对中国医学很感兴趣，鼓励引进医书及动植物，并且委托中国贸易商船招聘中国医生，以及有技术特长的人才。自1719年至1729年的10年之间，幕府正式招聘六名中国医生到长崎行医，传授医学。除正式招聘之外，也有私自随商船到长崎的医生。当时长崎有广大的唐人坊，居住很多中国人，需要中国医生为他们治疗。这一时期，江浙一带乘商船赴日的文人、画家、医生、马医等特技人员较多，引起浙江政府警惕，实施严格限制，大约到16世纪末的70年间幕府没有正式招聘中国医生。

虽然贸易都在长崎进行，但是重要问题必须由江户幕府决定，而且所有情况随时向幕府汇报。有关医学事项要征求医学馆的意见，所以对于当时输入的医书，请来的医生，远离长崎的江户医学馆皆一清二楚。

比如1798年，元简得知长崎自江苏舶入书目中有《慈幼新书》，心中生奇。当时书在长崎，尚未送到江户，元简渴望尽早寓目。

《慈幼新书》，原名《慈幼筏》，程云鹏撰，刊于1704年。

某一天，元简偶然到安藤阁老家中做客，恰逢医师渡边元亮来访，携来一部书。元简一眼看到书签写着"慈幼新书"，欣喜若狂。期盼的书就在眼前，迅速翻开浏览，发现书名"慈幼筏"的"筏"字改刻成"新书"二字，"程云鹏"姓名上有"会稽张介宾著"，乾隆十一年刻。元简顿时脸色阴沉下来，"此乃书贾之伎俩，最可恶耳。不知者或以此书为介宾之亲著，必须正本清源"，取笔疾书一文。

1800年前后，长崎唐人坊居住一位名医戴思九，多纪元简有所耳闻，建议长崎弟子西原长允造访他，求教医学，获得幕府同意。可是，不久戴思九病故，访学没有成功。

接着，长崎政府又计划委托商船邀请一名中国医生，并将此事报告幕府，但迟迟未见回复。1803年初再次报告，并介绍苏州医生胡兆新的履历，以求审议。很快幕府不仅批准招用，而且提出希望与当地医师交流。这是比较例外的待遇，因为当时长崎入港的中国人只能住在唐人坊内，不能随便到市街活动。1803 年末胡兆新乘商船来到长崎后，住在唐人坊，翌年 2 月 7 日就开始到寺庙为市民治病，每月出诊 12 天。

胡兆新在长崎的所作所为，引起幕府及医学馆的关注。此时元简虽然处境不佳，但是对于来自中国的医生，及输入的医书情况仍难以释怀，或者心向往之。长崎与江户毕竟有 1300 多公里的距离，船马劳顿，难耐其苦。而且他已经被罢免侍医职位，不能以官医身份参与外交活动。尽管如此，也要想办法和胡兆新交流。

于是，元简召集几位医官，对他们说："最近自清国苏州吴地请来一位名医，姓胡，名振，字兆新，北京太医院何铁山弟子。据说近日在长崎为百姓治病，效果颇佳。预计在长崎滞留一年左右，借此机会向他了解清国医疗情况。"又说："诸位如有问题，可以提出。"

大家七嘴八舌提了各种问题，最后由元简选择 16 条，用汉文书写，送至长崎，请胡兆新回答。

很快传到长崎政府，转交胡兆新。

胡兆新对于 16 条提问，认真思考，分作 19 条解答。然后，由长崎翻译官将提问与解答编辑成册，名《清医胡兆新问答录》。送至江户幕府后，转发医学馆，医官们竞相传阅，寻找答案。

其中，元简提问最多，比如，中国医学校中是否设立三皇庙，并且希望能画图表示。这个问题大概与数年前医学馆祭祀神农像有关。

胡兆新的回答"三皇庙是寺院的事，非学校所设。医生朔望进庙上香而已"，并描绘一幅三皇庙水墨画。

这个回答，令元简不满，反驳道"此仅就苏门一地而言，如两直隶，恐非如此"。元简一直调查三皇庙的历史，确认中国元代开始医学校设立三皇庙。

另一问题是，中国医生是否诊查病人腹部。

胡兆新回答"一般病人不诊腹部，古有望闻问切四法，无按腹之说。若腹满肿胀症状者，则望腹形色，按腹坚软"。

元简对回答同样表示不满，奋笔疾书"此医家四诊之外，不可缺之事也。此彼邦近代之弊习为然。振（胡兆新）不考古今医书，漫为之答，亦何陋也"。

腹诊，是日本主要诊病方法之一，江户中期古方派开始重视诊查腹部，古方派之祖吉益东洞主张"腹为生之本，故为百病之根"。现代的汉方临床将腹诊所见症状，与使用某种药物机械性地对应起来，易于处方用药。

古人云"切而知之为之巧"，就是形容脉诊的微妙。脉象分二十七种之多，把握脉诊具有极大的主观判断性，是一种只可意会不可言传的技能。中国医学四诊"望闻问切"，对于日本人来说，最难的就是"切"诊。由于语言描述抽象繁琐，必须经过实践体会，方能心领神会，自古令日本学者望而生畏。如《医心方》有一个最大的特点，就是全书排斥脉诊。一般而言，脉诊总论应当收载卷一中，但丹波康赖只字不提脉学，而且在引用《诸病源候论》等文献时，大多删除有关脉学的内容。

即使像多纪元简这样卓越的学者，也为学习脉诊绞尽脑汁。他写了一篇短文，描述自己初学诊脉的体会。

"初学诊脉之际，心以为弦则如弦，既又以为紧则如紧，除浮沉小大滑涩等之外皆为尔。譬之静坐闻鹈鸪声，心认脱布袴而听之，则莫闻而不脱布袴。认德不孤而听之，则莫闻而不德不孤。盖心预有所期也。王叔和曰，心中易明，指下难晰。方此际洗尽胸次所蓄，寓孔神于三指头，自然得矣"。

脉诊对于日本医生而言，从古至今都是一个难以掌握的诊法，所以迫使他们采用了按腹这一人体广阔区域，根据腹部软硬、坚痞、疼痛等反应，判断病情，弥补脉诊的不足。

其实，日本江户末期一些医生已经忽视腹诊法。医学馆学规指出，当时医生大多不诊腹，治疗效果不佳，宜用心深思。

胡兆新讲的没有错，腹诊不是中国的必诊方法，只是在需要时才按腹部。

元简完全没有必要劈头盖脸地反驳胡兆新，显得有些小题大做。暴露了他傲慢无礼，缺乏包容的秉性，以及他崇尚中国唐宋，轻视明代，鄙视清朝的思想倾向。虽然他书读万卷，考证千篇，但是对中国的现实却知之甚少。

胡兆新的回答也许带有片面性，可是他只不过是一介民间医生，大部分时间是为百姓治病，养家糊口。他所能读到的不过是明清医书，对于医学文献及考证等学问更是无暇顾及，但是，他的回答都是清代的现实，也正是江户医生要打听的情况。

胡兆新当然无法与多纪元简等世代相传的御医相比，他们可以阅览国家级藏书，参考极其珍贵的宋代医书，而且知识底蕴深厚，地位高，收入丰厚，本来就不是同一阶级的对话。

胡兆新是一位优秀的民间医生，他具有那个时代医生应该具备的才能，诗书绘画皆属上乘，性格温厚、勤奋好学、生活朴实，这些在他旅日一年半的过程中都留下了真实的记录。

长崎不断传来胡兆新医术高超的评价。见他数月内诊疗病人无数，年轻的医官们跃跃欲试，希望亲聆教诲。这一年九月，江户幕府派遣小川文庵、千贺道荣、吉田长祯以及蓝川玄慎四名优秀医官，千里跋涉来到长崎，向胡兆新求教。三个月时间里，四人依靠笔谈，随从胡兆新诊病及讨论医学，留下了感人的佳话。医官虽然是幕府派出的，但这一定是元简的提议。他独领日本汉方界，真正能与他对话的无几，而他内心是渴望倾听中国声音的。

元简把医官与胡兆新的笔谈内容，收录到他的杂文集《医賸》中。虽然对胡兆新颇有微词，但他还是很重视这次难得的交流。

更有趣的是，1821 年，清人徐稼圃来长崎求购元简《医賸》、大田锦城《九经谈》、村濑栲亭《艺苑日钞》三书。这令日本学界既喜又惊，认为中华来求海隅之国的书籍，实乃士林盛事。

失意不失志

虽然多纪元简不能与屈原、司马迁同日而语，但是他们都失意不失志、发愤著书，为后人留下不朽篇章，令人敬佩。

元简少时师从井上金峨，不仅奠定了自己的汉学基础，并且掌握先生丹青之技，山水画作可与先生争艳。他的医学知识得先祖之传，深受教于目黑道琢，收获良多。他不仅天资聪颖、家有庭训，而且后天勤奋过人、读书爱书，著书立说不辍。这是他成功的原因。

多纪家为创立跻寿馆几乎荡尽家财,所以元简年轻时家里并不富裕。起初,父元德推荐他向井上师请教操觚之学,井上答道:"熟读韩柳二氏,别无他法。"可是家里并没有余钱为他购买韩柳文集。聪明的元简想出办法。他把家里重复的书,或者不重要的书拿到书肆,换来了韩柳文集。其后,元简不断用这种换书方法,获得了不少自己渴望的精品。

换来了韩柳文集,元简爱不释手,日日研读,遇到疑问便请教井上先生,将先生的教导一一记录在书眉行间,念念不忘。

七月的江户炎热难耐,元简受母命,礼拜大山之神。他负笈而行,白天探考江岛、镰仓、金泽的名胜之地,夜晚在旅舍挑灯夜读。正是这样身不离书、惜时如金,使他才能引经据典。他的文章斑斓,令人百读不厌。

后来,虽然人生落入低谷,可是他不会喋喋不休地倾诉恩怨,偶尔在文章中流露数语,却不见悲观与消极情绪。

元简这样记述免职后的生活:辛酉以后,身处冷员,每晨闻雀鸣之啁啾而兴,或读书几十页,或抄写几页。泊婢报饭乃食,食讫时,则请诊者、乞药者,户外履满。乃珍视调剂,大抵至巳后午前而讫(9时—11时)。又每佳节朔望朝参,及三、八之日讲业于医学之余,即便命轿出行省病家,东奔西走,汲汲如织,率戴星而归,归之则就灯下读书抄书,至亥后子前而寝(21时—23时)。一年三百六十日,无日而不然焉。而从先世所储书画为卷为轴为册者,殆数十帧,常藏于库中,时时挂壁上,或展玩以娱心目而已。庚午季夏,儿辈悉出而晒于堂上,拙者晨兴观览。偶仿高詹事江村之录,详记其位置行墨阔隘题跋图章,名曰"栎窗书画记"。自知乏世所谓名笔佳迹,唯是先世所传,籍足以娱心目。以委尘世奔走之势,则如巧拙真赝,固非所论也。如此举,亦非身处冷员,安得有之乎!

细读此文,略有自我解嘲、自我慰藉之意:虽身为"冷员",仍能自娱自乐;虽失去了官场迎合,生活仍丰富充实。正如文末所言,若非落为"冷员",怎能如此欣赏人生。

教学、诊疗、著书之余,他重拾往日爱好,会友赋诗、鉴赏书画,心头郁闷渐渐散去,并习惯了眼下半隐退的生活。或许他本来就不适合官场角力,而应坐拥故纸堆与古人对话。

1802年冬,元简画了一幅山水村庄水墨画,并赋五言律诗一首,抒发真情。

访旧孤村里,寻幽野径边。

缘随千顷稻,红对一池莲。

远浦横秋艇,高山入暮筵。

客居如向此,日日有新篇。

俨然一仙客逍遥游,轻松自得,而"日日有新作篇",则是对元简从未虚度光阴的描述。

明治初期,记者二宫孤松曾盛赞元简的画作及诗文。当友人向他展示元简山水画时,他惊异地赞叹:"意匠奇拔,笔力雄健,悠悠逼真。"风格极似井上金峨。

画面题诗"石上松花落又开,山樗无用亦成才。浦轮不到樵人径,白发徒过五十来",颇有奇骨,或仿效东坡笔调。

元简虽然被幕府免去奥医师一职,但仍然是朝廷所赐的法眼,所以此后凡是落款署名皆冠"法眼"二字,亦体现其高超的医术及渊博的学识,无出其右者。朝廷贵族、藩国大名以及平民百姓皆以他为生命的寄托。

元简于1803年9月、1804年9月连续受朝廷召请,赴日光山为王诊疗,是难得的散心好机会。

一大早7点半左右,元简整理行装,从神田佐久间街家门出发到市府,等待御驾到来,并于晚5时左右乘轿出发。日光山距离江户城大约150公里,乘轿需要数日。

一路上,元简浮想联翩,回想起第一次被诏登日光山,已是十年前的事了。

那是1794年正月二十五日,诏命他为日光东叡王诊病。当时元简母亲去世还未出二七,正在服丧中的元简,虽满怀丧母之哀,不愿出行,但王命难违,遂马上乘王轿出发。途中他闷闷不乐,无心观赏山水景色。数日后王病痊愈,急速返回。

如前文所述,这一年麻疹大流行,王不幸罹患麻疹,诏元简治疗。元简预想治愈需要数十日,于是带上一些书籍,希望利用余暇操觚。

四天的路程中,他将途中所见景象古迹、留宿寺庙、住民闲谈等见闻,皆一一记录。

将要到达日光山时,路过一个村庄,元简遇到两名村民,说昨日四人食蘑菇,两人突然腹胀烦闷而死。元简马上从怀中掏出携带的紫金锭留给村民,并叮嘱服用后才继续上路。

经过二十余日治疗,王的病情逐渐好转。治疗之余,元简完成了麻疹专书的编撰,于《麻疹心得》跋文中写下"1804年9月25日于日光山中之莲藏坊书写毕 法眼安长"的字样。

10月2日，元简踏上了归途。他仍然惦记那两位村民，便又去探望，得知其中一名去世，只剩一人。元简详细询问蘑菇的形状及颜色，搞清楚了是一种名叫月夜茸的白色蘑菇，并详细描绘图谱，以备后日编纂菌谱，以免再有人误食中毒。

治愈了王病，他自然获得重赏，返程也更加悠然自得。

元简将三次日光纪行编成一册，名《日光驿程见闻杂记》，记述名胜古迹及自然山川地理、民俗生活等，并绘图解说。当时门人及好友相互传阅，不久就遗失了。数年后，元简又搜集残留记录，重新编写成册，此时已经是1810年。

元简一生从未间断学习、研究、写作，其文章严谨、考证精密，语言中的、展卷有益，凡有见闻及心得，皆详细记录，待后日考察。猝逝之后，其为子孙遗留很多课题。

他的等身著述，多数完成于1801年至1810年这十年之间。这是官场失意的十年，却是学术丰收的十年。如果没有这十年的专心著书，恐怕他的学术成果或封藏库府、或散佚不存。

现仅依据成书年代举例如下。

《屠苏考》1788年

《脉学辑要》1795年

《医賸》1801年

《伤寒论辑义》1801年

《聿修堂架藏医书目》1803年

《櫟窗先生笔记》1804年

《麻疹纂类》1804年

《疹辑要方》1804年

《麻疹心得》1804年

《素问识》1806年

《灵枢识》1808年

《櫟窗类钞》1809年

《观聚方要补》1810年

《金匮玉函要略辑义》1811年

《耆宿茗话》年代不明

《病名纂》年代不明

《本朝经验方》年代不明

《素问记文》年代不明

他每著一书，皆以考证学方法，参考中国历代文献，引用学者观点，阐述来龙去脉及历史演变，引经据典，言之凿凿。在医疗实践方面，上至朝廷、幕府，下至市井百姓、乡间村民，经验丰富，得心应手。其中即便有些不足，仍可为读者提供继续寻根探源的线索。

半百而逝

人无完人，对于元简的批评，除了他傲慢跋扈、言辞犀利、缺少耐心之外，中日两国都有学者诟病他有剽窃之嫌。

最严厉的指责来自喜多村直宽。他在《素问讲义》跋文中写道：本邦天明、宽政年间，讲《素问》者称芳村恂益、稻叶良仙、骊恕公（目黑道琢）、刘廉夫（元简）。而恂益有《纲纪》，予未见，良仙有《素问研》。恕公别无成书，然一医官家弄其手泽订本，标记于"次注"。上下行栏之际，朱墨灿然，予尝贷览之。后读刘廉夫《素问识》，援据浩博，极为精核，而迨究其书，则原于恕公者十之七，出于良仙者十之二，其间亦必有采于恂益者，是予所不知也。而廉夫书中不一语及此，岂魏文所谓自古文人相忌惮者欤。而恐前哲之苦心或泯没不传，是可惋惜而已。

这篇跋文写于1854年，此时元简已逝去四十余年。关于喜多村直宽，前面已经介绍过，他是一位正直踏实的学者，不会有意栽赃元简，也许这是他的真实想法。此时的医学馆由元坚主宰，治学方向主要以多纪元坚、小岛宝素的考证学为主。

当时荷兰医学有凌驾汉方医学之势，这让喜多村直宽非常担忧。他认为这是由于医学馆考证学盛行，而忽视了实证医学，导致汉医低迷不振。于是他对元坚、宝素的教育方针提出批评。他的建议没有受到重视，郁愤之下，1857年他辞去所有职务，过起隐居生活。

可是，就在这一年，元坚逝去，医学馆渐渐士气低沉。

元简曾经有一篇短文"素问研跋"，写到"丁未夏，予著《素问识》，明年势州门人严一凤挟此书来示予。良仙，山城伏见人。注解体，全拟蘐园翁鲁论徵，特有失简略者。然而非再四熟读此经，不能为也。亦可以资予学焉。"

大意是这样的，1787年夏，元简正在著述《素问识》。翌年，势州（现三重县东部）门人严一凤带来稻叶良仙《素问研》。良仙是京都人。这部书的体例，完全效仿荻生徂徕《论语徵》。虽然有失简略，但如果不熟读《素问》，是难以达到这个水平的，值得借鉴。

可见元简承认是参考过《素问研》，但如喜多村直宽所言，《素问识》百分之九十抄袭了目黑道琢和稻叶良仙，又似乎言之过甚。

另外，因为《素问识》的内容与金洼七朗《素问考》有相似之处，而且《素问考》成书在先，那么《素问识》不免有抄袭《素问考》之嫌。

早年，山田业广曾在《椿庭随笔》中用日文简单说明两部书的关系。"鳌城公观《素问考》五卷，体裁与桂山先生《素问识》同，而其说往往与《素问识》所载内容相合。卷末记宽政庚戌（1790）夏编集，《素问识》自序文化丙寅（1806），相去十余年前所著。《素问考》中有桂山云，或有金峨云。桂山是金峨门人，或者二人是同门，不得其详。首卷名旁记云，后改姓名为金洼七郎（朗）。"金洼与桂山或许都受教于井上金峨，考证文字相似，也不足为奇。

有中国学者还认为元简的《素问记闻》并非己著，而是转录金洼七朗的《素问考》，但日本学者认为这种说法证据不足，难以确信。

笔者认为，出现各种各样的评论并不奇怪，而参考引用前人的内容亦是做文章的方法。所谓"千古文章一大抄"。但是抄袭、剽窃是古今学术界禁忌，所以当今有查读制度，文章间相似内容不得超过一定比率，以保证文章质量。

近年，一篇英国人的文章（日文版）说根据新发现的资料，证明莎士比亚的一部剧作抄袭他的老师。关于莎士比亚的伪作问题，是东西方讨论的热门话题，但终究没有定论。中医经典的作者及来历也有同样的问题。比如《黄帝内经》是不是黄帝的著作，《伤寒论》是否汉代张仲景所著，《甲乙经》真是皇甫谧编著的吗等等，不一而足，恐怕是永远的谜。但是，莎士比亚仍然作为著名剧作家载入史册,张仲景作为医圣受后人崇敬,皇甫谧作为针灸学鼻祖被人们广为传颂。历史是用伟人形象歌颂功德、鞭挞罪恶的,两千年前的医药学家葛洪就非常宽容地说过:"小疵不足以损大器,短疚不足以累长才。"多纪元简是十八世纪优秀的医学家、考证学家、书籍鉴赏收藏家,为中国和日本医学发展做出的贡献不能泯灭。

前面说过大火两烧医学馆,第三次是发生在1806年。

火源发生在芝浦、车街的木材店附近。这个地区相当于现在的港区高轮一带,已是寸土寸金之地。1806年3月4日午前10点左右,这里发生火灾,萨摩藩宅地、增上寺五重塔全部被烧毁。火势乘着西南狂风蔓延到京桥、日本桥,所过之处立即变成一片火海。火焰向神田、浅草方向扩散,将元简住宅化为一堆灰土。

元简带了几部书与家人逃向骏台樱井氏家,居住了七日。后来又寄住砾川富坂彦坂家由于房屋狭窄,一家人很困窘,不得已又转住海粟桥畔田边侯楼上。当然,这种逃难寄住也不是免费的。

有些事真的很凑巧。

有一天,田边侯楼下有人来售书。此时元简经济拮据,已无余钱购书,但是,当他看到这书正是他索求多年的《拓本铜人经》时,惊喜之余立即买下。

眼下他寄宿在外,需等灾后付款。元简是有信誉的人,可是钱从何来呢?他绞尽脑汁,最终决定以家藏明清书画二十余幅,换取《拓本铜人经》。

灾后,元简无钱修葺房屋,且自嘲:"呜呼,余未有构居之赀而厚偿之。乃人谓我书淫,人谓我书痴,固所弗屑也。"

他又请人重新装裱《拓本铜人经》，视为至宝，永传于家。

而且在这次逃难中，他完成了《救急选方》的编写，跋文写于1806年3月28日。

元简一家曾遭受过四次火灾，而这一次损失极为惨重，但是对于他来说，火灾是天意，人力不可及，而著书藏书是他力所能及之事。

他有一枚藏书印"白米充肠聊当肉，好书到手不论钱"，正是他嗜书如命的写照。

《医賸》出版后，又给元简带来一个意外的收获。

元简年轻时曾听父亲讲，日本人金持重弘精通针术，1541年、1548年两次赴明朝学习。归国时，明太医院御医俞琏云："重弘公好为医方，东国之豪杰也。"并赠文一篇三百余言。1765年，祖父元孝自医生井户通斋韶处获得这篇文章，可是到父亲元德时代被人借走，下落不明。每当想起此事，元简都感到郁闷不快，并写进《医賸》中。

没想到，1810年初春，在《医賸》正式出版后的第二天，元简造访一桥藩医局，遇见藩医石川子深。石川非常坦诚地对元简说："我曾在一古董商处得到俞琏书，密玩三十余年，不敢示人。昨天读到先生新著，方知是君家之旧物。如果我仍然秘藏，后世子孙若读到《医賸》之文，会有吾辈豪夺之嫌，于心不安，物归原主。"元简一听，简直是欣喜若狂，终于可慰先祖在天之灵。

大火之后的秋季，医学馆又一次迁移，在下谷新桥路向柳原重新修建。之后，多纪家一直生活在这里，所以其又称为向柳原多纪。

无计其数的火灾烧得人们焦头烂额，医学馆亦损失惨重。

1810年，元简终于官复原职，重新担任奥医师。家人儿孙、弟子门人皆为之欢喜，认为医学馆将重整旗鼓，捍卫汉方医学地位。

56岁的元简没有记录当时的心绪如何，无疑他是兴奋但平静的。

12月1日，他写了绝笔之文"金匮要略跋"。翌日，1810年12月2日，一代豪杰大医多纪元简猝然病逝。

突如其来的噩耗，令医界地动山摇，人们六神无主、啼天哭地。

第三节　多纪兄弟

多纪元简一生正式娶妻两次：初娶妻野田氏，数年无子，离去；继娶山形氏，生四男四女。长子、次子、四子早逝，以三子元胤为长子。

元简还有一个儿子，由妾所生，名元坚，生于1795年，较元胤小六岁，儿时与母亲一起生活。元简去世后，元坚另立门户。所以元坚死后，没有入葬多纪家族墓群，而在附近立下墓碑，构成自家墓群。

有趣的是，元坚不论容貌性格，还是才能魄力，都与元简别无二致。而元胤体格略显清癯，特别是他少小患有眼病，眼睛干涩流泪、视物不清，读书写字要戴上一副宽边眼镜。元胤、元坚虽为异母兄弟，但是二人友爱和睦，常同席切磋学问，相交如师亦友。元胤早逝，元坚为传承多纪家学、繁荣江户医学馆和维护汉方医学地位竭尽全力。

嫡子元胤

元简猝然离世，没有任何遗嘱可循，顺理成章地由其长子继嗣家业。从此元胤担当医学馆主管，受赐俸禄，并晋升为寄合医师。

年仅21岁的元胤，就要承担家业及负责医学馆事业，担子真的不轻。他身体并不强健，似乎也没有遗传父亲的霸气，性格平和。可是他在研究学问方面也不含糊，脚踏实地，为继续父亲未完成的事业尽心尽力。1822年12月元胤叙为法眼，可是天不假年，于1827年6月2日病逝，享年39岁。而同年春，元胤的母亲逝世。半年之中母子相继离世，悲痛的气氛笼罩着多纪家族及医学馆。

元胤虽然是英年早逝，但他也属于早熟。大概因为自幼身体较弱，又是长子，所以早早就娶妻生子了，而且娶妻二房，共生四男二女。

元胤生于1789年3月1日，先娶叶山氏为妻，1806年长子元昕出生，后嗣家业。次子伯元被外科医村山氏领养，继承村山医业。

妻叶山氏名正照。实际上，正照先由医学馆讲师杉本仲温领养为女，更名为杉本耶远，后嫁入多纪家，自然杉本仲温就成了元胤的岳父。

正照性格温柔，善执妇道，孝敬公婆。不幸的是夫妻感情不和，终至离婚，但是，正照自责并隐匿，对丈夫毫无怨恨，并发誓不再嫁。正照柔弱而坚毅的性格，感动了元胤，他在临终前嘱咐儿子元昕要赡养母亲，不可亏待她。元胤逝后，元昕将母亲接到家中共同生活。1847年3月6日，59岁的正照病故，整整比元胤多活了20年。

元简、元胤父子在婚姻上也有相似之处，元简第一任妻子婚后多年无子，离去。元胤与贤妻性情不和而离婚。

江户时期结婚、离婚比较自由，而且离婚率相当高，大约占4.8%，堪称世界第一。绝大多数是男方提出离婚，如果女性婚后不生育，夫家提出离婚，女性便要无条件离开。离婚是要办手续的，通常是写一张称作"三行半"或"三下半"的离婚状，交给女方，当时也用"三行半"代称离婚的女性。为什么称"三行半"呢？因为当时人们识字率不高，文字太多，难以理解，所以一般离婚状只写三行半，简单说明离婚原因，以及允许再嫁。

再婚比例也很高，有40%的"三行半"选择再嫁。

元胤离婚后，再娶妻山田氏，生二男三女。三儿道叔成为长岛家养子，四儿元佶成为长兄元昕嗣子。

让年轻的元胤撑起医学馆大旗，他的能力和气力均显得不足。此时40岁的杉本仲温已晋升侍医、法眼，具有与元简同等的威望。他不仅是医学馆长老，而且与元胤是翁婿关系，由他协助元胤掌管医学馆实务，是最合适的。为勉励他效力医学馆，幕府每年奖赏他黄金三锭，吴服二袭。

吴服，指古代从中国传入日本的服装，一般是用绫罗织锦高级材料制作的，是朝廷贵族或有地位的富裕阶层的服装，而老百姓大多穿粗糙麻布或棉质衣服。丝织文化起源于中国，这是世界公认的事实。（传说公元前3000年嫘祖发明了养蚕织丝术。而且考古学已经证明，古代中国刺绣工艺相当发达，如1982年湖北江陵马砖厂一号墓出土了战国中晚期的绢、丝、罗、锦，种类繁多、图案精美、花纹复杂。在漫长的历史时期中，织锦一直象征着高贵和奢华，然而现代的情况大不一样了，绚丽的织锦仅供观赏，天然的麻棉却身价大增。）

十年前，元简推荐杉本仲温为奥医师，而被幕府否决。其原因是他嗜酒，家规不严，这件事惹得元简怒斥幕臣而遭免职。其实，杉本仲温年轻时确实放荡不羁，与脾气相投的佐藤一斋练功习武，经常平白无故地挑衅殴打路人。浪子回头金不换，后来他们倾心学问，读书作文，被赞为绝世之才。佐藤一斋师从名儒林述斋，后受聘于昌平黉主宰教学，以硕儒名噪一时。杉本仲温受聘为医学馆讲师，之后他顺风顺水，于1808年晋升为奥医师。1830年正月，杉本仲温年近花甲，因他督学有功，治疗有效，顺利进位御匙，叙为法印，赐号宗春院，登上医师最高地位。他名声愈振，诸侯伯有恙，竞相求治。

1810年，杉本仲温受命随从东叡大王归隐京都养病，履行侍医职责。彼时凡是王公诸侯远行都要医生伴行，这也是侍医生财、晋职的好机会，但是路途遥远，医生不仅要一起翻山越岭、风雨兼程，还得照顾大王的起居服食，负责健康管理，事无巨细，稍有差错便被降职减俸，所以医生也是战战兢兢度日。

江户与京都相距650公里，途中有驿站53处，一路山川丘陵、古刹旧观，风景无限。一行人4月5日出发，5月16日返回江户，耗时40余日。杉本仲温效仿元简写作的《日光驿程见闻杂记》，将沿途所见所闻，或详或略地记述成一部《西征日记》。

实际上，杉本仲温本来是幕府医官宫村永顺受正的儿子，后来过继给医官杉本良猷嗣后改姓更名。

此次随大王西行，第一日路过的金川子安村（现横滨一带）正是仲温的出生地，置有其生父坟墓。乡亲们听说仲温前来扫墓，纷纷拜跪在村头等候。仲温令手下提来大王赐下的点心盒，分发给父老乡亲。乡村长者携鲜鱼求见，仲温热情接待，一同叙说儿时往事，追念父恩，感慨万千，畅谈至傍晚尽兴而散。

4月27日，大王一行终于到达河原殿。福井榕亭、高阶经宣两位京都一带的名医在室内等候，与仲温共同讨论今后如何治疗王病等事宜。二人对于仲温的治疗方案表示赞同。

接着，三人之间有一段对话。

福井榕亭和蔼地问道："向也，阅览江都所刊《神农本草经》《痘疹戒草》，有君之序言，不知近时刀圭之暇，尚事铅椠否？"

仲温谦虚地说："笔砚荒废，非复往时良也。"

高阶经宣也迫不及待地向仲温提出一个问题："多纪氏所著《医賸》，引援博赅，考证精密，至矣尽矣。此是多纪所自录耶？将令诸生取笔以辑著耶？"

仲温莞尔一笑："江都医家著书，皆是丹心碧血所流出。多纪者，当代宗匠，置而不论。如不才，两眼阅书，一手取笔而足矣。岂倩诸生以著作乎！"

三人对话颇有深意，长者福井榕亭不失礼节地询问仲温近来学术动向，年轻的高阶经宣直言不讳地质疑元简的治学态度。仲温的回答含有对元简的崇敬及对问者的不屑，这反映出江户与京都两地医学者之间，仍然存在着隔阂。

《医賸》由于内容广博精确而遭人怀疑，这对元简来说是极不公平的，正如他在《医賸》中记叙的那样："余辛酉冬被黜于外班，公事颇闲，然日省病家，不遑宁处。唯每灯火可亲之候，取壮时所笔记，为之编划，颜曰《医賸》，以仰正于来哲。"这段文字，非常清楚地说明了《医賸》是一部积年累月而绝非一朝一夕之作。

1836年，杉本仲温患中风，并发肝郁、健忘等症，于8月8日卒，享年67岁。

杉本仲温著述有《读伤寒论》《金匮集说》《难经滑义补正》《医方选萃》《樗园偶笔》。

失去父亲元简，对于元胤来说就像失去了一棵可依倚的大树，让他顿时觉得脚跟不稳，学术也缺乏自信。他有一部文集，名《柳沜文稿》，文中处处流露出怀念父亲的伤感。每当遇到疑难时，他会掩卷三叹："先子谢世于兹十有余年，中心所疑，质诸何人耶。"这样的情绪持续十余年，可见他对父亲感情之深、敬爱之重，也表现出他性格脆弱的一面。这也许是他的身体素质及天性所决定的。在任医学馆主管的十七年中，他的工作实际由岳父杉本仲温掌管。医学馆没有发生危机，也没有长足的进步，基本处于停滞状态。

元胤学术水平及才能无法与元简相比，但是他为人友善、勤勉好学，与兄弟相处和睦，与周围同僚关系和谐。十数年中，他除了完成医学馆及幕府的任务外，与弟元坚共同整理父亲未完成的事业，遵循元简的方法，编成名著《医籍考》及《难经疏证》等，流传后世。

勤勉友善

元胤幼时师从大田锦城，后游学古贺精里，有较坚实的儒学基础。医学亲炙父教，继承家学，重视文献考证。他自认性格迂疏，拙于处事，唯好书成癖。斗室之内，书满架，地成堆，叠如槁枝。他亦稍有闲暇则兀坐批阅古籍，考疑纠误，编录成文。这是他追求的生活状态，也是他短暂人生的精彩之处。

多纪一族在儒、医两界可以说是挚友满座、弟子盈门。尤其元德、元简父子的学问与医术均受人推崇，很多诸侯或权贵皆愿执以弟子之礼。

元简去世后，大田锦城及其弟子仍然热心扶掖多纪兄弟。其中名儒海保渔村与兄弟二人交往甚笃、亦师亦友，互相成就学术大业。

海保渔村，1798年出生于南总武射郡清水村（现千叶县武郡横芝光街），父亲海保修之是一名村医，善读书经，热心子女教育。

渔村与生俱来的天性就是喜欢学习。他身体不算强壮，七八岁时，父亲教他阅读经典，学习书法，他一坐就是一天，终日不觉得疲倦。父亲却心生不忍，经常劝他休息，到外面玩耍，但是他不肯听，将兴趣全部倾注于读书写字上。于是，父亲想出一个办法，派他去邻村送信。他飞快地往返，顺利完成任务。以后凡有急事，父亲都对他说："这事必须你去，别人办不成。"每次听到父子这样对话，母亲都在一旁抿嘴微笑，心里知道这是父亲的良苦用心。儿子兴高采烈地接受任务，飞奔出门。这样可以强其体力，减少读书时间。

海保同族伯父住居江户，家中无子，欲领养渔村为嗣子。父亲带着14岁的渔村来到江户。乡村孩子初到大城市，一般都会被丰富多彩的生活所诱惑，流连忘返。可是，渔村把城市的繁华看作是喧嚣，不堪忍受。几个月后，他哭泣地说："此地岂可读书？"然后返回乡里。

他14岁回乡，转眼过了近十年，其间他刻苦读书，谭思经术。年过二十，他深感家乡缺少书籍，导致虽然自己笔耕不辍、精心撰文，但仍不敢示人。于是，他又萌发再闯江户的念头。

1821年3月，渔村负笈上京。从千叶老家到江户有70公里左右，一路观赏江户街景，对于十年前的江户早已不曾记得。

此前听父亲说，江户医学馆是医学界最高学府，于是他首先访问了多纪元胤。

纯朴从容的乡村青年，语出不凡的学者风度，这些使初次见面的元胤产生好感。

"久闻高名，僻地后学，乞请指教。"渔村一边叩首，一边奉上一瓶地产清酒，说："敝人虽不善饮酒，但表一点心意，请先生笑纳。"

"多谢！吾亦下户也。"下户，是指不擅长饮酒或者酒量很小的意思。相反，上户是指酒量很大。

元胤与渔村真不是谦虚，他俩和其他学者不同，都没有喝酒的嗜好。渔村有饮茶的雅好，而元胤似乎除了爱书之外，没有其他偏好。

二人志趣相投，在不太宽敞的房间里，他们随手操起一本书，都可以从内容到版本考证展开话题。元胤内心已经开始佩服这位年轻人。

"大儒古贺精里名振江户，友荐敝人从学门下。先生有何高见？"渔村征求元胤意见。

元胤曾从学于古贺精里，对于渔村的询问，他稍微考虑了一会儿，然后认真地说："师心臆决之流，不以足尽卿之才也。以余所见，则独有大田锦城而已矣。"元胤认为只有大田锦城才配得上指导渔村。

大田家与多纪家有世交,元简与锦城互相推崇,不仅多纪父子受教于锦城,而且多纪家推介弟子皆师从锦城。大田锦城经常感慨:"我所以能名扬于诸家,一半得益于元简左携右提之力。"元简逝后,他惋惜不已,叹曰:"多纪元简开辟医者之博物,惜哉今没矣。"

大田锦城原姓樫田,加贺藩人,家中兄弟排行第十,少时送养大田家。生父樫田东岩与其七兄北岸,不仅汉学造诣颇深,而且擅长医学,深谙本草知识。父亲早年开始重视李东垣医学,遵循脾胃学说,应用补中益气方,著有《本草秘录》数十卷、诗集数卷、歌集数卷,可惜皆遭焚毁。七兄北岸继嗣家业,后至江户从学于渡边养轩,又远赴纪伊藩拜华冈青州为师,修学内科、疡科。历任加贺藩主前田利道、利精、利物、利考四世侍医。北岸通医学,能诗文,擅和歌,工书画,人称奇才,自称加贺考证派,与多纪元简、山田正珍交好。

锦城自幼习儒,通读中日历代经史书籍,擅长讲经论史,辅教警世、侃侃而谈。他常言:"经必待史而后明,史亦待经而后明。凡古今事态人情,政教风俗,反于经理,背于圣人之旨者少矣。是故读史而见治乱兴亡之迹,察其时势,详其人情,然后及细故琐事为常。"这是他多年读书经验和人生实践的心得体会。

本来,锦城受父兄的影响,曾对本草学怀有极大兴趣,与兄共同采集本草书中未收录的植物药并编辑成册,名曰《本草采余》。书中详细考证,辨误正名,可惜,书成未刊,北岸逝去。之后,锦城在江户领教了小野蓝山的学问,深为折服,自愧相差甚远,之后索性放弃本草研究,专心深造儒学经理。而他的学养也同样被小野所钦佩,二人各执所长，成为不同学界的佼佼者。

渔村接受了元胤的建议，并请元胤引见拜访大田锦城。当时同门有十数人，优秀弟子济济，而大田锦城很快发现渔村非等闲之辈，断言："后进领袖必此人矣"。

果如师所言，渔村入门不久就崭露头角，受到先生器重。渔村学习刻苦，从不缺课，即便身体不适，也坚持完成作业。大田讲课时，口若悬河、言辞古奥，大多学生很难做笔记，只有渔村一字不落地清楚记录，并在课后供大家参考。后来他还将老师的讲稿编辑成册以备刊行。

1825年正月十七是大田锦城开讲之日，课前老师令弟子各作一篇文章。此时，渔村正患伤寒，疲惫不堪，但他仍然完成了"宋神宗论"一文，在17日清晨派家奴呈送师门。随后，渔村突发高热，口干舌燥，神昏谵语。

家人急速请医煎药，渔村昏沉沉中听说煎服石膏，他微弱而坚定地说："非石膏症也，药不对症。请速迎柳沜（元胤）君。"

元胤闻讯，备药乘轿前往，刚一下轿，直奔厨房，大喝一声："狗鼠竖医殆乃公良友之命。"他马上倒掉药汤，然后进房内诊察渔村，并命人将带来的人参煎汤，令渔村服下。渔村饮下一剂，须臾舌面润泽，诸症渐退。以后的数日中，元坚、元昕二人朝夕更替来诊，约二十日痊愈。

元胤平日文雅谦和，少有豪言壮语，此次居然出口不逊，可见情况危急，难以控制感情。此后，渔村以元胤有救命之恩，相交弥深。

这一年四月，大田锦城病逝，享年61岁。

27岁的渔村独立开设儒学私塾，名"扫叶轩"。

扫叶轩与当时的一般儒学私塾不同，不仅招收武士和富裕农家子弟，而且号召一般市民百姓子弟听讲；不仅研究中国古典及著述等高深学问，还开展普及教育，为提高国民教养发挥作用。渔村弟子中名人辈出，如汉学者信夫恕轩、政治家鸠山和夫、实业家涩泽荣一，后来都成为近代日本国家发展的中坚力量。海保渔村被赞誉为江户三百年一大儒者。

渔村与多纪兄弟一直相处和睦，后来元坚拜渔村为师，他的汉文著作多由渔村润色而成。元胤去世后，元坚等人商议，聘请渔村为医学馆儒学讲师讲授儒学。而且在医学馆校勘、考证、出版医书方面他功不可没。

1866年10月26日，69岁的海保渔村逝世。

其弟子涩泽荣一及白鸟库吉、德富猪一郎、鸠山一郎等名人提议建立纪念碑。石碑于1939年落成，碑文由贵族院议长德川圀顺挥毫"海保渔村先生诞生之处"，被千叶县指定为历史古迹。

邂逅善本

江户时期，商船从中国带来大量书籍，长崎政府将新入港书目呈送江户幕府，任其选购。同时，幕府也可以向长崎政府下达购书单，委托商船购入。

学者财源有限，对于古书善本，一般是可望而不可即的，搜书购书有时还要拆了东墙补西墙。有的人无钱购买便只好抄写，有的人穷困潦倒时鬻书度日。实际上古书善本主要由幕府收入官库，或者由大藏书家收藏，儒者、医官可以比较自由地借阅，或者抄写一部。金泽文库收藏的宋版《太平御览》《图经本草》，平安时期保元钞本《香药抄》《香要抄》等珍本，多纪家都有抄本收藏。

搜求、保护善本是多纪家的传统，他们重点收藏医药书籍。现存《聿修堂藏书目》《跻寿馆医籍备考》《存诚药室藏儒书目》记录了多纪家藏书。

江户医家对长崎入港的新书非常敏感，千方百计购入或者翻刻。1803年，胡兆新曾向小川文庵推荐《伤寒贯珠集》一书，后来由翻译官陈惟贤委托吴商购入，医官争相传阅。小川文庵立即翻刻发行，1827年3月26日刊行之际，乞请元胤作序。继而，元坚《伤寒广要》编成，5月元胤为弟书作序，序中元胤自称胞兄，赞扬元坚"清修谨饬，不类余落落然"，这大概是兄弟之间最后的合作，6月3日元胤病逝。

后年，元坚为元胤《医籍考》作序，亦自称胞弟。

1811年，元简去世不久，元胤仍处在极度悲哀之中。

某日，邮差送来一个包裹，发出人水野忠成是骏河国沼津藩第二代藩侯。元胤有点儿紧张，郑重地开封查看，原来是《素问》《灵枢》各一套。二书各十二卷，附"素问遗篇"一卷。明金溪吴悌据元胡氏书堂本梓行，楮墨簇新，颇为善本。

元胤悲喜交加、感慨万分。他记得，父亲在世时，看到长崎吴商携来书目中有《素问》《灵枢》，认为这是异本，于是请求参政沼津侯购之。呜呼！书到人已不在，但沼津侯仍然不负旧托，慷慨赐予。元胤立即将书供奉家父祠堂，以告慰在天之灵。

1819年春，在樱花待放的季节，元胤年前患的病已渐渐恢复。他精神不错，信步来到图书府监，拜访幕臣近藤守重。

近藤守重是著名儒者，与大田锦城同门。他从小就有神童之称，8岁谙熟四书五经，17岁开设私塾讲学，一生著述60种，约1500余卷。他不仅是学者，而且还是一位探险家，1798年参加幕府蝦夷地探查队，考察北方岛屿。因其兼通经书地理、才智超群，被拔擢为幕臣。他是德川幕府文教政绩的功臣，特别是在收集图书及出版事业上贡献最大。江户时期的儒者、医者皆依靠他而获得阅读、抄写幕府秘籍的机会。

年近半百的近藤见元胤来访格外高兴，擦擦手掌，从书库中拿出一部宋版《史记》摊在元胤面前，神秘地说："这是米泽侯家所传，系其先世部将北越直江兼续旧藏。"

米泽藩，相当于现在山形县东南部。直江兼续，是战国至江户初期的武将，他年轻时热衷抄写兵法军政之类书籍。关原大战之后，他开始大量搜集各类书籍，包括五山版及室町时代写本，还有不少古活字版。他藏书丰富、种类齐全，堪与德川家康骏河文库相匹敌。他的一部分旧藏现存于米泽市立图书馆，其他珍本有的被国家收购，有的散佚于民间藏书家手中。

对于眼前这部宋椠《史记》，最吸引元胤的无疑是"扁鹊仓公列传"一篇。他喜悦不能自持，立即翻开阅览。

近藤微笑地看着元胤兴奋的样子，得意地品尝起元胤带来的小点心。

"是书不唯文字端雅，古香可爱。若此篇标注援证殆为赅洽，宋元医家之书世久失其传者，得藉以览佚文，可以称奇赏。"元胤热心地说明"扁鹊仓公列传标注"内容的重要性。

近藤连连点头，表示赞成元胤的见解。

接着，元胤壮着胆子恳请："允借归，使门人抄写否"。

元胤留下借据，如揣重宝，急速返回医学馆，立即召集善于摹写的门人笕龙夫、加治廷珊、宫崎伸斋共同影摹，写本藏入书库，原本奉还。

而且，元胤发现"扁鹊仓公列传"中大量标注内容不知出自何人，但是文中多处出现"幻云谓"，遂推断是幻云手迹。于是，他进一步调查有关幻云以及该书来历。

幻云，1470年生于京都，1533年去世，临济宗僧侣，学识广博。根据"扁鹊仓公列传标注"内容推测，他在医学领域也有很深的造诣。他在标注中引用三十余部中国医书以及"存真环中图"，具有较大的文献价值。

元胤想起以前读过《僧南华集》，其中记载了赠《史记》于直江氏一事。据此可知，该书出自幻云，后归南华。米泽侯家珍藏已久，无人见面。如此宝册历经辗转显现眼前，真是千载难逢。元胤相信，这是幻云期望文字不至泯灭而在天显灵。于是，他虔诚地为幻云法师点燃一炷香。

这部"扁鹊仓公列传标注"历经近两个世纪之后，于1996年由北里东洋医学综合研究所医史学研究部整理出版，名《"扁鹊仓公传"幻云注の翻字と研究》。

1819年冬天，书贾拿来一部重雕宋版《素问》，元胤见之心动，欲讨价还价。但是，商人眼见元胤垂涎欲滴的样子，坚决地"不二其价"。

其实，元胤此时已囊中空空，最后不得已用数部书交换。他感叹道："余欲得一异书，其艰每每如此，为吾子孙者克知得书之难。"

元简在世时，门人、弟子、友人常来借书，有的书长期不还，去向不明；有的书拿去抄写，留下污迹、字句漫灭。特别是元简的手泽本，字字句句考证精详，更是大家喜欢参考的书籍，几乎每天都有人来借阅。性格豁达的元简，似乎没有阻止图书外借的想法。其实元简也有借书不还的毛病，朋友之间早有传闻。可是，十七八岁的元胤看在眼里，急在心上，如果再这样继续下去，恐怕父亲数十年搜集的善本，以及辛勤笔耕的心血将付诸东流。

于是，他与弟弟元坚商量，为了保护家里的藏书，将善本抄写一部副本，用来借阅。并且仿效何焯《义门读书记》，摘录父亲批阅本中考证、校勘内容，编辑成册，取名《聿修堂读书记》。抄书工作由兄弟二人主持，当然少不了同门弟子的协助。

元胤担心父亲仍然不重视保管书籍，所以特意嘱咐他说："如果再有借书者，要拿出副本，原本收藏书库，流传后世，以戒子孙荒学。"俨然父教子的口吻，但儿言在理，元简不得不听。元胤与元简天性迥然，但是对书的渴求和爱护无异。

传世名著

元胤一生著述不多，而校书、抄书、整理父亲遗著用力较深，这也是他力所能及的事，主要著作有：《难经疏证》《医籍考》《五脏论》《体雅》《药雅》《柳沜文稿》《金匮玉函要略方论二刘合注》。

《金匮玉函要略方论二刘合注》是喜多村直宽晚年为塾生讲授《金匮要略》时，以多纪元简《金匮玉函要略辑义》为底本，编入元胤、元坚兄弟注释文字而成。"二刘"指多纪兄弟二人。

元胤生涯最大的功绩，是他为汉方医学留下了两部名著，使中日两国学者受益无穷。

《难经疏证》

《难经疏证》1819年刊行。

1818年元胤开始自学《难经》，以王翰林《难经集注》为教本，于天头地脚标写识文，并且援引各家注释，详细考订。

此时年仅29岁的元胤，眼病愈加严重，读书写字都有困难。他从去年冬天开始，至今年春，大概用了半年时间，编成《难经疏证》一书，打算作为家塾门生学习《难经》的教材。

《难经疏证》卷头"黄帝八十一难经解题"是父亲元简的不刊之作，对《难经》的传承作了详细考述，彰显出元简文献考据的渊博知识。而"疏证"内容，也大多来自平日元简的教导，以及父子探讨研究的成果。元简曾著有注释《伤寒论》《金匮要略》《素问》《灵枢》的专著，但未见考证《难经》的著作，这部《难经疏证》无疑充满着他的见解及学识。元胤逝后，年仅15岁的长子元昕参与校对《难经疏证》，为出版刊行付出努力，因此这部书是多纪家族合作的结果。

关于《难经集注》一书，简单介绍如下。

《难经集注》全称《王翰林集注黄帝八十一难经》，由宋代王惟一等集注。书中收录了宋代以前吕广、杨玄操、丁德用、虞庶、杨康侯五家注释，而且经过宋明两代王惟一、王九思、王鼎象校正，并附加石友谅音释。可以说，这部书是分阶段编注的，推定完成于1100年至1269年之间。

《王翰林集注黄帝八十一难经》在中国早已亡佚，传入日本后，1652年由京都出版商武村市兵卫翻刻，一直流传。早期武村市兵卫主要出版日莲宗佛书，后来也出版医书和儒书。

1803年林述斋大学头编辑一部《佚存丛书》，收录中国亡佚书籍17种，其中包括武村市兵卫翻刻的《王翰林集注黄帝八十一难经》。直到十九世纪日本明治维新以后，《佚存丛书》传入中国，在著名学者阮元编辑的《宛委别藏》中，收入《王翰林集注黄帝八十一难经》。出版发行后，使中国学者重睹佚书面目。

据元胤记述，1804年官医千田崇山曾雕版印刷《王翰林集注黄帝八十一难经》，并且请元简作序。但是本书直至二十年后才得以出版，此时元简已逝去十五年，而千田仍不失前约，赠送元胤一部。元胤万分惊喜，立即收藏书库，并且按照多纪家的习惯，每得一书，皆记述来龙去脉，以备日后考证。如此滴水成河，后来成就了《医籍考》大作问世。

多纪元胤在《王翰林集注黄帝八十一难经》基础上，编纂了《难经疏证》，并于1819年由万笈堂英平吉刊刻出版。万笈堂是江户后期的出版商，堂主英平吉不仅是一名书商，也是一位文学、诗词爱好者，而且精通版本学，善与儒者、医家交友，曾出版了大田锦城、馆柳湾等名儒文人著作。现在各地图书馆藏书目录中仍可见万笈堂出版的医书。

英平吉的万笈堂位于江户本石町十轩店。十轩店，顾名思义，就是有十家平房店铺连排在一起。德川幕府第五代将军纲吉从京都招集十名雏人形工匠来江户，在这里给他们每人一座平房，每年三月和五月，十家店铺都装饰节句人形，使武家的风俗向庶民扩散。

　　日本的节句，本来是日本宫廷按照中国古代黄历制定的季节性节日，种类繁多。到了江户时期，幕府将节日规定为国家节日，凝缩成五个。1月7日"人日"、3月3日"上巳"、5月5日"端午"、7月7日"七夕"、9月9日"重阳"。现代这五个节日都是按照公历设定的，与农历季节相差一两个月，而且这些节日已经不再是国家节日。除了民间团体还记得这些节日，或者作为商业行为举行庆祝活动之外，逐渐被淡忘。

　　包括万笈堂在内的江户本石町十轩店旧址现在已经高楼林立，只留下一块木板，上面简介十轩店的历史。

　　年轻时的英平吉，识别版本独具慧眼。

　　有一天，他的书店里来了一位与他年龄相仿的儒者，问道："近来有否善本可售？"

　　儒者不是第一次光顾，每次来访，都会闲聊一阵，买上几本书，也算上一位常客。

　　英平吉笑脸相迎："虽无先生感兴趣的书，但这部确实是难得的善本。"一边说一边小心翼翼地从桐木箱中拿出一部近于破散的古籍，得意地对儒者说："这可是元版啊。"

　　儒者轻轻翻开扉页，书题"千金方"，虽然是儒者，但是对于这部唐代孙思邈的名著，他是早有耳闻的。《千金方》成书于七世纪中叶，由遣唐使带回日本，流传甚罕，难得一见。儒者立即购入。

　　儒者买下珍本后，并没有直接回家，而是去拜访一位朋友。

　　"此书为君所购，如何？"

　　朋友展开包裹，笑逐颜开，虽简编蠹蚀，但古色幽深，令他爱不释手。

儒者时年29，是著名学者狩谷棭斋。友人时年27岁，是著名医者伊泽兰轩。狩谷与伊泽同为儒者泉丰洲的门人，同窗好友。

二人一边欣赏元版《千金方》，一边推杯换盏，倾心交谈。

元胤的《难经疏证》问世六十年后，清末民初的学者杨守敬访日，大量收购了被日本明治政府视为粪土的汉籍，其中包括多纪父子的十三种著作的版木，《难经疏证》亦在其中。杨守敬归国后，1884年将多纪家十三种医书合帙，名曰《聿修堂医学丛书》刊行。

最早对《难经疏证》作出评价的是清代学者李慈铭，《越缦堂读书记》中收录了1889年4月13日识文。他似乎仔细翻阅了《难经疏证》，对元胤的评价是"其人盖彼国博洽之士，尤究心于医学者，所采取甚博。于滑氏《本义》间有驳正，其训释字义多本之《说文》《字林》《尔雅》《广韵》诸书"，"想见彼国医学之盛，有中朝所不及者矣"。但是，遗憾的是，文中暴露了当时中国学者对日本知之甚少的实情。李氏认为"多纪"是元胤居住地名，也不清楚"森立之"为何人，更不知"立之"与"约之"为父子关系。

无疑，读了《难经疏证》之后，日本的汉方医学研究水平令李慈铭震惊。江户时期以前，基本是中国向日本单向输出文化。日本狂热地吸收中国最新知识，他们认真研究中国书籍，从中体会中国学术气氛。

伊泽兰轩壮年时，曾经到长崎游学，正巧遇到清商刘云台，并不失时机地求教。

"近世贵国考证学精密,匡正纰缪,阐明先圣遗言,其功殆出唐宋诸家之上,诚堪钦佩。儒学如此昌盛,而医家无稽古之学,不见著书,或有其书,未至我邦?"

刘云台无言以对。

如此高深的学问,向一商人讨教,如果不是故意刁难,则是他不懂入山问樵、入水问渔的哲理。

多纪元坚也曾对清代医学发出慨叹。他在阅读长崎新输入的医书时,批评有些医书文辞浮夸沽名钓誉少有发明,治方配伍繁杂。

当然多纪一家属于日本上层知识团体,水平堪与中国官医媲美,而一般医生水平仍然较中国医生有一些差距。明清时期,应邀赴日传授医学的医生们克服艰难险阻,漂洋过海。他们除医学之外,在赋诗、书法、绘画等领域尽情地发挥自己的特长。日本人将他们的治疗病例,及创作的文艺作品等记录成册,流传后世。但是中国医生们缺乏虚心向学的态度,访日回国后,似乎也没有发表过一部介绍日本风情的游记。

清末民国初期,中国学界开始关注日本西洋医学的进步趋势,积极赴日求学,同时,江户汉医的研究成果,也让他们赞叹不已。1910年,丁福保作为专员,访日考察医学,并在日本医科学校进修。在日期间,他购买了大量书籍,并带回中国后翻译、出版,起到了输入日本文化的作用。可是,他也犯了盗名欺世的大错。1914年,他编著的《内经通论难经通论合编》深受读者好评。医者萧叔轩初读此书,为其援据丰富而折服,却又心存疑惑。经过调查,他发现该书内容与多纪元简《素问识解题》、多纪元胤《难经疏证解题》雷同。他非常气愤,痛斥丁氏"适以形其浅妄，亦何颜之厚也"。

《医籍考》

《医籍考》八十卷，1831年由元坚作序。

多纪元简晚年虽身处窘境，但慨叹当时医学发展势头之衰微故以匡救学风为己任，立志正本清源。他开始筹划模仿朱彝尊《经义考》的体例，网罗医籍，编辑一部《医籍考》。

他首先抄录张廷玉《明史艺文志》及郑樵《通志艺文略》中"医方类"的书目（现存手稿35页）。他依据自己掌握的文献学知识，对数部书作了简单说明，但没有来得及详细考证。手稿仅是简单的书目，尚在构思阶段，可以看作是《医籍考》的雏形。

后来元简突然逝去，由元胤接管户主、医学馆馆主等繁重任务，但是元胤丝毫没有怠慢父亲的遗业，与弟弟元坚继续校对父亲的书稿，为编撰《医籍考》积累基本资料。

元坚也二人四处搜寻善本，及时为书单填补新输入的医书。兄弟二人切磋琢磨，分享真知灼见，共同实现先父遗志。

元简生前曾校对过《杨氏家藏方》。当时有活字配印本流传，但是，讹漏甚多，文不成句。元简借来秘府宋版，与弟弟安道校勘厘定。1810年冬，终将影模，可是他却不幸猝然离去。

元胤虽然极度悲痛，但他知道哭泣与沮丧都无益于悼念先父，唯有完成遗业，可慰父在天之灵。于是，他立即命写工继续影模，于翌年早春摹写完毕。元胤赋以悲壮的跋文，述怀父亲慧眼识真的学养。

元简逝后,元胤兄弟花费十七年时间完成《医籍考》八十卷,八十余万字,收录中国秦汉至清代医书 2880 余种,涉及作者 1280 余人。年代之久、收书之多、考证之详,在日本堪称前无古人。

元胤英年早逝,生前将《医籍考》嘱托给元坚,并希望他为《医籍考》作序。

元坚立志将父兄遗著早日刊行问世,但因手稿庞杂,难以立即付梓。他先招来几位弟子誊写手稿,大约经过两、三年的时间,抄成数部。依照元胤的遗嘱,元坚撰写了饱含情感的序文和跋文,文章充满了对兄长的敬重,介绍了《医籍考》的成书经过及价值,并且表达了自己为编辑《医籍考》付出的努力。数部写本分别由几位学者收藏。

因为《医籍考》只有几部抄本,仅限于数家收藏,所以对日本汉方学界并未产生多大影响。江户末期,医学馆在元坚的主导下,相继刊行了《千金翼方》《圣济总录》《千金方》《医心方》等重要著作。由于资金和精力有限,《医籍考》的出版迟迟未能实现。

直至明治维新之后,中国学者、文人访日搜书,得知多纪家巨帙《医籍考》尚以抄本传存。依据多纪家的历代业绩,人们推断《医籍考》必定价值不菲,故学者们十分渴望早日寓目。中日两国学术界历经半个世纪的努力,《医籍考》终于在成书百余年后,相继在日本和中国出版,此时历史时针已经指向二十世纪的 1935 年。不负学界所望,《医籍考》果然是一部开山之著,虽然存在各种瑕疵,但瑕不掩瑜。

自 19 世纪末开始,《医籍考》犹如一波涟漪荡漾着学者的心田,之后逐渐涌起波涛,冲击了学界,并在中国产生影响。这是一个迂回曲折的经过，虽然其中发生各种误会，但最终结果是可喜的，实现了众人期待的目标。

说来话长，又不得不多说几句。

1881年5月17日，气候宜人。杨守敬乘着人力车来到东京日本桥坂本町，这里有一座号称"皇城之镇"的日枝神社，五六月正是参拜祈祷的吉日，因此这里车水马龙，好不热闹。但是，杨守敬此时却无暇观赏，直奔森立之住宅。此时74岁的森立之已是一介鳏夫，与一位女佣居住在租借的房屋中。

杨守敬已经是第七次来访了，两人各执一笔，开始笔谈。

"丹波父子刻书不少。"杨守敬直入话题。

"其著书已入刻者数十部，其他如《医籍考》八十卷未刊。"森立之立即回答。

"此书仿我国朱竹垞《经义考》之例乎？其稿今存何处？"

"吾所知两三家亦藏之。在今日则如此书，见之读之而解其意者，日本国中无多有，刻之亦画饼耳。"立之不无伤感地说。

接着，他又开始泄愤："'西洋'，无此二字，则乞食于人间，亦夷齐之徒耳。"

"我国今尚不然。如公医学，在我国不难大得名利。"杨守敬说，当时中国的中医师仍有一定地位。

"吾今非医，然日日以讲医书为业，只疗医者而不疗病人。不肯犯法，故如此，实可叹也。""一身犹健，若得闲，则往贵邦。周旋是祈。"立之表示出羡慕之情。

今天的笔谈内容比较广泛，从森立之的《神农本草》，到多纪父子的著作，又到明治维新后的西医学与汉医学之争。

此次谈话中，杨守敬得知多纪父子有《医籍考》八十卷，尚未刊行。森立之手中并无抄本，似乎也没有读过此书，但是他赞赏多纪父子的学识渊博，并且告诉杨守敬，多纪家现今已将书籍全部卖掉，以补给衣食。多么凄惨的结局，汉方医学的悲剧从此拉开序幕。

自此，日本有《医籍考》八十卷抄本的消息不胫而走。然而，《聿修堂医学丛书》中未能收入《医籍考》，可知杨守敬也是力所不能及，留下了遗憾。有传闻说杨守敬曾抄写过《医籍考》，可是前半部分不幸散佚，只留下后半部分，不知根据为何。

在大约二十年后的1908年夏季，医生出身的学者陈垣与友人苏墨齐利用暑假访问日本月余，目的也是搜求书籍。苏墨齐是中日混血儿作家苏曼殊的兄长，这一年，苏曼殊应当也在日本，不知道他们是否有交往。在东京，陈垣与日本著名学者富士川游相遇，而且受到富士川的热情邀请，到其家里做客，有幸目睹了富士川游收藏的《医籍考》抄本。陈垣本打算借来抄写一部，但富士川游推托说，不久即将刊行，请稍候。陈垣只好作罢。没想到，这一候就是二十七年，1935年富士川游终于将《医籍考》影印出版了。1936年《医籍考》在中国出版时，陈垣率先写诗祝贺。他的夙愿终于实现了。

大约在陈垣访问富士川游之后，大学问家叶恭绰在1916年前后，也访问过富士川博士居所，并请人抄录《医籍考》，共花费800日元。回国后，他又请江汉三、许宝蘅校订，并且设法付印。此时，叶氏听说上海中西医研究社宋大仁等人将要出版《医籍考》，同时请丁福保前来与他商量，借用他所藏《医籍考》校对。可是，还没有等他回信，上海已经印刷出版了。

叶恭绰认为，他花重金抄写原本，并且经过校订，属于上乘之本，未能及时出版，被上海抢了先，颇感遗憾。

然而，叶恭绰又说，他曾集金五百，前往东京抄写《医籍考》。当时日本尚无刊本，仅西京医科大学有藏本。东京抄写费极其昂贵，而讹字较多，他回国后又重新校对。

总之，叶恭绰为抄写《医籍考》而付出财力和人力，本想出版一部精校本《医籍考》，却因为资金不足而拖延。结果，上海中西医研究社提前出版了，令他有些意外，而且他怀疑上海《医籍考》的来源以及质量，导致后来与上海方面产生误会。

叶恭绰究竟是如何获得《医籍考》抄本的？传说他也曾委托过苏曼殊帮忙寻找《医籍考》，但结果已不得而知。

然而，《许宝蘅日记》提供了一个事实，1929年4月5日，阚霍初带来从日本补抄的《医籍考》十八册，许氏于4月17日抄《医籍考》目录，至4月20日抄完，4月25日抄《医籍考》三页。此后，一直到7月23日，每日抄书少则千余字，多则六千字。11月18日，阚霍初又来访，说《医籍考》下半部已校回，现在有人愿出资刊印，须再抄一份，许氏同意。8点，到阚寓所取回《医籍考》，校阅一遍，原四十一卷，改为四十五卷，所增内容仅数条。

而在前一年的1928年，阚霍初就已经在同仁会《医学杂志》上，发表了"影写《医籍考》纪事"一文，向国内读者介绍，并有"安得富而好礼如马氏者，喜舍巨金，以谋刊行"之语。看来，马氏已经同意出资刊行。

就是说，确实如叶恭绰所言，许宝蘅早在 1929 年就校对了《医籍考》。至于为何没有及时出版，大概也如叶恭绰所云，没有钱了。

那么，上海出版的《医籍考》是通过什么途径获得的呢？

1935 年，富士川游影印出版《医籍考》，共八大册，五千余页。当时，范行准提议翻印此书，由宋大仁出资购买影印本，并且为出版事宜四处奔波，幸有周济愿出资重印。他听从丁福保的建议，将原来的四页缩印成一页，这样一来，八册就变成了两册，价格也便宜许多，并于 1936 年出版发行。

而在这期间，叶恭绰与上海方面发生摩擦，大体是叶恭绰觉得自己投入巨额资金，并且精心校对，计划出版，却被人抢了先，心里十分委屈。当年的 800 日元，相当于今天 500 万日元，他当真是下了血本。同时他对于上海影印的版本不放心，希望双方互相校对，但是当上海派人去商量校对之事时，叶恭绰却闭门不见。如此往来数次，上海方面忍无可忍，断然出版发行。甚至周济还讥讽叶恭绰，说他体弱多病、神经衰弱，不必责其反复无常。

其后，叶恭绰回信，说书稿已寄给丁福保。可是为时已晚，印刷厂的机器已经轰然启动。据说，叶恭绰跋文精校本《医籍考》八十卷二十七册，现藏于中山大学图书馆。

1936 年，陈存仁将《医籍考》收入《皇汉医学丛书》中，改称《中国医籍考》。

这部二百年前编成的《医籍考》，其背后隐含着辛劳、愉悦、窘迫、忧虑、猜疑、积怨，也少不了金钱的交涉，但是终究在学术界发挥了作用。今天人们看到的不仅是其学术价值，更重要的还有历代学者的学术热情和执着意志。

庶子元坚

　　1795年多纪元坚出生，他由元简妾所生，生日不详。

　　江户时期的婚姻制度大体与中国相同，为一夫一妻多妾制。幕府将军除正妻之外，还有多个侧室、妾、召女等等。一般官员、武士、富商、医者，只要有经济能力和精力，包养爱妾也是常事。当时城里流传着俗语"生女三人，一生安乐"，可知为人妻、为人妾、为娼妓，都可以为自己及父母兄弟带来滋润的生活。

　　妾的存在和生活方式有些特殊。妾一般不和有家室的男人共同生活，而有单独的妾宅。一般在不大显眼的街道修筑一排平房妾宅，房屋装饰大致是这样的：玄关竹帘半卷，门前放置几种精心修理的盆栽，墙壁上挂着一把三味线。一张空荡荡的榻榻米上有一个香枕和化妆镜，而且少不了有一个箱火钵，旁边放着烟草箱和一个长烟管。宅中成员一般由年轻美貌的妾和一个老女人、一名女佣，再配一只牝猫，一起生活，这是普通的妾宅。高级的妾住在深宅大院，松竹成荫。还有低级的妾，要回家与父母兄弟一起生活。她们一般是住在二楼，等候主人来访。主人离开的日子里，妾可以出去做妓女，而且这种妾有三五个主人也不奇怪。

　　关于元简的妾属于哪一级别，已无从考证，也无须追究。不过，松平定信的家臣水野为长曾经对元简有过这样的评价："读书之才无比，无奸而大放荡。"这奇妙的评语，大意是赞扬元简学问无出其右者，诚实不奸诈，但作风放荡，或许指养妾生子的行为。

江户后期，养妾比较流行，持有妾宅是财力和能力的象征，这种风俗一直到昭和初期还有残余。如前面提到的日本近代资本主义之父涩泽荣一，他业绩显赫，财力实力巨大，但是，国内国外混乱的男女关系，给社会风气造成影响。至于他有几个妾，有多少子女，也没有必要统计了。另一位日本细菌学之父北里柴三郎，虽然为人类健康做出巨大贡献，但是风传他不加收敛地与女性交游，有伤社会风化。甚至有人讽刺地说，凡是见到与柴三郎面容相似的人，都有其子之嫌。

社会舆论是宽容的，人们只是在盛赞他们的伟大业绩，之后，在茶余饭后闲谈他们的私生活，传之笑了之而已。为了表彰北里柴三郎的科学贡献，政府预计在2024年发行的一千日元新纸币上采用他的肖像。

父子情深

话题回到元坚。嫡子也好，庶子也罢，都不是元坚的错。

元坚出生后，与母亲生活在浅草三好街，这是平民百姓生活的地方。元坚儿时生活在简朴的环境中，受到庶民哺育，没有像医家子弟那样接受英才教育。他大多数时间在外面耍狗斗鸡，因而身体健康，行动机敏，度过了自由放纵的少儿时期。当时，街坊有人风言风语地说："这孩子就知道玩耍，不如兄长善学向上。""哼！等着瞧，以后我必成名医！"元坚虽小但志向很高远。

元简对聪明伶俐的元坚怜爱有加，待他稍长大一些后，便带回家中，教他读书习字。

元坚记忆力极强，背书如流，书法成体，父亲对他寄予厚望，严格施教。

一日，有人送给多纪兄弟一个小棋盘，元坚非常喜欢，把玩不止。元简外出诊病回来，元坚专心于小棋盘，根本没有注意父亲走近。元简非常生气，冲着元坚大声喝道："凡是博弈之类，非医者所为，耽于其乐，晨夕丧志，废弃学业。痴迷棋局，即使有疾患来请，亦致迟疑，故自童年必戒慎！"随即命人将棋盘投入火中烧掉。

六七岁的元坚，对于父亲的训斥似懂非懂，但他知道只有认真学习，才能赢得父亲的喜爱，于是不敢贪玩，对父亲的教导不敢怠慢。

大田锦城的三儿子晴轩，与元坚同岁。作为大儒之子，他8岁开始学句读，10岁读《史记》，熟记并深悟文章内容。元简觉得元坚的才华并不比晴轩差，两个孩子如果成为学友，利于共同进步。于是元简经常让晴轩来家里与元坚一起学习、游戏，二人相处和睦，亲如兄弟。

元简遭受罢免之后，不事公务，居家的时间多起来，可享天伦之乐。

某日，坐在堂屋看书的元简，突然像想起什么似的，挪挪沉重的身体，召唤正在玩耍的元坚和晴轩到身边来帮他研墨，他快速地绘了一张图，图中一奴人追赶一头鹿。两个孩子兴致勃勃地看图，异口同声地说："奴人追鹿。"可是，元简摇着光光的大脑袋说："不对不对，是中原逐鹿图。"中原逐鹿，出自《史记·淮阴侯列传》，两个孩子都知道，但又觉得不对劲儿。

元简笑呵呵地说，"'奴'又称'中间'，是吧？"孩子们点点头。

"'中间'发音与'中原'相似，对吧？"孩子们又点点头。

那么，叫"中原逐鹿"没错吧？元简得意地哈哈大笑，两个孩子也迎合着拍起手来。

这天下午，家里充满了欢声笑语。

元简的解说不是胡诌出来的，而是有考据学根据的。

日本的"奴"，指身份低下的人，也称为"中间"或"折助"，是一种蔑称。奴一般为武家服务，主要雇佣农民或平民家男儿老二、老三，做一些重体力劳动或杂务。

"中间"与"中原"的日本语发音极其相近，中间读chukan，中原读chugen。

元简这个有趣的教法，意在鼓励两个孩子努力向学。

元简还亲自教元坚读《素问》，在讲解"七篇大论"时说，《素问》"天元纪大论"以下七篇是后人掺入的，学者不应取之。但因其是隋唐时期著作，其中运气及所论治法大例盖为古经遗言，当为后学之章程。

父亲的谆谆教导，元坚牢记在心，成年之后，他特别用心研究七篇大论中的治法，临床治疗时，遵守"五常政大论"补上下者，无使过之伤正气；"六元正纪大论"热无犯热，寒无犯寒；"至真要大论"诸不应者，反其诊则见矣。可见研究七篇大论的治疗原则，有助于提高医生的医技。

少年元坚虽然还不会看病，可是父亲会把自己见到的奇怪病证，津津有味地讲给他听。

曾经有一妇女，肚脐中生毛，请求元简治疗。元简到病家看完病，将7、8根长1、2寸的毛带回家给元坚看，并且说曾经治疗过三个同样病人，这些病人饮食起居都没有异常。

后来元坚回忆起这件事，还遗憾地说，不记得当年父亲的治疗方法了。

江户时期婴儿死亡率高，妇女生育次数多，营养不良，常见慢性妇科疾病。有一种病名叫"干血痨"，是来自中国的病名。

元简诊治妇女干血痨，一般只用两味药，效果却很好。对于这个处方，弟子与元坚都很感兴趣，向元简请教由何药组成。元简表情神秘地说："木乃伊加血竭，二味等分为丸。"

元坚颇感疑惑："木乃伊的作用是什么？"

"干血痨，主要是血失故道，而木乃伊可导瘀胶归元。"元简很自信地说。

没错，就是木乃伊！日本江户时期从中国、荷兰输入各种珍奇物品，其中就包括木乃伊。因为当时中国抵抗使用木乃伊治病，所以严禁输入。日本输入的木乃伊，主要来自荷兰，而且数量相当可观。据记载，1673年荷兰商船大约向日本输入了六十具埃及木乃伊，而实际数量可能会更多。这些木乃伊主要作为药物用于治疗，而且属于贵重药材。

在贝原益轩1709年编著的《大和本草》中，记载了木乃伊可治疗跌打损伤、虚弱血虚、产后出血、吐血、下血、头痛等等，内服外用，适于百病。

所以，医生对木乃伊的作用深信不疑，病人情愿高价服用，大概真的效果不凡。

江户时期不仅输入木乃伊，善于模仿别国文化的日本人还自己制造木乃伊并向外国输出。但是，这种木乃伊不是人体，而是用动物尸体制作成妖怪木乃伊，如人鱼、河童、龙、鬼等。甚至有专业制作木乃伊的匠人集团，他们的作品做工精巧，惟妙惟肖。当时外国人购买日本动物木乃伊作为礼物带回国。医师西博尔德曾购买数具带回荷兰，现在收藏在莱顿国立民族学博物馆。日本的木乃伊作品，有的保存在寺庙中。2019年末，日本国立科学博物馆主办"木乃伊特别展"，盛况空前，表达了日本人对"木乃伊"文化的喜爱之情。

元坚与父亲一起生活时间虽然短暂，但是深深感受了父亲的大爱，对父亲的言传身教心存感激。其间发生的每一件事情，都令他难以忘怀。元简晚年曾教导元坚说："欲识古人临证施法之妙处，莫如善读其治验焉。予将掇其精英，类为一书。"可是，元简猝然逝去，未能如愿，元坚一直替父遗憾。

元坚不仅遗传了父亲的容貌和才智，而且父亲手不释卷、忘我钻研的学风，也深刻地影响了他，最终他的业绩堪与父亲比肩。

兄弟意长

元胤逝去已经五年了，元坚独立开诊也迎来第十八个年头。

当初开诊所时，元坚白手起家，仅以一名街医的身份为百姓治病，经历了一段艰辛的过程。元坚精通医理医方，疗效显著，不仅救治病人日众，而且求教拜师弟子盈门。精力充沛的元坚，诊病之余著书立说，《伤寒广要》就是在这个时期编成的。十数年的勤奋努力使他医业蒸蒸日上，财力逐渐充实，越来越与父元简相似。

不幸的是，一场大火，使元坚刚刚兴盛起来的事业受到威胁。

1829年3月21日10点刚过，神田佐久间街河岸的木材小屋发生火灾，据说是抽烟引起的。强烈的西北风扇动着火焰，向日本桥、京桥、芝街一带延烧。这些地区古今都是商业文化中心，繁华热闹，地价昂贵。这次大火烧毁房屋37万轩，死者2800余人。

侥幸的是，医学馆已迁至江户城偏东北方向的下谷新桥路向柳原，未被大火殃及，免遭第四次火灾。元坚诊所虽然没有受到烈火焚烧，但是火灾之后社会混乱，失去往日的秩序，各种伤病患者增加。这种情况下，开诊看病有很大的困难，可是元坚不惧危机，坚持诊疗，更加受到百姓信赖。

1831年3月，元坚收到杉本仲温的聘书，邀请他正式担任医学馆讲师，年俸银七枚。此后元坚协助元昕监管医学馆教学。元胤掌管医学馆时期，事业基本处于停滞状态，元胤去世后，由21岁的长子元昕继嗣家主及医学馆馆主，杉本仲温仍然掌管医学馆的事务。现在，年轻的元昕要管理数百名学员，不论在学识还是威信方面，都显得身单力薄。元坚虽然辈分上是元昕的叔父且学问满腹、医术不凡，但是名分上他只是一名街医，能被选拔为医学馆讲师，也是一件荣幸的事。此时元昕已经晋升为奥诘医师，在侄儿统领下，元坚也是鞠躬尽瘁，尽力推进医书的校勘出版事业，以表达对兄长的敬慕缅怀和对侄儿的爱护支持。

可是，元坚心里有一件事让他不能释怀。父亲逝世时，由同门龟田鹏斋为元简撰写了墓志铭，刻在墓碑上。古贺精里也为元简撰写过一篇碑文，收载于《事实文编》中。当时元坚尚年轻，并不重视人死后的事，再说家有长子元胤，他也没有必要操心。

但是，兄长去世已五年，墓碑不仅无文，甚至也没有刻记生卒日。元坚觉得愧对兄长，决定为兄补撰墓志铭。

四月末的一天，元坚手持"书状"拜访了松崎慊堂。

松崎慊堂是江户中后期著名儒者，他虽然出生农家，但19岁开始入学昌平簧，与佐藤一斋共同师从林述斋。他品性仁义笃实，刻苦读书，学问日益提高，与近藤重藏、狩谷棭斋学者交游。他反对空谈理性，提倡考证学风，对汉方考证学派产生影响。

松崎慊堂45岁那年，自挂川藩（现静冈县）教授职退休，隐居在江户西郊的羽泽山庄长谷寺附近，开设"石经山房"，讲授汉学，常为诸侯讲经。

现在，羽泽山庄旧址所在地已不再是郊外，而是成为世界闻名的涩谷、原宿文化商业区，繁华前卫，是年轻人的购物天堂。石经山房旧址在广尾，现在是日本红十字医院。长谷寺在1945年美军大空袭时被烧毁，1977年重建，现属于麻布区管辖。

说到涩谷，东京人都知道，涩谷车站设置一座忠犬八公铜像，象征着人犬友爱，是朋友相约的标志地点。民间广泛传颂着八公犬与主人东京帝国大学教授上野英三郎之间动人的故事。据后人考证，上野教授豢养八公一年，每天带它去酒肆，教授喝酒，八公吃肉，度过了互相依赖的日子。1925年，53岁的教授在讲坛上突发脑出血去世，可是不知情的八公仍然等待教授一起去酒肆，每天在老地方期待教授出现。实际上即便不是教授，只要有人带它去吃肉，它都会愉快地陪同。八公在涩谷车站附近流浪十年后死去，脏器曾保存在东京大学实验室。动人的传说却使人们坚信犬是人类最忠诚的伙伴。

38岁的元坚已经开始有点发福,加上天气热起来了,他虽然身着宽松和服,但光秃秃的头顶汗珠涔涔,不时从袖筒中掏出雪白的绢手帕揩擦。他今天乘轿出行却没带药箱,肯定不是出诊病家。

轿子来到江户城西郊外,这里树木成林,比城里凉爽多了。元坚下轿,向山上的长谷寺走去,边走边倾听林中鸟鸣,吸纳新绿清香,木屐踏在石板上,发出清脆的咯吱咯吱的声音。

长谷寺建在高坡树林中,与寺院相对有一座小楼,楼前一方池。松崎慊堂就隐居在这里。

楼上是慊堂的书斋,楼下是"石经山房",塾生们在这里学习和生活。尚未走近,就已经传开他们朗朗的读书声。

元坚踏上楼梯,慊堂已站在门口等候。

61岁的松崎慊堂,清癯面白,身着粗布宽衣,稀疏的头发结系脑后,矜持儒雅。

大约二十年前,20岁刚出头的元坚在狩谷棭斋主办的古书鉴别会中,曾经领教过慊堂的学识,对这位优雅智慧的长者心存敬意。

进屋后,二人对坐在几前。

元坚打开包裹,拿出一瓶甜酒。松崎慊堂是爱酒之人,常与来访的客人畅饮欢谈。

甜酒也称甘酒,用米和米曲或酒糟发酵而成,酸甜醇厚,酒精度数低,大约1度左右,营养丰富,具有滋补作用。

日本制造甜酒的历史较久,可追溯到三世纪至七世纪前后的古坟时代,《日本书纪》中记载了甜酒的古称:"一夜酒"或"醴酒"。在平安时代甜酒主要由贵族享用,他们多在夏季饮用冷甜酒,以解暑气。江户时期市场开始贩卖,甜酒受到老百姓喜爱。

现在每年元旦到神社初诣,或者节日搞庆祝活动时,都有免费甜酒供来访者饮用。尤其在寒冷的元旦,一大锅热气腾腾雪白稠厚的甜酒,着实平添几分温暖。

可是,元坚可不是大老远特意来送酒的。接着他拿出一部书状,开门见山地说:"兄殁五年,尚无碑文。吾兄早承家训,覃思古方,卓然有所见,不幸未及中年而死,故其所树立未甚为世所知也。望公赐文,以念亡兄。"

慊堂静静地听着,时而微微点头表示同情:"先将家世与兄之行状道来,而后可为文。"

接着,元坚又慨叹地说:"先子学殖方技,亦略发其端绪。先子之殁,不肖兄弟犹童卯,不能续请大手笔,而揭阡之文,铺叙繁缛,乍莫得其要领。"

元坚此次来访的目的,是希望松崎慊堂为亡兄元胤撰写墓志铭,同时他对亡父元简的墓志铭略感遗憾,认为没有充分彰显父亲的业绩。元简的墓志铭由龟田鹏斋和古贺精里撰写,二人虽然也是著名儒者,但是在元坚看来并不属于大手笔。因此,元胤的墓志铭一定请当时的硕儒执笔,哪怕稿费不菲。

慊堂向元坚询问了家世以及元胤生平,心里基本有谱了,然后再参考既有的记述,自信可以完成。

对于繁忙的元坚来说,难得有如此悠闲时光,但也无暇久留,谈话结束后,元坚原路返回。

数日后,元坚派弟子加藤荣寿至慊堂处,送上有关元胤的资料和烟草一盒。当晚,慊堂兀坐几前,翻阅资料,构思墓志铭文。

一周后，慊堂开始撰写草稿，但似乎笔触不灵，尚需时日。

写一篇墓志铭有那么难吗？我们不要忘了，对于日本人来说，那可是外国语啊，而且是古汉语，当然有难度。他们作文虽然是标准的古汉语，但是他们的构思和读法仍然是日本式的，头脑中有两驾马车并行。再说，慊堂交友非常广泛，除文人学者之外，还有儒官、藩士和医生。求字、求文、求教的人络绎不绝，文债累累，要按顺序一一应付。

5月9日，元坚又派门人来询问文章是否撰成。看到元坚有点着急，慊堂也不敢怠慢。

11日，文章完成，由元坚长子元琰前来受领。

元坚审阅文章，字字句句仔细斟酌，觉得有两三处需要修改。两周后他又派人与慊堂推敲修改文章。如此来来往往近月余，文章终于定稿了。

转眼进入七月。七月本来是江户的酷暑季节，可是13日这一天天气阴凉，山林中更是凉风袭人。元坚弟子田中文贞快步来到石经山房，毕恭毕敬地向松崎慊堂递上一个白色信封，外边系着一条红色纸绳。这是礼仪信封，里面装的是元胤墓志铭的酬金，也叫书币。

慊堂当然愉悦地接受了，一是他的文章得到了认可，二是有了一笔收入。

退休隐居的学者，除了教授弟子收取学费之外，写文章也是一个重要的经济来源。

日本的习俗是参加冠婚葬祭或者表示祝福时，有各种不同样式的信封。需要送礼时，可在信封里装入纸币，写上金额和姓名，信封外面包一层厚厚的和纸，印着各种图案，再套上一根绳结。如果是喜庆的事，用红白金色相配；如果是不幸的事，用黑白银色配，决不可以错用。日体古代的贵族是不问钱也不摸钱的，钱对他们来说是一种低俗的东西，所以天皇不仅没有姓名，也身无分文，这是人神的象征。

日本皇室曾经发生过一件震惊全国的事件，也轰动了海外。

事情发生在1952年2月。2月是东京最寒冷的季节。当时的皇太子，即后来的平成明仁天皇（在位三十一年，现已退位，称上天皇），那年他18岁，马上要高中毕业了，以后要入大学，皇宫对他管理会更严格了。他对两名学友说，想去银座转转。于是，在两学友的筹划下，他们一起逃出学校，乘上山手线电车来到了银座。他们先到了"花马车"高级咖啡店，当然皇太子是不带钱的，学友凑足钱，三人喝了高级咖啡，一杯99日元（当时日本公务员的月薪是6500日元）。皇太子惊异于民间有这么美味的咖啡！

而"花马车"老板却一眼认出了皇太子，他不动声色地将三人安排到僻静的座位。

三人还不尽兴，接着去了"コロンバン（哥伦布）"高级茶点店，皇太子点了一份菠萝蜜和红茶。

三人玩得正欢，警队和东宫侍从向银座出发了，之后二十米一个警察站岗戒严，并很快找到皇太子三人。原来是"花马车"老板偷偷打电话告了密。事后两名学友被严厉训斥，皇太子此后再没有机会自由外出了。

直到晚年，明仁天皇仍然与两学友有联络，现在两位学友已经故去。

这件事后来传称为"银ブラ事件"（银座散步事件），被小说家写成《孤独的人》，被电影家搬上银幕，如同《罗马假日》一样，供老百姓茶余饭后笑谈。

18岁的皇太子，第一次乘公共电车，第一次自由地来到民间，第一次到银座喝茶，第一次体验钱的用处。

在传统观念的影响下，现代的日本人在表达情意时，一般也不会赤裸裸地拿出现金，甚至在互相交换钱以外的有价物品时，也会放在信封里传递。这是一种保护隐私的方法，或者是旧意识的遗留。

可是，很讽刺的是，现代人基本也不带钱了，手机刷一刷，就能完成货币交换。五颜六色的货币被数字化了，普通人大概也要贵族化了。

独立门户

父亲去世时，元坚15岁。他11岁时与元胤一同师从大田锦城，受海保渔村助学，奠定了儒学基础，耳濡目染家传医学，加上他过人的天赋，研究学问的能力已不在兄长之下，时人称其早熟儿。

父亲去世后，元坚与元胤共同校订、整理父亲的大量遗著，同时他开始关注朝鲜医书《医方类聚》。这一年，元坚默默地从《医方类聚》中辑佚出《活幼口议》《五脏论》二书内容。此后，他与同仁合作，仿照清臣采辑《永乐大典》的方法，最终从《医方类聚》中辑出三十余部佚书，皆具有较高的文献价值。

同时，元坚感到医书浩繁，为了便于指导临床治疗杂病，他利用自家藏书，采用简单摘录的方法，将中国名医的相关论述汇辑成册，名曰《杂病名医汇论》。这部书在

1812年8月9日至27日之间完成，一直以手稿留存。

这一年，17岁的少年元坚，不幸得了一场大病。

起初，他觉得身体不适，但年轻人并不太介意，仍然像往常一样读书，整理父亲遗著。可是，病情逐渐加重，他出现心下痞塞、胸中痛、咳嗽、短气等症状，身体明显衰弱。

如果有父亲的调治，他的情况会大不一样。此时，元坚更加怀念具有高超医术的父亲，也感受到失去父亲的孤独与无助。

元坚有一个叔父名多纪左膳，过继给医官汤川宽房后更名为汤川忠房，但他仍居住在多纪家。多纪左膳从小受到元坚父亲多纪元德的教育，有较深的医学素养，掌握了多纪家传秘方。

叔父见元坚日渐消瘦，担心他是否得了痨瘵，遂精心诊治。元坚记得最清楚的是叔父用抑肝扶脾散为自己治疗，效果显著，服药后不久，他的诸症改善，乃至痊愈。

元坚牢记了这次亲身体验，以后凡是遇到类似病症，都用抑肝扶脾散加减治疗，效如桴鼓。

父亲逝后，元坚与元胤共同生活了5年，1814年20岁的元坚与元胤分家，另立门户。1816年，他以日本桥矢之仓为执业点从事医疗，世人称其为矢之仓多纪。

元坚为了修炼医术，独立开设诊所。他先搬回少儿时代的故地浅草三好街居住，不久，他申请将这里的房屋土地百六十坪（约530平方米）与日本桥宅第相交换，新建住宅。

这百六十坪占地面积，可不是一般的街屋，而是相当广阔的宅院，可见元简为爱妾及元坚留下了一笔不小的财产。

1820年6月，26岁的元坚在日本桥石街四丁目建筑了新医院，门前种植松树作为标志，自号三松。

前来祝贺开业的亲属、友人、同仁接踵而至，互相鞠躬寒暄，当然少不了奉上色彩鲜艳的信封，里面装着不同金额的贺礼。

最让元坚高兴的是兄元胤的到来。元坚放下其他客人，带元胤向屋里走去，介绍诊所设施。然后，二人坐下，家人端来凉茶，元胤一边摇着扇子，一边喝茶解暑。

元坚拿出一沓文稿递给元胤，说："山本恭庭氏大作，考述详尽，颇有新意。"

元胤放下水杯和扇子，接过书稿。看到题名"诸病源候论解题"，元胤顿时兴奋起来。关于《诸病源候论》彼时日本尚无详细考证文章。元胤虽然很想认真阅读，但是文章较长，今天又是特殊的日子，嘈杂喧闹，不宜读书。

"不妨带回细读。山本氏尚编著《诸病源候论疏证》，日后可参阅。"元坚理解兄读书心切。

元胤带回文章，不仅仔细阅读、查对资料，并且写了一篇"与山本恭庭论诸病源候论书"，赞许他考证了《诸病源候论》的流传过程，发前人所未发，首次指出"吴景"即"吴景贤"之讹误。但书中仍有值得商榷之处，比如文中提到《素问》《灵枢》《难经》的成书问题，元胤认为，山本的观点有些牵强，属于间接引用。

后来山本的文章受到同仁的重视，人们纷纷传抄。早年，多纪元简在医学馆讲授《诸病源候论》，大家一起校订当时的传本之误。元简去世后，元胤带领弟子继续校勘，后来编成《诸病源候论札记》，并将山本的"诸病源候论解题"录在卷首。直到江户末期，喜多村直宽为门人讲授《诸病源候论》时，仍以《诸病源候论札记》为底本，并加以补注。此时，山本恭庭的《诸病源候论疏证》仅完成了四卷，亦未曾出版。

山本恭庭，又称山本惟允，山本宗英之父。传说他是宋代张季明的后裔，先祖流寓日本，更姓山本。起初他定居京都，后迁徙至江户，世代为医。又有传说，山本恭庭是元简大姑妈的儿子，长元简七八岁。山本恭庭担任医学馆讲师，是考证学派的中坚力量。他自幼身体孱弱，曾患有吐血病，三次濒临死亡。他一直以为寿命不长，所以非常珍惜时间，努力著书立说，医学成就突出。他1763拜谒家治将军，1778年12月任番医，1791年4月继承家业，1792年8月升为奥诘医师，赐法眼，1804年12月16日晋升法印，称永春院，事业可谓青云直上，并且尽享天年，1835年88岁死去。山本恭庭职位荣登至高且寿命勘山，是罕见的幸运之人。

《诸病源候论》五十卷是隋朝太医博士巢元方于610年奉皇帝敕命编著的医书。这是中国第一部病因症候学专书，也是现存唯一的隋代医书，对后世医学影响极大。

《诸病源候论》成书后，以写本形式流传了约四百年之久，经过唐、五代至宋代。宋代印刷技术发达，朝廷重视医学教育，由政府成立校正医书局，组织儒者高保衡、孙奇、林忆等校勘医书。1057年至1069年的十数年时间里，他们校刊了古典医书《素问》《伤寒论》《金匮要略》《脉经》《针灸甲乙经》《千金方》《千金翼方》《外台秘要》《诸病源候论》等。其实，早在1026年时，晁宗悫、王举正已奉敕校勘了《黄帝内经素问》《难经》《巢元方病源候论》，为四十年后的校勘提供了参考。

遗憾的是，北宋校正医书局精心校刊的医书全部散佚，至今无一部留存。

幸运的是，《诸病源候论》南宋版现藏于日本宫内厅书陵部。该书原为金泽文库旧藏，后辗转至养安院"怀仙阁"。怀仙阁，是曲直濑第五代正珪的堂号。继而，传入山田业广"九折堂"、森立之"森氏开万册府"。1885年，明治政府收集大量书籍藏入内阁文库，将其中约三万册贵重书籍转藏于宫内厅书陵部，实施永久保存。其中一部分现在可以网上阅览。

近年，日本文化厅以11亿5千万日元，收购了民间福井崇兰馆旧藏154部830册，其中包括两部元版《诸病源候论》。现在全部寄存在武田科学振兴财团杏雨书屋，读者可以向日本文化厅申请阅览。

福井家族是日本南北朝时期武将足利尊氏的子孙。先祖虽然是武家，可到了十八世纪，福井枫亭重新振兴祖父所创医业，发奋钻研医学，收集古医籍及书画、器物，医名享誉京都，后将自家命名为崇兰馆。福井枫亭晚年应召至江户，充任幕府医官，担当跻寿馆讲师，讲授《灵枢》。

枫亭嗣子榕亭，典药寮医学博士，弘扬家业，使福井崇兰馆成为关西医界著名藏书馆。江户幕府末期至明治维新之间，以往的汉方藏书家势力渐退，收藏的贵重书籍不断流入崇文馆，此时崇文馆的藏书量与质均达到了顶峰，著录见于《河清寓记》《经籍访古志》《崇兰馆医书目》。

孟子云："君子之泽，五世而斩。"福井榕亭逝世百年后，正是日本战败的1945年，国内哀鸿遍野，人们凄惨潦倒，社会百业俱废。不久，崇兰馆藏书开始外流，现藏于杏雨书屋的仁和寺《黄帝内经太素》《新修本草》，宋版《外台秘要》等，皆是崇兰馆旧藏。

2003 年以后，京都古书市场逐渐出现崇兰馆藏书，杏雨书屋收购了其中的贵重医书。2010 年前后，古书拍卖市场时时出现崇兰馆珍本，当时正值中国经济高速发展时期，很多中国购买者出现在拍卖市场。面对狂热的入扎，财力雄厚的武田财团杏雨书屋也望而却步，有些珍本、善本以高于预期数倍价格落扎。高额成交使商家喜出望外，但这种势态引起了日本政府的警觉。不久，书肆又出现一批崇兰馆旧藏，本来已经开始与中国交易，可是日本文化厅听取了专家建议，认为这些江户时期以前传入日本的书籍，是构筑日本文化的基础，应该继续保留在日本。于是，文化厅筹划预算 11 亿 5 千万日元，分 5 年支付，收购了这批藏书，成功地阻止了古籍流入中国。

2021 年，关于《太素》，传出了令人振奋的消息：杏雨书屋以数千万日元收购了残卷《太素》卷子本。这是千年以前的写本，千百年间所在不明（大致仍属崇兰馆旧藏），如今即将公之于世，令学界十分期待。

自奈良时代开始，中日两国之间开始人员与书籍的交流（主要是中国向日本的单向输出）。这段历史很长，大约持续了千数百年。日本对中国文化，可以说是顶礼膜拜，客观上为中国文化的保存与延续起到了积极作用。仅以保护收藏书籍为例，可谓世界独一无二。

世界上爱书的人都知道，日本有无数条大大小小的古书街，最有代表性的是东京神田神保町古书街，号称世界之最，至今已有 150 余年的历史。

这条街形成于 1880 年，古街附近逐渐建起数所大学，学生们不断涌向书市，给古街带来新气息。二战中古街侥幸免遭美军空袭，一直保持繁荣景象。整条街大约有200轩店铺，为防止店门书籍受到日光照射，多数店面向北。据说店铺的房租很便宜，基本保持战后的价格。步入这条街，如同撞入书的世界，空气中荡漾着纸张独特的芳香，会使人流连忘返。最后购书者往往书包满满，囊中空空，尽兴而归。这里的书很旧，但很整洁，完全不妨碍阅读，价格有的惊人得贵，有的意外得便宜。总之，这里对读书人来说，有无穷的魅力。在日益发达的网络时代，不知道这样的古书街还能维持多久。

元坚不仅立了业，还成了家。元坚妻本姓泽山，后被领养，改姓石川。婚后生三男五女。长子元琰，生于1823年，后继承家业。次子道竹，为千贺道隆养嗣子。三子钧三郎，为佐藤五郎左卫门养子。五个女儿，三人出嫁，二人早逝。

崭露头角

元坚不仅头顶着多纪家的光环，而且具有不亚于父亲的能力及勤勉。他性格温厚、与人为善，不惧强豪、济贫助困，这大概与他的身世有关。

元坚虽然在民间行医，但是经常被各藩诸侯召请出诊，不论是高贵阶级，还是平民百姓，凡是来求治的病人，都能得到他的精心诊治。如果是穷困潦倒，或者无家可归的人，他不仅医药免费，还会提供住宿，帮助购置被褥、蚊帐等生活用品。这在当时被传为美谈。元坚继承了多纪家治病救人不论贵贱贫富、处方用药不拘价格的传统。

元坚少年时期就显现出善于整理文献的才能，20岁之前辑佚、摘录、汇集数部医书，对于中国医籍文献了如指掌。与兄元胤不同，他善于沟通、广泛交友，虽然20岁刚出头，就常与智慧长者、著名学者交流，不断拓展学问及见识。

1815年与1816年之间，狩谷棭斋主办了11次古书鉴别会，取名"求古楼展观"，目的在于提高版本鉴别及校勘水平。文献考证是医学馆一门主要学问，这个鉴别会是大家学习的好机会。

棭斋将好友们各自家中收藏的古版本、古抄本聚集在自己家里，大家一起鉴别和讨论。参展书中如果有残缺本，人们还可以互相补足转让。大约有20人参加，如医官曲直濑正隆、山本宗英、小岛宝素、伊泽兰轩、余语古庵、河野良以、汤川柳南、幕臣近藤正斋、屋代弘贤、藩儒松崎慊堂、太田全斋，商贾市野迷庵等。众多四五十岁的名人当中，21岁的元坚格外显眼，他静静地倾听长者们的高论，不停地记录要点，偶尔也提出疑问，向诸位请教。

当然，医学馆所藏医书数量在汉方学界独占鳌头，文献研究成果有目共睹。此时元坚已崭露头角，不失时机地与学者交流，互相借阅抄写贵重文献，在弘扬家学、扩展医学馆影响方面弥补了元胤的不足。

狩谷棭斋是一位学问笃实的儒者，也是一位具有商业才能的书商。他1775年生于江户下谷池端，本姓高桥，名与总次。高桥家经营书店"青裳堂"。1799年他被过继到狩谷家，名望之。他自幼在书的世界里长大，年轻时活跃于京都及江户之间，走访各位藏书家，收集了大量珍贵书籍。他不仅搜书、藏书，而且以实事求是的态度刻苦读书。他与井上金峨、大田锦城、吉田篁墩、多纪元简等儒家、医家同样，主张论述要有理有据，认为考证客观存在的文献，才是正确的学问态度，为江户考证学的兴盛起到推动作用。

1799年，椒斋24岁，与14岁的良子结婚，成为津轻屋的入赘女婿，改姓津轻屋。津轻屋家代代经营米坊，是有名的富商，婚后椒斋有了坚实的经济支柱，可以无忧无虑地收购珍本书籍、潜心研究。1817年，年仅43岁的椒斋引退，卜居浅草，建立"常关书院"，斋名"实事求是"。直至1835年逝去，他一边监督长子怀之经营家业，一边追求学问，培养弟子。

明治维新之后，与其他藏书家命运相似，椒斋的数万卷藏书也遭到时代的冷落。椒斋的后代将大部分旧藏委托于森立之，转由琳琅阁书店出售。

正在日本书肆搜书的清朝学者杨守敬，得知琳琅阁出售椒斋藏书，立即前往商谈。可是不巧，当天店主不在，守敬扫兴而归，眼见归国日期临近，遗憾购书不成。第二天，野村素轩来到书店，听说昨天清国使员杨守敬要购买椒斋遗书未成，感到很庆幸。为了避免善本书籍流出国外，他当即决定购买六十册椒斋藏书。实际上，杨守敬已自森立之处购入一部分椒斋旧藏，后带回北京，现皆藏于台北故宫博物院。

野村素轩又是何许人？

野村素轩，生于1842年，逝于1927年，出生长洲藩武士家庭。他是一位历经江户、明治、大正、昭和四个时期的官僚精英，并擅长收集古书古经，也是一名藏书家。

江户幕府第十五代，也是最后一位将军德川庆喜，将政权归还京都朝廷，史上称为"大政奉还"，自此260年的江户时代结束,开启了明治时期。

1868年,明治天皇迁都至江户,将其改称东京。东京作为首都,至今仍然是日本的政治文化中心。此时日本社会发生重大变革,全面效仿西洋模式,传统的古文物、古文书、古书籍等大量流入市场。对于海外的收藏家来说,这是一次历史性机会,各个国家窥伺着东京市场,各自寻求猎物。最有方便条件的是外交官,如中国的杨守敬,英国的萨道义,他们大量收购的行为,刺激了日本学界和政界。为了防止重要历史资料流向海外,政府鼓励公共图书馆和个人尽力购书,像野村素轩这样的高级官僚,一定会为保护国家利益出力。

中国的杨守敬等人以收购和汉古籍为主。萨道义等西方人主要购买色彩鲜艳、构图优美的浮世绘、美术工艺品等。被江户人视为最廉价的平民艺术,却被外国人作为宝物而据为己有。大量书物流向海外,被各国收藏,不仅对外国文化产生影响,而且为传播日本文化发挥了积极作用。其中产生影响最大的是江户时期民间画家葛饰北斋,他的画作传入西欧后,刺激了印象派兴起。在当今的画界,葛饰北斋与毕加索齐名。

1831年之后,元坚声名鹊起,不仅受到平民百姓的信赖,而且引起幕府与朝廷的重视,受邀担任医学馆讲师。究竟讲授哪些课程,未见详细记载,但据医学馆学生叙述,可以推知元坚曾主讲《伤寒论》,而且数年前元坚编成的《伤寒论述义》一书,完全可以作为教学讲义。

伊泽柏轩记得,1832年3月9日这一天天气阴冷,又下着雨,当天的课程是《伤寒论》。可是,学馆发出通知,因山崎宗运法眼举办茶宴,宾请藩侯及名人,元坚先生替主人接待宾客,所以今天停课。

据此可知,元坚当年讲授《伤寒论》,而且伊泽兰轩之子柏轩也是在籍听讲生。

江户时期盛行茶宴,茶无疑来自中国。中国茶自唐代由僧人空海和最澄带回日本,但是由于当时战乱不安,并没有受到重视。直至镰仓时代僧人荣西将宋朝的茶带回日本种植,才逐渐向百姓普及。江户时期风行饮茶会友,由茶宴、茶会、斗茶等方式衍生出了茶道,主要流行于武家阶级,成了一种文明的仪式。如今,饮茶已经是日本国民的生活习惯,而且人们都相信正确饮茶百益无害。传统茶道虽然早已不是武家的专利,但仍然是陶冶情操、修身养性的一种雅事。

师学温病

众所周知,对日本汉方医学影响最大的是中国汉代医书《伤寒论》。该书自镰仓时代传入日本,至今已逾八百年。得到汉方医界异口同声赞赏,历史上罕见批评意见,不论在理论研究还是临床应用方面,都取得了令人瞩目的成果,可以弥补中国学界研究的不足。

但是,温病学说对日本汉方界的影响远不及《伤寒论》,随着中国的温病学逐渐完善,至1642年吴又可《温疫论》温病专著以及一批温病学著作的相继编成,中国医学界形成了温病学派,出现与伤寒派论争的势头。这种风潮也影响了日本汉方界,存在赞扬和批判两派。

1817年,长谷川松山著《温疫论正误》,记述了1816年夏季疫证大流行,死者百余人。长谷川治疗数百人,初以大小青龙汤发汗,汗尽出痧而愈;或用大小柴胡汤及白虎汤；有水肿者用柴苓汤、桂枝茯苓丸等，皆痊愈。他以自己的治病经验，批评吴又可治疗温病初起时恐用麻黄、桂枝之说。

山田业广极其崇尚吴又可的温病治疗方法，称仲景之后千古一人。1835年他著《温疫论札记》，跋文云："余弱冠与友人对读此言，读次参考诸书，以标于上层。又读此书，乃集为小册子，以便讲肄。"

《温疫论》出版70年后，于1713年传入日本，又过了五十余年，1770年日本出现了《温疫论》和刻本，影响逐渐扩大。直到江户末期，日本汉方学者对《温疫论》展开了详细的研究和注释，总共编撰了四十余种著作。

早年，大田锦城游京都时，结识了一位医师，名百百汉阴。汉阴研究《温疫论》用力最勤，巧用方剂，深受大田敬佩。回到江户后，大田向元胤、元坚兄弟介绍了百百汉阴医师的特长，建议通过书信向汉阴请教温病知识。这样一来，兄弟俩开始与汉阴书信往来，切磋学问。

终于在1830年初冬，与百百汉阴相见的机会来了，但遗憾的是，此时兄元胤已不在世。

此次百百汉阴应因州（现岛根县）侯召见来到江户，元坚不失时机地与汉阴晤面。

汉阴与元坚虽然是第一次见面，但此前已通过写信对彼此均有所了解，汉阴也久闻多纪家的学术声望，对于眼前年龄相差二十余岁的元坚十分佩服。两位学者交谈非常愉快，主要话题是关于温病学研究的体会和临床治疗。汉阴数十年以来一直研究《温疫论》，临床上灵活应用《温疫论》中"达原饮"方，屡屡见效。

汉阴有些兴奋，与元坚侃侃而谈。

"吴又可先生卓绝无比,达原饮一方,审证用药,缓急攻补,达机究变,精思入神。假令长沙再出,恐亦避舍让地矣。最近,友人佐井大瑞将吴又可先生像,及藤田德璋所撰吴先生事迹示予。仰慕先生已久,不胜欢喜,请藤子臣誊写,又作其赞,刷以颁发同志,庶弘世以传之不朽。"

据汉阴所说,他曾经获得吴又可的画像及事迹,并赋以赞词,请人誊写,印发同仁。但是,吴又可的生平事迹,至今仍无法考证,画像也不知所在。

那么,汉阴所说的画像,是从何谈起呢?这是一件与医家画像相关的故事,是发生在佐井大瑞和藤田德璋二人之间。

佐井大瑞在他的《伤寒论私撰》中记述,听说清国来日医生赵淞阳诊病时,座右悬挂着"仲景诊脉图",据赵淞阳说:"这是五百年前的挂图,由官府收藏,皇帝所赐。"

很巧,后来藤田德璋通过朋友辗转摹写了这幅图并藏于书库。

有一天,佐井与藤田闲聊,当说到《伤寒论》时,佐井充满自信地说:"我自仲景序文中发现了仲景诊脉法,乃千载不传之秘。"

藤田听后,拍案而起,大喊:"奇哉奇哉!吾有一图,可证子之说。"

不久,藤田送给佐井一幅"仲景诊脉图",佐井欣喜之余,作诗一首"张家诊法属亡羊,千载向谁问否臧。睹面相呈人不识,慧心唯有赵淞阳",并把这幅图挂在墙壁,日日欣赏。这幅图现存于世,图上一为老年医者与病人对坐,医者正在用手诊查患者的人迎脉。

显然,这张图并非张仲景肖像画,而是依据文字描述绘制而成的，看来，佐井与藤田颇擅长收集各种历史文献。

那么，佐井见到的吴又可画像，极可能也是好事者依据《温疫论》序文描绘的，现在已无从求证。

现在，中国保留下来的古代医家肖像画很少，而且年代较晚，明代以前的医家画像都是形象画，能够看到的肖像画，大约只有18世纪中叶以后作品，且比较稀少。相反，日本现存医者肖像画较多，时代比中国要早。其中一个重要原因，是门下弟子有描绘师傅肖像的传统，一是作为纪念，二是可以出售，获得经济收入，所以医者的画像是写实的。最早的医者画像，有10世纪的丹波康赖、11世纪的丹波雅忠像，虽然不能称为肖像，但接近写实。现存比较早期的医者肖像，有16世纪初期的田代三喜，中期的曲直濑道三，17世纪初期的林罗山、后藤艮山等等，18世纪以后肖像画更是普遍存在。

另外，关于赵淞阳简单介绍如下。

赵淞阳，苏州昆县人，受江户幕府邀请，于1726年至1729年在长崎传授医学，诊疗病人，结交了日本的文化人和医生。他赴日时带去21种书籍以及各种药材，他在日本期间的诊病医案，现在均有记录留存。

赵淞阳赴日时已经63岁，仍积极与日本学者交流。最感人的是他与香月牛山之间通过书信往来交流学问及诗文书法。书信后来被香月的弟子编成《万里神交》，流传至今。

接着，百百汉阴又给元坚讲述两个病例。

"有一病人，患时疫吐血不止，各种方药均无效。予诊察之后，认为是募原郁邪证，投与达原饮，大汗而愈。另有一病人患恶寒，三年不愈，同样用达原饮，大汗而愈。"

"汉阴先生深得吴氏精髓,巧施于病,佩服。"元坚认真听着,暗记在心。

"今年7月2日京都大地震,余震数十日不止,民众皆露宿屋外,轻病者重,重病者死,当时医生惶恐不安。暑热季节,呕吐腹泻流行,此时用达原饮、葛根芩连汤效果极佳。"汉阴继续讲述半年前京都大地震后发生流行病的情景。

他又对元坚说:"《本草纲目》附方中有用青皮末调酒服,治疗乳核及乳岩未溃,屡试不爽。"

都说传统医学秘方多不轻易传人,可是这位长者对后辈颇有诲人不倦的品德。元坚也有学而不厌的精神,他回家后仔细研究《本草纲目》附方,写出心得体会,记录在《时还读我书》中。

至高荣誉

1835年,元坚升晋奥诘医师,此后,每月一次要为德川家齐将军诊疗。

当年的12月26日,元坚第一次为家齐诊脉。拜谒将军,可是一件天大的事。元坚洗浴干净之后,换上柔软的丝绸内衣,外面披上棉外套。为将军诊病,不能给将军带来丝毫不愉快的感觉,比如身体不清洁有异味,或者手指粗糙触摸将军皮肤,或者衣着不整等等都是犯忌的。元坚精心打点好后,从药匣中拿出一个精致的小瓶,放在口袋里,乘轿出发了。

关于家齐将军,前面已经说过,他自小身体素质好,兴趣广泛、酒量极大,妻妾成群、儿女成帮,自14岁即位第十一代将军,至今已四十八年。

元坚顺利完成了第一次诊疗，将军身体尚好。告别时，他从口袋里掏出小瓶敬献将军："这是名药麝香丸，日服一粒，可延寿强精。"将军满心欢喜。

麝香丸，又称反魂丹。曲直濑玄朔的女婿冈本玄冶，在《家传预药集》中明确说明："延寿反魂丹，今俗云反魂丹。家传号称麝香丸。《儒门事亲》卷十五名妙功十一丸。"

实际上，麝香丸就是妙功十一丸减去"轻粉"而成，曲直濑玄朔命名其为"延寿反魂丹"，黑川道祐、三宅意安又称其"延寿丹"。

麝香丸原是足利家良方，由富山家制作，称为日本特有奇方，众人皆知。因其急救延寿有奇效，故江户药店竞相贩卖。但是，方中的麝香、熊胆等名贵药材在日本无从获得，所以有的药店以猪胆代替熊胆，甚至出现了无麝香的麝香丸。

元坚不仅医术高超，名声享誉远近，而且善于审时度势，因此仕途平步青云。

1836年5月22日，元坚接到幕府命令，为峰寿院殿诊病。

峰寿院，是家齐将军的第十三个女儿，名美子。她于1800年生，1814年下嫁水户少将齐修。1829年齐修死去，封美子为峰寿院。

下午四时，元坚来到位于小石川的峰寿院居所，先听侍者介绍病情，得知自五月初，峰寿院患水气，御医吉田梅庵投药无效。

元坚详细诊察病状后诊断为洪肿，属于阳水，遂采用《千金方》中的"平水丸"，加大黄，当晚由吉田梅庵留下值班。

第二天，元坚朝夕两次出诊，得知峰寿院服药后泻下大量宿水，于是又用生牡蛎泽泻散。并且隔日留宿值班。

如此经过月余，元坚身体有些吃不消了，于是又请来半井策、小川文庵、吉田长祯、丹羽孝彻四名医师轮流值班。其中小川文庵、吉田长祯25年前曾经在长崎求教过清医胡兆新，现在他们都是年过半百的资深医生了。

名医数人，精心调治半年，峰寿院才终于病愈，可见其病得不轻。

此时，虽然峰寿院的丈夫齐修已经死去，但是老父家齐将军仍然在位，大家当然要不遗余力地救治。之后，医生自然也少不了得到赏赐，如元坚获得时服两套，白银三十枚。

可是第二年，就是1837年，家齐不得已让位给次子德川家庆。其原因有二，一是健康欠佳，二是在位太久，执政不利。

德川家齐在位50年之久，是德川幕府在位年限最长的将军，比第二位德川吉宗长21年。

家齐九月引退，四月提前由本丸移入西丸居住。不久前，元坚曾请求赐地，家齐也不食言，将下谷长者街三百坪（1000平方米）宅第赐予元坚。

新即位的德川家庆将军，1837年开始执政，而元坚被任命为家庆的御医。可想而知，现任将军家庆身居本丸执政，前任将军家齐隐居西丸，虽然两丸之间距离不算远，但是元坚同时关照两丸内的将军及家属的健康，也是相当繁忙的。

1839年，家齐第24个女儿末姬患病了，年末，家齐身体状况亦不佳,同时还发生了更让人揪心的事:家庆的后继者家定罹患痘疮。家庆曾生育14个儿子和13名女儿,可是活到此时的只有家定一人,现已15岁。他虽然体弱多病,智力不健全,但好歹是可以用来即位的。如果家定有个三长两短,那将军家可是要断子绝孙了,可以说事关江山大业。

三人都由元坚担任主治医生,于是元坚索性住进西丸,一是可以随时诊察病情,二是能够节省时间著书学习。

经半年调治后,三人逐一好转。特别是家定免于丧命,并于1853年顺利即位,成为第十三代将军。尸位五年,1858年病逝,年仅35岁。

关于元坚遵循"医者仁术"的家训同情救助贫苦百姓,民间还有这样一段佳话流传。

有一天,元坚为将军诊脉,见将军健康尚可,无大碍,两人便闲聊了几句。当元坚收拾起纸笔方签准备返回时,将军问道:"出城后,去向何方?"元坚答曰:"为歌舞伎演者八代团十郎诊病。"

将军立即显现出吃惊的样子:"赫赫法印,岂可为河原乞食卑贱者治病?"

元坚面部表情立刻紧张起来,将军的话令他感到意外。

"医者司命之职,乃仁术也。故不论身份高下,病者必悉救治。"元坚毫不犹豫地回答。

将军反而点点头,赞赏道:"言之有理,不愧为乐真院,所云乃凡医不言也。"

将军所说的"河原乞食"是什么意思呢?这是对于某些职业的蔑视用语,主要包括民间杂艺者,比如能、歌舞伎,还有挖井、屠宰、加工皮革等从业者。河原,顾名思义，就是在河边水源充足处做剥制牛皮工作的人。久而久之，河原周边从事低级工作的人，被称为河原人。歌舞伎在舞台演出时装扮华丽，美轮美奂、其实社会地位低下，生活窘迫，正如有人自嘲说："身着锦衣，榻榻米上乞讨者。"

歌舞伎，不是日本优秀的传统艺人吗？而且2005年联合国教科文组织宣称歌舞伎是优秀艺术，2009年记入无形文化遗产项目。

其实，歌舞伎与所有民间艺人一样，都有饱含辛酸的历史。

歌舞伎原称歌舞妓，发音"かぶき·kabuki"，来自汉字"倾（かぶく·kabuku）"，大概是舞蹈时身体多是倾斜状态吧？

歌舞伎最早是由一女艺人草创，可是后来被男性占据了舞台，现在的歌舞伎完全是男性演员扮演。歌舞伎本来是地道的民间艺术：在村镇建造豪华的舞台，角色由村民扮演，欣赏阶层也是庶民等劳动者。时至今日，仍有极少数偏僻地区保留着歌舞伎舞台，每年一次，由当地业余爱好者演出，但是后继者已岌岌可危。

第二次世界大战后的日本，不仅失去了国威，其实也丧失了大半主权，一切都由美国掌控，占领军司令官有权决定哪些剧目可以上演，哪些不可以宣传。1950年代以后，日本经济逐渐复苏，人民生活改善，百姓开始向往多彩的文化生活。歌舞伎等民间艺术，作为百姓喜闻乐见的娱乐形式，登上大雅之堂。当今的歌舞伎实实在在地成了曲高和寡、一票难求的奢侈艺术。

元坚深得两任将军信赖，直至1841年家齐逝去。数年间，元坚往来于本丸、西丸御所之间，为将军及其家族诊疗。良好的治疗效果证明了元坚的雄厚实力，1840年，45岁的元坚终于达到了医生的最高境界，晋升为奥医师，赐法印，号乐真院。这是父兄未能获得的荣誉，如今集元坚之一身，着实为多纪家增光添彩。

合璧著述

1841年，元坚受命担任医学馆教育总督。当时，一直辅佐多纪元昕的杉本仲温已经逝去，此次任命元坚监管教学，负责医学馆最重要的工作，实际上是让他与元昕共同运营医学馆，地位及待遇都与元昕等同。

在元坚的建议下，医学馆向身份低下的街医开放门户，使其可以入馆自由听讲，推广普及汉方医学，提高民间医生使用汉方的水平。当时医学界出现一种"两化"倾向，游学长崎、大阪等地接受西洋医学教育的医生，返回江户开设学堂，讲授西医学。一些医生开始青睐西洋医学，他们一边继续实施汉方治疗，一边尝试使用西药，尤其在外科、眼科方面，汉洋医学的对立及竞争逐渐明显。在内科治疗中汉方具有较大的优势，历史上甚至受到西洋医师佩服。比如早在1557年，葡萄牙商人兼医师阿尔梅达路（Luís de Almeida），在日本大分市建立了第一座西医院，院内设立了内科、外科、癫科病房，同时对医生讲授西医外科学知识，传授手术技能；内科则完全依靠日本医师用汉方治疗，效果令他十分满意。他认为，汉方医依据张仲景《伤寒论》以及先进的金元医学诊疗，处方用药具有实证性，理论与实践是相符合的，因此他完全信任汉方医的治疗能力。彼时幕府掌控权力，支持汉方医学，所以汉医仍占优势，但是，元坚灵敏地感到形势的严峻性，认为不能掉以轻心。

在以后的10数年中，元坚努力推进医学馆教育及校勘、出版医书事业，而且实现了先祖的夙愿，成功地刊行了《医心方》，同时为捍卫汉方医学地位、抵制西洋医学的威胁，耗尽了毕生精力。

元坚逝去十年后，随着国政的变革，政府大举引入西洋文化，西洋医学、医药更是以难以阻挡之势，冲垮了已经式微的汉方医学。尽管西方医学是先进的、推动人类社会进步的，但这绝不能说明汉方医学是落后的、阻碍人类进步的。

日本实现西化速度较快。明治政府急于"文明开化"，彻底、全面否定江户幕府时期的文化和习俗，快步进入现代社会。虽然传统文化势力负隅顽抗，但是很快就被政府颁布的各项法规所遏制。其实，对于日本来说，所谓的传统文化亦并非固有，而是输入的中国文化，此时只不过是以欧洲大陆文化来取代亚洲大陆文化。对于岛国民族而言，既然都是大陆文化，眼前这个具有较大魅力，那么放弃旧文化也不会痛心。当然在接受新文化时，仍然离不开旧文化的辅助作用。

为了加速引进西方文化，政府聘请欧美专家教化日本精英阶层。荷兰、英国、美国、德国都积极向日本政府推销本国的价值观及文化科学技术体系。依据日本的国体，究竟应该仿效自由主义的美国，还是联邦制的英国，或者是立宪帝政的德国，国内各派势力展开激烈的论争。最后主张学习德国派的胜利，政府遂决定采用德国体制，医学也随之引入德国体系。

明治政府不仅学习德国医学，而且其治国理政、富国强军扩疆等观念受到德国极大影响。明治初期，日本处于迷茫中，故派遣以岩仓见规、木户孝允、大久保利通为首的使节团访问欧美，考察各国体制、军事组织，以及各地民情。当他们感到美国方式不适合日本社会之后，便将目标转向欧洲。在德国，大久保利通一行受到"铁血宰相"俾斯麦的招待，宴席上，俾斯麦演说了如何创造德意志帝国，令大久保为之倾倒。俾斯麦毫不避讳地说："似乎世界各国皆以亲睦礼仪相交，这完全是表面的东西，实际上就是弱肉强食，以大欺小。我要纠正这种不理性，以最大的决心，振兴国力，创造一个以对等的权利实施外交的国家。"对于俾斯麦的外交政策，大久保心领神会，更加觉得日本与德国太相像了，必须采用俾斯麦的国策。大久保照搬了俾斯麦思想，不仅平息了明治时期的国内叛乱，还征兵侵韩，影响力蔓延到昭和时期，使陆军盲目地实践了他的军事观。结果是日本与德国一样发动了战争，残害世界人民，最终受到惩罚，成为受制于人的国家。甚至今日的国民羞于公然宣称"爱国"，因为那个"国"确实曾经面目狰狞而不可爱。

元坚自少年时开始著述，多数著作是在中年至晚年完成的，尤其在掌管医学馆之后，著作不断刊行问世，其中有的是为了补充父元简著作不足而重新撰著，这种书可以称为父子合璧之作。

元坚的主要著作如下。

《奚暇斋随笔》1820—1824 年

《伤寒论述义》1827 年

《药治通义》1836 年

《素问参杨》1836 年

《(订补)药性提要》1837 年

《时还读我书》1839 年

《金匮玉函要略述义》1842 年

《腹诊要诀》1842 年

《诊病奇侅》1843—1845 年

《素问绍识》1846 年

《杂病广要》1848 年

《水肿加言》1850 年校

《医心方》1854 年

《女科广要》1856 年

其中《伤寒论述义》《金匮玉函要略述义》《素问绍识》，与父元简《伤寒论辑义》《金匮玉函要略辑义》《素问识》成为合璧之作。

元简的《伤寒论辑义》完成于 1801 年，后来不断修改经过补订，直到元简 1810 年末突然逝世，书稿仍尚未出版。元简逝后数年间，元胤、元坚兄弟奋力整理父亲手稿，陆续付诸枣梨，1811 年《金匮玉函要略辑义》，1822 年《伤寒论辑义》，1837 年《素问识》相继刊行。

刊本后附录"江户本石町十轩店万笈堂英平吉郎藏版医书目录"图书广告，推荐各种医书。这种定期发行图书广告的传统，至今仍然继续着。读者第一次在书店购买书籍之后，书店就会定期免费邮来精美的介绍古书、新刊的广告册。不知在当今这个网络飞速发展的时代，纸制广告会慢慢减少，乃至消失吗？

那么，为什么元坚要针对元简的著作，再次编著"合璧"之书呢？简单地说，就是元坚觉得，父亲的书中有些考证不足，或者缺少文献支持（因为父亲的时代，有些资料尚未出现），所以有必要补充。元坚在每一部书中都明确说明了编著目的，包含很多信息，供后人参考。可是，现在中国出版的书，因使用底本不同，有价值的序、跋文并未被收录，所以人们在研究时应该选择、参考善本作为底本。

元简在《金匮玉函要略辑义》卷首说："唯恐考据未确，舛漏尤多，不敢示之大方，聊以授儿辈云。"可知，该书是为元胤、元坚兄弟所著。元简逝后，元胤与元坚校对父亲遗稿并于 1811 年刊行。元胤在跋文中缅怀父亲，悲痛地回忆当时父亲编成此书，令元胤撰跋文。可是，他担心自己文章拙劣，会玷污父亲的大作，所以迟迟未能动笔，不料父亲猝逝。如今为继承父亲学术传统，不弃父亲遗愿，他经于撰跋文附于书后。

元坚在《金匮玉函要略述义》自序中明确说明，父亲的《金匮玉函要略辑义》是晚年之作，考述精详，但偶有失载，比如，赵以德《金匮方论衍义》、朱光被《金匮要略正义》等。元坚将父亲逝世后出现的新书内容，补录于自己的著作中。

元简《伤寒论辑义》编成于 1801 年，在二十年后的 1822 年刊行，由元坚撰写跋文。文中不仅回顾元简著述经过，还评介了历代伤寒学家的得失。据说此书完成之后，尚未加以修订，弟子们就恳求抄写。元坚认为传抄会造成讹误，于是与兄元胤二人经过五个月的精心校订，终于告竣。

元坚的《伤寒论述义》1827 年完成，他在自序中述说，童年时期曾听父亲讲授《伤寒论》，当时还不能详细记忆。成年之后,开始读《伤寒论辑义》,仍然有难以理解的问题,而父亲已经离去,此时甚感悲伤。为了适用临证,简明易解,补充父亲著作之缺失,故编著《伤寒论述义》,于1843年刊行,稻叶元熙撰写跋文。

1806年,元简著成《素问识》,在自序中他略述了成书经过,不乏令人唏嘘之情节。如他提到自己被罢官后,稍得闲暇,于是拾取旧稿欲作修订,无奈年过半百老眼昏花,难书蝇头小字。六年书成,然先考已逝,无可求教,不禁掩书三叹。

三十年后,元坚又加校勘、整理并作跋,于1837年刊行。

1846年,元坚在《素问绍识》自序中云:"绍先君子《素问》之识而作也",并列举了著述"绍识"的四条原因。其一,杨上善《太素经注》世久失传,顷年出自仁和寺文库,可据以补缺订误。其二,先兄凤承箕业,殚思研索,将有撰述,而天不假之年,中岁谢世,其遗言余论卓卓可传者。其三,近日张琦著有《素问释义》一编,其书无甚发明,然其用心亦挚,间有可取。如尤在泾等数家之说,或有原《识》之未及引用者。更有一二亲知寄赠所得者,俱未可全没其善。其四,乾隆以来,学者专治小学,如段若膺、阮子元诸人,其所辑著可借以证明经义者往往有之,亦摘录以补原《识》者矣。

可知,《素问绍识》不仅参考了新公开的重要文献,而且收录了元胤等日本学者以及中国的最新研究成果,弥补了元简的缺憾,反映了中日《素问》研究动向。

元坚的著书都是经过长年积累而成,自少年时起,每遇有价值资料即记录成文,以备研究。他一生笔耕不息,诊疗、教学之余，著述了等身之作。

《药治通义》，自 1816 年前后开始编辑，直至 1836 年历经二十余年方刊行于世。

《诊病奇侅》，收载历代腹诊文献，以及腹诊方法，是研究日本腹诊历史的重要书籍。

《素问参杨》，顾名思义，是参照杨上善《太素》考证《素问》之书，编撰过程颇具曲折性。

1836 年前后，经过考证派学者小岛宝素、狩谷棭斋、多纪元坚等人的调查、斡旋，他们最终抄写了仁和寺所藏杨上善《太素》零本二十三卷。《太素》是研究《素问》最可靠的文献，虽然八世纪五十年代已经传入日本，但是藏于朝廷库府，世间无缘寓目。元简也未曾亲见《太素》，当然《素问识》中亦未引用。元坚参考《太素》注释《素问》，考证文字，开始编撰《素问参杨》一书。

按照规定，元坚作为御医，需要到西丸医局值班。值班时并没有太多的事，他正好利用闲时编写《素问参杨》。可是，不断残害江户城的火魔又发出诅咒，1838 年 3 月 10 日早上 6 点左右，厨房的炊事员不慎引起火灾，火焰迅速扩散，瞬间将西丸、大奥、表御殿烧毁。隐居在西丸的将军家齐，与奥中数百名女人，哀号着逃向本丸避难。二百年前第三代将军德川家光建造的壮观建筑，瞬间化为瓦砾。

在此次大火中，元坚的手稿和抄本也未免于难，当时《素问参杨》已经编写至第三十五篇"疟论"，也化为乌有。

大火的惊吓，以及书稿的丧失，令元坚感到无奈而陷入消沉，并中断了《素问参杨》的编写。数年后，他重新振作，收集旧存资料，易稿数次，直至 1843 年末终于编成了《素问参杨》一书。

另外两部是元坚生前最后著作。

他在《杂病广要》自序中曾感慨地说:"年甫成童,欲汇纂诸家论说以为一书。苦卷帙浩瀚,中道而废,其后摘录伤寒法方,撰《伤寒广要》十二卷。将继之杂病,而时方用力讲经,加以事务纷冗,不暇下手。"本书是老年元坚于1848年开始编写,1856年终告完成。

《女科广要》于1856年编成,此时他已重病在身,精力衰顿,无力研墨执笔,但仍编订篇次,由两名弟子整理编录。他内心期待着,若身体恢复健康,或可重新删订。不过,他人生最后的期望并没有实现,数月后,元坚病逝。

夙愿得偿

晚年的元坚在汉方医界享有极高威望,深得幕府信任。元坚与医学馆同仁全力支撑汉方医学教育,持续推进医学馆出版事业。自1795年刊刻《医略抄》之后,医学馆连续刊行了《本草和名》《千金翼方》《圣济总录》《千金方》等医书,获得医界好评,受到幕府褒奖。

此时西洋医学影响逐渐扩大,形成与汉方医学对抗之势,幕府将军的威力明显减弱,传统文化受到威胁。元坚深感不论时势还是时机,都不允许自己怠慢,获取半井本《医心方》已时不可待,实现祖父、父兄的夙愿,是他有生之年的最后目标。此前他已经巧妙地利用幕府的权威,获得了宋版《千金方》和宋版《外台秘要》的刊行许可,这次《医心方》更是志在必得。元坚动用各方面关系,与同仁、弟子合力,1854年终于获允摹写半井本《医心方》,这是半个多世纪以来大快人心的壮举,使汉方界受到极大鼓舞。交涉摹写经过,被森立之详细记录下来,编成《医心方提要》,为后人留下了可靠资料。好记性不如烂笔头,如果没有森立之等人不厌其烦地记述当时的社会以及学术背景,描述出当时的情景,那么,今天我们将对此一无所知。在"提要"资料基础上,现代汉方医界泰斗矢数道明与弟子小曾户氏作了详细整理。

整个过程大概是这样的。

前文已经说过,五十年前,多纪元简为半井家掌门人半井成美的生父北条氏昉治病,曾以参考《医心方》为由,借阅过第八卷,首次目睹了原本《医心方》,可是很快被索回了,多纪家世代心有不甘。

笔者先简单介绍一下参加交涉的人员。

当时半井家的掌门人是半井广明,其生父六乡政速。不知什么原因,此时《医心方》已被收藏在六乡家。

六乡政殷是六乡政速的曾孙,现为六乡家主人。与半井广明家有姻戚关系。

阿部正弘,1843年至1857年任德川家庆、家定两代将军老中(宰相),亦任福山藩主。森立之祖籍也是福山,故被阿部正弘聘为医员。

江户时期实施"幕藩体制",幕是江户幕府中央政权,将军是最高首领;藩是地方政权,掌权者称藩主,也称大名。幕藩是主从关系,但都具有领主权,支配土地和领民。幕府是统治全国的最高权力机构,但也受到大名的牵制,尤其是力量强大的藩主,对幕府是一种隐在的威胁。幕府一方面要控制大名的势力,另一方面也要维持与大名的和睦关系,以获得大名的拥护。作为士人,不论出生在哪里,永远是祖籍的领民。阿部正弘出生在江户西丸城,一生中只有17岁那年去过一次福山，但仍然继承了福山藩第七代藩主地位。

彼时日本有一种制度称为"参觐交代"或"参勤交代"，简单地说，就是中央政府为防止地方政权反叛，要求各藩主的妻儿家属居住在江户，而藩主每年四月至六月之间要到江户拜谒将军，原则上是在江户居住一年，回藩居住一年，也就是交替出勤。幕府赐给各藩大名土地，在江户市中自建宅邸。宅院都相当广阔，有庭院楼阁、山涧溪流，可供大名及家人游览娱乐。他们的生活是与市民隔绝的，居所一般要建造三座建筑，即上、中、下屋敷。大名居住在上屋敷，中屋敷由隐退或后继者居住，下屋敷作为别墅或仓库、避难所等。当时有四百多大名在江户建筑屋敷，大约占据了江户三分之一的面积。不过，各藩获赐大面积土地，对江户的市街建设发挥了作用。此外，由于寺庙也要使用三分之一土地，所剩的三分之一才给街民居住，导致市民房屋非常密集窘迫。这也是这里经常发生火灾、斗殴的原因之一。

明治维新之后，大名屋敷与江户城一同被明治政府接管，土地由官厅、大学或者企业使用。有大名豪族继续居住的，也有卖给政府或民间的，还有将屋敷正门改建为寺庙，以保留原有御殿模样。之后，1923年的关东大地震和1944年至1945年美国对东京进行的106次大小规模空袭，导致江户时期以来的建筑物所剩无几。仅有小石川后乐园、新宿御苑、六义园等庭园保存下来，现在仍可一览旧貌。

现今，东京的美丽庭院和重要建筑地，大多是原来大名的领地遗迹。如东京大学赤门，是加贺藩上屋敷（前田家）；皇居前广场，是会津藩上屋敷（松平家）。日比谷公园，是佐贺藩上屋敷（锅岛家）；帝国剧场，是鸟取藩上屋敷；日本国外交部，是福冈藩（黑田家）上屋敷；庆应义塾大学，是岛原藩下屋敷；美国驻日大使馆，是牛久藩上屋敷等等，有三十五处之多，都是旅游观光的好去处。

"参觐交代"之际，大名的队伍庞大，多则数千余人，彩旗飘扬、锣鼓喧天，队伍的豪华程度反映藩的实力和财力，是江户的一大景观。上京所需费用巨大，大约相当于藩年间经费的5%-10%。富裕的藩主甚至将生活用品全部搬迁进城，如专用厨具、澡盆、厕所等都要搬运。隔一年往返一次，需要雇佣众多劳力，交通、住宿、饮食的花销起到刺激经济的作用，同时也给地方财政造成负担，但对于维护幕府政权稳定有一定意义。

据说，有一次元坚去给将军诊病，途中与大名队伍相遇。大名的队伍大约有六七十人，行装相当华丽，排成T字形缓缓而行。元坚乘轿，一行总共十人。按照规定，法印元坚公务在身，应该优先通行，可是大名队伍不肯让路，双方年轻气盛的随从们发生争吵。轿夫先把元坚的轿子停在路旁的"越后屋"店前，随后几个年轻人冲向大名队伍开始互相殴打。幸好"越后屋"老板是元坚的患者，他将元坚请到屋内休息，以免受惊吓。可是，元坚给将军治病不能耽误，于是他临时雇佣数人抬轿奔赴城内。诊疗完毕，元坚怒气未消，返回医学馆后他派塾头及年轻弟子去大名的宅邸讨个公道。

"今早因公进城途中，贵藩的队伍慢慢悠悠，阻碍法印乐真院进路，并且抢夺了药笼，该如何定罪？而且药笼一旦被污染，药品全部废掉，如何补偿？"元坚的弟子理直气壮地质问大名。

大名深知自己不在理,这事如果传到将军耳中,问题相当严重。于是,大名表示道歉,愿意赔偿损失。

可见元坚虽然稳重厚道,但是也不忍受欺凌。

为获得《医心方》,出面交涉人员中还有阿部正弘的代理人渡边三太平,森立之的好友。另一位是幕府负责监督医学馆的远藤凤统。

1849年《千金方》刊行之后,大大提升了医学馆的自信,元坚开始筹划交涉借抄《医心方》一事。其实,最先行动的是森立之。

1849年3月9日下午,森立之来到多纪家聿修堂,与旧友井口荣达、山口元之医师见面。这次见面的主要目的,就是商量如何向半井家借抄《医心方》,可是事情并没有想象的那样顺利进展,一拖就是五年。

1854年2月末,六乡政殷被招至阿部正弘的府邸,商议借抄《医心方》的程序。3月上旬,半井广明参拜幕府,同意医学馆抄写家藏《医心方》。又过了一个多月的时间,到了4月中旬,半井广明在江户的大宅邸展示《医心方》全卷。接着,关于借抄具体问题,由渡边三太平与六乡政殷进行交涉。从夏至秋花费了数个月的时间,直到10月1日,元坚亲自拜访六乡政殷,借抄之事终于确定,医学馆的同仁们奔走相告,欢呼雀跃。

10月13日,在盼望已久的先祖巨著到来的这一天,一大早八点刚过,六乡政殷将一个木箱送到远藤凤统的府邸,同时附上一封信。无疑箱子里面装的是《医心方》三十一卷,信是半井广明写给渡边三太平的。那么,半井家为何不直接把《医心方》送到元坚家呢?原因还是互相不信任。《医心方》毕竟是多纪祖上的书,万一借了不还,会造成很大麻烦。五十多年前，半井家谎称《医心方》被烧毁了，其实也是担心多纪家夺回该书，毕竟元简的霸道和借书不还的毛病是众所周知的。此次，通过幕府、阿部老中从中斡旋，并承担保证人，也是防止发生意外。

半井广明信中，仍然为五十年前祖父半井成美的谎言辩护，称虽然原本烧失，但是还有一部与原本非常相似的抄本。为解救民众病苦，在六乡氏的再三请求下，他才同意借出。但该本脱字、误字较多，似属粗本，不知是否对医学有作用。现将三十一卷委托六乡氏，详细事宜请咨询六乡氏。

当天上午十点左右，医学馆的人们相继来访远藤夙统豪宅，观览八百年前的《医心方》。半井家所说《医心方》是一部粗本，但其实是一部古香古色的古抄善本。观者虽然万分激动，但是在幕府官僚家中，大家还是受拘束的，安静地看书。直到下午三四点，大家欢喜的心情仍未平静。日本人的习惯是凡事都要以酒为乐，这样的日子决不能错过喝酒。于是，人们成帮结群地向元坚的三松书院行进，在那里召开《医心方》庆贺会。夜里雨中，饮酒赋诗，畅谈狂欢。

参加者共十三人，都是医学馆的重要人物，包括多纪元坚、元昕、元琰、元佶、山崎宗安、小岛春沂、辻元崧庵、山本顺庵、涩江抽斋、伊泽柏轩、稻叶元熙、堀川舟庵、森立之。

兴奋之余，众人诗兴大发，纷纷提笔作诗。

森立之七言绝句：

小春奇暖满书堂，心共梅花欲自狂。馥郁古香君莫怪，翻披卅卷医心方。

涩江抽斋七言绝句：

大少二神创此业，和丹双派世名誉。逢时韫玉开櫜出，喜写皇朝第一书。

日本传说医学是由"大国主命神"和"少彦名神"创造的。和丹是指"和气"和"丹波"，就是当时的"半井"和"多纪"两家。

第四节 校刻医书

早期的多纪家跻寿馆，以及官立后的医学馆，不仅实施医学教育、考证著书并广聚医书，而且积极开展校勘、刊行事业。跻寿馆时期，1795年元简校订了先祖丹波雅忠的《医略抄》，以聿修堂私版刊行，其后又相继刊刻了《本草和名》《千金翼方》。官立医学馆时期，在幕府的支持下，他们于1816年刊刻了二百卷巨帙《圣济总录》，1848年幕府出资命令医学馆校刊《千金方》。1860年，医学馆经过十余年校勘、刻板，终于出版了《医心方》，这也是医学馆最后一部出版物。

《医心方》

在前夕所说庆贺会的第二天，即1854年10月15日，远藤夙统的令状和《医心方》被送到医学馆。元坚郑重接收，并打开令状拜读。其大意是：现交付《医心方》三十一卷，是否抄写或版刻，慎重调查后实施。元坚当场毫不犹豫地回答说："抄写刊刻。"

这令医学馆的同仁们兴奋不已，并开始周密筹划摹写规则和程序。他们共设立十五项规定，包括预算、抄写方式、出勤时间以及午饭、茶歇详细安排，还制定了鼓励奖赏条款，由喜多村直宽执笔书写纸面四页。

元坚向医学馆参与者发出通知：校刊《医心方》三十一卷，设立新组织，分工如下。总理：多纪元坚、元昕；校勘：喜多村直宽、多纪元佶、船桥宗春、小岛春沂；副校勘：涩江抽斋、伊泽柏轩、森立之、堀川舟庵；另设监理四人，由多纪元佶、元琰、小岛春沂、船桥宗春担当；写生十六人，由冈田昌春、喜多村安贞等组成。

摹写工作自 1854 年 11 月 1 日开始。写生们每日早晚跪拜丹波康赖灵牌，供奉线香和鲜花。

写生必须严格遵守摹写规则，完全依照原本抄写，不准表现出自己的笔锋，而且绝不允许玷污原本。每一名写生都配一位帮手照料抄写，元坚、元昕时常巡视监督。写生早八时之后出勤，一天规定抄写三页，抄完可以提前回家。当天没有完成任务者，可以推迟至次日继续抄写，一天抄完六页者，可以休息一天。每天有一名教授值班，负责解决抄写中出现的问题，工作人员抄写时不得闲谈，笔墨砚小桌都要自己携带，营造出一派严谨而自由的氛围。

12 月 14 日全书摹写完成。元坚向远藤夙统做了汇报，并正式提出刊行申请。远藤夙统回复：许可出版《医心方》。出版费用由幕府支付，但是出版物出售获得书款要偿还幕府，关于每年偿还金额另议。

元坚立即着手刻板，字体、行数、字数完全依照原本，临摹缩写，讹字误字皆不改正，保持原貌，仅将卷子本改为册装本，并且在各卷末附录了详细的"校勘记"，说明此次校勘原本《医心方》，以"仁和寺本""旧抄零本""延庆本"为参校本。

"仁和寺本"，十七卷残本，1791年多纪元德曾经借抄过。

"旧抄零本"，多纪家原有抄本三卷。

"延庆本"，半井家延庆二年（1309）古抄本、册装。元简曾借阅过第八卷。

因为元简借阅过第八卷一册，所以早已知道半井家有《医心方》古抄本，刻板时也将这部抄本借来参照。

那是在1855年3月11日，由六乡政殿的医官山口元之分三次将延庆本带到医学馆，但是借期非常短。于是元坚带领十人，紧急依照延庆本校勘，并于十天后返还。孰料半年后这个延庆本却遭到了不幸。

返还的延庆本保存在江户半井家宅。10月2日晚10点左右，江户发生了七级大地震，史称"安政大地震"。半井家在震中化为一片废墟，延庆本也未能幸免。当听到这个消息后，医学馆众人痛心疾首，认为如果不急于返还，本书一定能避免被毁。元佶在日记中愤慨地写道：痛惜至极。不顾大义，妄然秘藏之罪，招致天怒。幸而原卷留存医学馆而免遭震灾，永续千万年，囊祖遗灵所护也。

这一段话，表现出元佶惋惜愤恨之情，同时也证明多纪家与半井家的世代恩怨。直至1982年，日本文化厅以三十亿日元购买了《医心方》原卷，作为国宝收藏在东京国立博物馆中。

校勘《医心方》，除使用校本之外，人们还参考了《医心方》中所引用的唐代医书。当时日本保存的有《千金方》《外台秘要》《新修本草》《本草和名》等，但是这几部书在中国已经亡佚。

《千金要方》与《千金翼方》

《千金要方》，又称《千金方》，唐代孙思邈著述，成书于 650 年至 658 年之间，一直以抄本流传四百余年，至 1064 年以后由宋朝校正医书局校勘，首次刊行。

9 世纪末，日本遣唐使将《千金方》带回日本，后被日本历代医书频繁引用，但也逐渐散佚，现仅存古抄本《千金方》卷一，后称为《真本千金方》。最早是半井家传抄本，后藏于吉田快庵家，流入书肆后，被多纪元坚购得，藏于聿修堂文库，后归入东京国立博物馆，现保存在日本宫内厅书陵部，堪称天下无双，极为珍贵。1831 年，松本幸彦摹刻半井家传本刊行。

《真本千金方》的购入仍然与书商英平吉有关。大约在 1820 年前后，英平吉携带一本《千金方》来到伊泽兰轩家中，将书展示在兰轩面前。英平吉大概还记得，十几年前狩谷棭斋曾在他的书店里购买了元版《千金方》，并且转让给伊泽兰轩，所以这次他又来兜售此书。兰轩一见这是唐朝卷子抄本，非常渴望得到，马上询问价格。

"吾以钱二百文购入，乃天下无二之真本，先生若有意，仅以五两金沽售，如果到多纪家，最低要十两也。"英平吉向兰轩示出诚意，因为他们毕竟是常来常往的好友。

可是，兰轩实在拿不出这笔钱来，即向英平吉讨价还价。奇货可居、善价而沽，英平吉告别了兰轩直奔元坚宅邸。

英平吉端出珍本，任凭元坚翻阅。元坚满面笑容，问："何价出售？"

"十两金相让。"二人直来直去地交涉。

元坚将书慢慢合起，笑答："价廉物美"，顺利成交后将其纳入聿修堂书库。

可是，一次性支付黄金10两，对元坚来说也有困难，他最后只好分两次付清。不久，兰轩得知元坚购得此书，便请求摹写，这样兰轩也收藏了一部抄本。可见，此时兰轩与元坚的实力与财力已经出现较大差距。

那么，英平吉收购转卖获利如何呢？简单说说江户时期的货币制度。

江户时期实行三种货币制度，有金货币、银货币和钱货币。由身份决定使用哪种货币。上级武士使用金货币，下级武士及商人使用银货币，百姓、农民使用钱货币。江户城大多使用金货币，关西一带基本使用银货币，金银货币可以交易，兑换利率会受到幕府财政状况影响。钱货币不能与金银交易，如果贬值，日常用品价格上涨，平民百姓的生活会更加窘迫。当时金1两相当于钱6500文，可以推算一下，钱200文收购的《真本千金方》，以金10两出售，英平吉作了一本万利的生意。

医学馆曾于1848年接受幕府命令，翻刻米泽侯旧藏宋版《千金方》，由幕府出资，伊泽柏轩、堀川济、森立之三人承担具体工作，多纪元坚、元昕、小岛宝素等人负责监督。

翌年，医学馆复刻刊行《备急千金要方·江户医学影北宋版》，附录《考异》一册。《考异》中记述了多纪元坚等人的审查版本见解。他们认为米泽本是由三个版本构成：一是治平三年（1066）原版，共214页。二是元祐年间（1086—1094）补版，共182页。三是乾隆道光淳熙年间（1165—1189）补版，共289页。现代学者研究断定，米泽本是绍兴七（1147）年刊行，光宗（1194—1200）年间补版本，虽然不是北宋治平原刊本，但它是与原刊本最近似的唯一版本。

早在20年前，元昕继承父业，担任医学馆主人，在杉本仲温的协助下，以多纪家名义向医官们酬金，刊行了孙思邈的另一部著作《千金翼方》。本来《千金翼方》是为了辅翼《千金方》而作，为何他们先刊刻《千金翼方》呢？原因是多纪家旧藏一部元朝成宗大德十一（1307）年梅溪书院刊本《千金翼方》，于是以此为底本，有志者三十人捐款，于1829年顺利刊行。校刻《千金翼方》是元昕担任馆长以后第一项出版事业，或许元坚此时忙于著述及诊疗，或许有意回避，因而似乎未参与校勘，所以在翻刻的《千金翼方》中未见多纪元坚署名。

明治时期，多纪家旧藏《千金翼方》归政府所有，后转入内阁文库，明治二十四年移交宫内省图书寮，现存于宫内厅书陵部。1829年出版的《千金翼方》和1848年出版的《千金方》的二书的版木，于1878年被黄学熙购买并带回中国印刷，自此在中国广泛流传。

这部《千金翼方》得以纳入多纪家书库聿修堂，仍然是元简执着的结果。本来元简家藏有明王肯堂校本《千金翼方》，但讹误脱衍较多，使他常感遗憾。某日，元简听说城东街医白贞庵家藏有元版《千金翼方》，便想尽各种办法向白医生索购。可是白医生说，这是家传宝书，不敢擅自流出。求购不得，元简耿耿于怀、念念不忘并伺机行事。

1786年是丙午年，依据阴阳五行的属性，丙与午都属火，迷信的人们认为丙午年火灾多。尤其传说丙午年出生的女孩子，性格刚烈、命硬克夫，出嫁较难。虽然这都是民间传说,没有科学根据,但1786丙午这一年,还真是多灾多难。元旦后的一场大火烧了两天两夜,让人们损失惨重;七月又发生大洪水,天灾连发便城市瘫痪;九月将军德川家治死去,老中田沼意次退任,政界动摇;入冬后,米价高腾,民不聊生。此时的白贞庵医生无法支付日常生活费用。元简见有机可乘,便又与白贞庵交涉购买《千金翼方》一事。白贞庵无奈,只好忍痛割爱。元简虽然非常得意,其财力却也是捉襟见肘,不得不拆东补西,将家藏杂书数十部卖掉,终于获得了梦寐以求的元版《千金翼方》。

翌年六月,元简友人木村巽斋,不远千里自大阪寄赠元版《千金方》。孙思邈二书俨然如双璧,令元简不胜欣慰。

木村巽斋是一位大阪的实业家、富豪,经营造酒业。他博学多艺,擅长诗画,精通物产学,喜好珍藏古籍、金石器物、书帖等,四方好事者竞相交游,名声颇震,晚年曾收购了吉田篁墩的珍藏品。木村巽斋1802年死去,他"蒹葭堂"的庞大藏书,由幕府下令纳入昌平坂学问所。明治时期,昌平坂学问所大部分藏书转入内阁文库,但也有少部分流失,比如东京国立博物馆也收藏着部分昌平坂学问所的藏书,其中有按捺"蒹葭堂藏书"印的旧藏。

《外台秘要》

《外台秘要》是校勘《医心方》的重要参校本。《外台秘要》四十卷,由唐代王焘编著。成书较《千金方》晚百年左右,但是其价值毫不亚于《千金方》,而且书中引用内容皆标明出典,为文献研究提供了重要依据。

当时日本大约有三种与宋刻本相近的《外台秘要》传本，一是纪州藩医竹田纯道家藏本，全卷完帙；二是枫山秘府藏本，残卷；三是荻野元凯藏本，残卷。

竹田家本是其先祖竹田昌庆留学明朝时所得，并于1378年归国时带回日本，世代相传，价值极高，但之后存佚不明。不过，最近传出新消息，某古书店藏有宋版《外台秘要》四十卷，待价而沽，或许即竹田家本。只是未知将花落谁家。

枫山秘府残卷，存卷3、6、9、11、21、22、23、25、26、27、28，共11卷。每卷卷首有"金泽文库"印，现藏于宫内厅书陵部。

枫山秘府即明治维新后的红叶山文库。江户初期，幕府在江户城内的红叶山设立图书馆，专门供将军阅览。此外，老中、高级幕僚、学者和一部分藩侯也可以使用，但要事先向主管人提出申请，获得同意后才可以借阅抄写。

枫山秘府的前身是"富士见亭御文库"。江户幕府成立以前的1602年，德川家康在江户城本丸南端的富士见亭建立了文库，收集金泽文库等藏书。1607年家康隐居骏府城（现静冈县），命令林罗山新建文库（后称作"骏河文库"），并将一部分旧藏移入新文库。家康的文库不仅大量搜集汉籍、和书，而且还实施抄写和出版事业，如伏见版、骏河版等刊本。1616年家康死去，按照遗言，后人选出重要旧本及稀世之作五十部，纳入富士见亭御文库，特称为"骏河御文库本"，其余藏书分别赠给德川家的（尾张）蓬左文库、（水户）彰考馆文库、（纪州）南葵文库。

1639年，武器库迁移到江户城红叶山历代将军灵庙旁。翌年，人们又在红叶山建立了会所和书库各一栋。由于书籍不断增加，书库显得拥挤，1711年增筑一栋，形成了东西藏书库。1713年，德川家宣将军逝去，家藏书籍纳入书库，称为"樱田御本"，为此又增建一栋书库，名"新御藏"。

第八代将军德川吉宗比历届将军都重视文化，尤其是具有实际应用价值的学问，并且大量引进外国先进知识和书物。他本人也经常出入文库，借阅书籍，而且命令各藩国收集古文书，通过长崎港口大量输入汉籍。甚至连中国明末清初盛行的戏曲、通俗小说，如《水浒传》《西游记》等，都被视为基本的历史资料，珍藏至今。

1828年，丰后国佐伯藩（现大分县）第十代藩主毛利高翰，将先祖毛利高标的"佐伯文库"藏书八万册及私人藏书两万册，寄赠枫山秘府和昌平坂学问所。随后，1830年末又一栋书库建成，至此，枫山秘府总共有四栋书库。

进入明治时期之后，枫山秘府的归属发生数次变化，后改称为"红叶山文库"。1873年皇居发生火灾，数年后藏书归入城内书库，就是现在的内阁文库。1971年，国立公文书馆设立，内阁文库本移入公文书馆，现在对外开放。清楚标记藏书来源，如"丰后佐伯藩主毛利高标献上本""红叶山文库旧藏""昌平坂学问所旧藏""医学馆旧藏"等等。

如果人们到内阁文库调查古籍就会发现，有些书盖有"金泽文库""浅草文库"藏书章，而且善本居多。

金泽文库是日本历史上最重要的文库之一，是镰仓时期武将北条实时晚年设立，大约建成于1275年前后，比红叶山文库早四百余年，是武家最早的文库，位于神奈川县横滨市金泽区。

金泽文库藏品最古最善，包括宋版汉籍以及日本卷子抄本，珍品夺目。可以说，如果没有金泽文库的收藏，日本很难有今天的善本、珍本传世。镰仓幕府崩溃、北条氏灭亡后，金泽文库的书物被后世瓜分，主要流入战国大名后北条氏、足利义满、丰臣秀次、德川家康、前田纲纪等强豪手中，而金泽文库剩下的劫后余物，其价值已不言而喻了。现在，金泽文库改为博物馆，馆中展示着北条氏历代肖像画，保存着佛像等国宝及重要文化遗产。

浅草文库，草创期称"书籍馆"，曾隶属于博物馆，后搬迁至浅草寺前，更名为"浅草文库"。其成立于明治初期的1870年前后，属于公立图书馆，虽然历史比较短，但是藏书价值不低于金泽文库。藏书主要来自昌平学问所和红叶山文库，约一万三千部，十三万册。浅草文库最兴盛时期，年间约有八千余人参观、阅览、复制等。1881年上野公园新建博物馆，浅草文库的书籍移入博物馆，浅草文库关闭。旧藏的一部分古籍、古文书归东京国立博物馆所有，另一部分转存内阁文库。

荻野元凯藏残卷，存卷2、3、7、12、16、17、19、32、35、40共10卷。该残卷后转为福井家崇兰馆所有，现藏于武田杏雨书屋。

荻野元凯，京都朝廷医官，因诊疗皇太子有功，叙升典药大允，曾受聘于江户医学馆，讲授《温疫论》。他擅长吐法和刺络法，著有《吐法编》《刺络编》，提倡推广解剖学，倾心于荷兰医学，被称为汉兰折衷学派。

多纪家医学馆曾抄写了枫山秘府的《外台秘要》残卷，并且依据荻野元凯残卷补抄了一些，但毕竟是残卷互补，充其量不过二十卷，仅是原著的半部。医学馆在广泛调查医书的过程中，得知日本自古藏有一部宋版《外台秘要》，又发现《视听日录》承应二年（1653）闰六月条中有这样记载："将文库医书《外台秘要》与纪州藩侍医藏书相校。"据此推知，纪州藩侍医藏书，当指纪州藩医竹田家藏宋本《外台秘要》。但是，如何获得该书，是对元坚交涉能力的考验。

元坚首先想到了冈田元隆，他是纪州藩主德川齐疆的随从，居住在纪州。齐疆是将军德川家齐的第21个儿子，1846年至1849年任纪州藩主。元坚数次向冈田元隆说起自己渴望借阅竹田家《外台秘要》。终于，元隆被元坚的诚意所感动，于是请求藩主帮助。1849年，由幕府命令竹田家将《外台秘要》送到江户。医学馆立即雇用高手摹写两部，一部纳入枫山秘府，补足了原残卷本，另一部归医学馆所有。

当这部宋版《外台秘要》展现在医学馆之时，刚刚接任医学馆讲师的森立之无比激动，他这样描述："特此本真为林亿等经进之原刊，而首尾完具，毫无缺失，岂可不谓天下之至宝乎？"他还讲述了抄书情景："以五人分书之，越三年乃成，其费不赀。"大约经过四年时间，《外台秘要》校勘完毕，并完成"宋本外台秘要方考异"附录于后，卷末还有多纪元坚、喜多村直宽、多纪元昕跋文。

杨守敬曾频繁访问森立之，二人有过多次笔谈，讨论交易书籍。杨守敬获知医学馆抄写了竹田家宋版《外台秘要》，于是与友人杉本忠温商量，希望得到一部。忠温认为，纪州藩本已归还，不可再阅；呈献枫山秘府的新抄本也无法出库，唯有医学馆的一部，明治初期已流入民间，如今不知在谁人手中，可探寻之。过了一段时间，忠温果然拿来抄本一部，仅缺最后一册，大概因为卷末有题识，唯恐被官府发觉而故意隐匿。守敬眼前一亮，所见抄本影摹精良，与宋刻无别，森立之所言不虚，真乃五人之力，三年之功而成也。虽然索价殊昂，但守敬欲罢不能，遂咬牙购下。他又委托书记官严谷修，抄写枫山秘府藏本的最后一册，补全四十卷，完璧带回中国，现藏于台北故宫博物院。枫山秘府藏本，现归于日本内阁文库。

在多纪家出版了《千金翼方》之后，医学馆又刊行了《千金方》，按理说摹写、校勘后的《外台秘要》应该即刻印刷。可是，此时医学馆为校刻《医心方》倾注了大量精力，无暇顾及《外台秘要》。而且此时医学馆的实力急速下降，重要人物相继逝世。步入明治时代后，宋版《外台秘要》的刊刻事业彻底中断。

直至一百三十年后的1981年，日本东洋医学研究会影印了静嘉堂文库珍藏的宋版《外台秘要》。至此，1069年北宋校刊本终于揭开了千年面纱，展现出容颜。

那么，静嘉堂文库以及所藏的《外台秘要》又是怎样的来历呢？

静嘉堂文库在日本传统文化研究领域可谓无人不知、无人不晓，"静嘉"二字源自《诗经》"其告维何，笾豆静嘉"。创始人岩崎弥之助，将自家文库命名为"静嘉堂"。他本来是一位实业家，三菱财团创业者岩崎弥太郎的弟弟，后来继任三菱财团的第二代总帅，并担任第四代日本银行总裁。他年轻时钟爱学问，曾师从重野成斋习汉学，为了报答师恩，援助重野成斋搜集古籍书画、茶具刀剑等古代美术品，以藏书家、收藏家而著名。1907年，学者岛田翰得知陆心源之子陆树藩拍卖家藏，建议日本收购。在重野成斋的鼓动下，宫内大臣田中光显和岩崎弥之助合作。结果，富可敌国的三菱财团购买了"皕宋楼"藏书四万余册，其中宋元版二百种，包括宋版《外台秘要》。"皕宋楼"藏书奠定了静嘉堂的基础。

翌年，58岁的岩崎弥之助逝去，长子岩崎小弥太不仅继承了家业，而且也完成了父亲的遗志——扩充文库，并向学者开放。1940年，他创立财团法人静嘉堂，将家藏及文库设施全部捐献，彻底放弃经营权。

近年，静嘉堂的宋元版古籍在网上公开，读者可以付费阅览，但价格昂贵，不是一般学者能够承受的，可谓商魂不散。

借此话题，笔者再简单介绍一家与岩崎财团有关的文库——东洋文库。

文库创始人是岩崎弥太郎的儿子岩崎久弥，三菱财团第三代总帅。1917年，他收购了"中华民国"顾问、澳大利亚人莫理循庞大的私人藏书，其中包括大量与中国相关的书籍与资料。据莫理循自述，当时美国哈佛、耶鲁大学希望购买，加利福尼亚大学更是直接开价三万五千英镑收购。但是，莫理循十分希望能把这些书籍留在东方学界，并且要价四万英镑。岩崎久弥接受了这个价格，于是，两万本书、四千本小册子、两千幅地图和刻本被装进五十七个箱子中运往日本。如同皕宋楼与静嘉堂的关系一样，莫理循藏品构筑了东洋文库的基础。

1924年，设立财团法人东洋文库，成为民间图书馆兼研究所，岩崎久弥不参与文库经营，只是支付必要的图书费和研究费。

这些文库的共同特点是建筑典雅、环境幽静，具有神秘的吸引力。但是，开馆日少，馆员多于读者，经营理念不可谓不保守。

《本草和名》

《本草和名》由日本平安时期医生深根辅仁编著，大约完成于918年前后。他依据中国唐代官方药典《新修本草》，收录1025种本草药物，记载药名、别名、注音、出典、产地以及医用功效，标注日本读音等，可以称作日本第一部汉和药物学、博物学、语言学词典。《医心方》卷一"诸药和名"中引用《本草和名》内容，二书是相互校对的重要文献。

《本草和名》编成之后，被淹没八百余年，鲜为人知。935年前后，源顺编辑的《倭名类聚抄》序文中云"大医博士深江辅仁奉敕撰集新钞倭名本草"。深江辅仁即深根辅仁，传说深根是三国吴国孙权的后裔，钦明天皇时期经由朝鲜渡日，由天皇赐姓深根，全族以医药为业。《倭名本草》又称为《和名本草》，《倭名类聚抄》称作《和名类聚抄》。随之倭国改成大和，倭人成为大和民族。日本人似乎不太喜欢"倭"字，甚至已成为全国讳字。倭、和二字的日本语发音相同，所以改成寓意美好的"和"字。另外，《仁和寺书目》中也著录了《本草和名》。

多纪元简对书的嗅觉极其灵敏，不会错过调查机会。1796年前后，元简的地位和名声如日中天，他可以自由出入秘府文库。他在枫山秘府藏书目录中发现了《本草和名》古抄本，马上申请借阅抄写，并且依据自家藏《医心方》校订讹误。由于时间仓促，谬误残存，他也寄望后学再订，也捐资雕版发行，将之公之于世。在这件事上，元简功莫大焉。

五十年后,医学馆校勘《医心方》,需要参照《本草和名》,因为元简刻本有误,于是又将枫山秘府古抄本借出。此时,森立之抓住时机,令弟子青山道醇摹写一部,自家收藏。后来枫山秘府《本草和名》原本去向不明,而森立之的写本却保留着古本原貌,可谓功不可没。

最终,森立之藏本《本草和名》归杨守敬所有,现藏于台北故宫博物院。

《新修本草》与《本草经集注》

《新修本草》二十卷是唐朝政府敕令苏敬等编撰的,成书于公元659年。该书是在《本草经集注》的基础上新增药物和注释而成,可以看作一部唐政府发行的药典。公元700年前后,日本遣唐使将《新修本草》抄本带回国。大约在公元800年前后,日本政府规定医生学习《新修本草》。

中国宋代以后,《新修本草》原本亡佚,但内容被保留在后世本草书中,如《证类本草》中保留了《新修本草》内容,称作"唐本草"。日本江户后期,曾经的珍本佚书相继被发现,如《太素》《明堂》以及《新修本草》,虽皆为残卷,但价值极高。

关于《新修本草》残卷的发现及传抄,历代本草学者有详细研究,大致认为,日本保存的古抄本《新修本草》有三种。

一是《新修本草》第15卷,京都福井家藏本;二是京都仁和寺1834年发现的卷4、5、12、17、19共五卷本;三是京都收藏的卷13、14、18、20共四卷本。至此已知世存《新修本草》共十卷，这几种抄本的流传都有耐人寻味的故事。

有一年，狩谷棭斋要去京都，临走时他受小岛宝素委托，让他到福井家摹写《新修本草》第 15 卷。可是，福井家自古有家法，书籍拒不外借。因此，宝素想出一个办法。他从《证类本草》中摘录出《新修本草》卷 15 的部分内容，按照仁和寺本装订成册，交给棭斋带上。棭斋带着书和一个饭盒来到福井家，请求与福井家藏书校对一遍，只需一日即可完成。福井家信以为真，觉得既然有相同版本，也无须保密了，故允许棭斋带回住处校对。棭斋遂将书卷携回旅店，彻夜未眠，摹写一部，翌日原本奉还。如此，小岛宝素等人获得了卷 15 的抄本。

1834 年，当仁和寺发现《新修本草》残卷的消息传出后，尾张藩医浅井正翼派弟子塚原修节摹写一部，后来这个抄本也被小岛宝素重抄一部。

1842 年，小岛宝素奉命随从日光准后宫舜仁法亲王前往京都，顺便访书，观看书展，并且拜访了福井崇兰馆，亲见旧藏《新修本草》四卷摹写本。当时福井榕亭已是耄耋老人，对书籍管理远不如以往严格，小岛宝素觅机抄写了崇兰馆珍本。

又传说小岛宝素曾于京都一缙绅家抄录《新修本草》十卷本，总之，小岛宝素抄写了传世的十卷残本，又从各种本草书中辑佚出十卷，以仿古写本格式复原成二十卷本。

1890 年，清朝外交官傅云龙自美国回国，途经日本，获得日本抄本十卷，其中包括小岛宝素辑佚的《新修本草》三卷，均刊入《籑喜庐丛书》中。

森立之曾转抄了宝素堂本。1901 年，罗振玉在东京古书店购得森本，八十年后，由上海古籍出版社影印出版。

1848年，52岁的小岛宝素去世，他倾注心血传抄、辑佚的《新修本草》是为后人留下的宝贵遗产。嗣子小岛春沂（抱冲）与森立之、森约之父子，继承宝素遗志，于翌年夏季开始，利用《新修本草》复原《本草经集注》。

一般认为，《神农本草经》成书于三世纪的东汉，经过魏晋南北朝，或毁于兵燹，或增删改订，至五世纪时已散佚殆尽，医家已经难以寓目。齐梁间道士陶弘景立志整理编订，并且加以注释，于公元500年前后编成《本草经集注》。百余年后，日本遣唐使将《本草经集注》带回日本，作为日本医生学习的教科书。自公元787年以后，日本的本草教材由《新修本草》取代了《本草经集注》。平安朝之后，日本所存的《本草经集注》失传。

《本草经集注》是一部承上启下的重要本草书，不仅保存了《神农本草经》的内容，而且也为《新修本草》奠定了基础。遗憾的是，古代本草书籍，随着新书的出现而渐次散佚，最后完整保存下来只有宋代的《证类本草》。后代的学者心有不甘，尝试逐次复原古籍。南宋至明清时期，中国学者开始辑佚《神农本草经》，而同时期的日本学者，以按部就班的程序，推进《新修本草》、《本草经集注》和《神农本草经》的复原工作。如小岛宝素抄录了《新修本草》二十卷本，森立之带领后辈辑佚了《本草经集注》七卷稿本，在此基础上最终复原、刊行了《神农本草经》。

《本草经集注》现存两部稿本，第一稿本藏于国会图书馆；第二稿本于明治时期曾被罗振玉收藏。1942年，罗振玉之孙罗继祖任教"满洲医科大学"期间，将父亲所藏稿本赠予冈西为人。日本败战后，冈西为人带回了稿本，生前一直个人保存。五十余年后的2008年4月20日，冈西为人之子冈西克明，将此稿本捐赠予京都大学人文科学研究所。

轻轻翻阅这部蕴含着师徒、父子、祖孙的情怀，承载着数名学者笔迹的稿本，或许有人会对他们的付出稍感不解。在当今高科技时代，像这种复原工作可能轻松得很。但是，不要忘记，历史是需要沉淀的，不是一蹴而就的，没有一步登天，只有登梯攀峰，方可望远。

《太平圣惠方》与《圣济总录》

除以上书籍之外，多纪家医学馆还完成了两部大作，值得记述。即《太平圣惠方》与《圣济总录》。

《太平圣惠方》百卷为宋朝政府于992年敕令编成。北宋、南宋均有刊本，但皆失传。该书曾两次赐予朝鲜，亦湮晦不存。日本藏有南宋刊本五十卷、写本五十卷，合计一百卷全本。此本原属金泽文库藏书，由骏河文库收藏，其后家康赐予尾州德川家，现藏于蓬左文库。

《太平圣惠方》的成书年代《医心方》接近。北宋政府敕令王怀隐等人编撰《太平圣惠方》时，日本的丹波康赖正在宫廷默默地编写《医心方》，可以认为，二书具有同等重要的时代意义和文献价值。然而，二书最重要的区别是，王怀隐没有明确记载引用文献出典，而丹波则详细注明国名、朝代、书名、人名等，所以后者更具有可靠性和参考价值。

1792年，多纪元德受命抄写《太平圣惠方》，并于抄本后附跋文，介绍版本情况，提到其中一部分是宋刻本，一部分是补配抄本；另外还有一部，是1516年祖先丹波赖量借抄半井家本。二本文字妍好,皆为绝世奇帙。

其实,多纪聿修堂与福井崇兰馆,各自藏有宋版零本五卷,此次奉命抄书,多纪家自然要多抄一部收藏。善本流入民间后被不断传抄扩散,后来明治时期杨守敬也购得一部抄本带回国。1958年,中国人民卫生出版社刊行的《太平圣惠方》底本来自日本,但属于哪一个版本,尚无确论。

另一部是《圣济总录》二百卷,亦为北宋政府于1118年敕令编成。成书之后,遭逢靖康之乱,版木被金军掠夺,所以南宋人并不知晓此书的存在。而且,金元时期未曾重刻,直至清代,《圣济总录》已经完全散佚。日本保存着一部元朝大德年间本。这个元版实际上是宋版重印本,只是将卷首题名改刻而已。

关于《圣济总录》传入日本的经过,有这样的记载。

1547年,足利将军的侍医吉田意安第二次赴明朝,因治愈明帝的宿疾而获得赏赐。1550年归国时,朝廷除赠送颜辉扁鹊图、花梨、罗钿、熏香、墨等贵重物品之外,还有大量医书,其中包括元版《圣济总录》二百卷全帙,后由吉田家代代珍藏。

多纪家亦保存一部抄本,但讹误较多。因此元简对吉田家的元版羡慕不已,曾感叹《圣济总录》成于北宋而晦于南宋,中国不传而存于夷狄,徽宗慈心之所寓,得不泯于千载之后者,抑亦奇矣。

1804年,元简向吉田家借来元版,并拿出自家抄本以及其他零本,组织数名弟子校对,纠正讹误。历经三年,完成一部仿宋抄本。1810年元简猝然离世后,元胤与杉本为了推进医学馆校勘出版事业,同时出于危机感,担心如此珍贵书籍，一旦遭受火灾吞噬，损失无法挽回。于是，杉本与元胤、山本等人相商，筹划刊行二百卷巨著。他们于1813年开始进行筹款、排版等繁杂事项，又经过三个春秋，1816年终于以木制活字版印刷二百部珍本。

后来，日本的抄本和刊本都传入中国，大概都是被杨守敬等人收购带回。《故宫博物院书目》、陆心源《丽宋楼藏书志》、丁丙《善本书室藏书志》、沈德寿《抱经楼藏书志》等皆有著录。

以上两部百卷巨帙，数百年之后失而复得，总归是值得庆幸的事，交流是推动文化绵延不断的力量。

百年之殇

61岁的元坚，身体状况一日不如一日，显得极其疲惫。他每天拖着沉重的身体，除了日常教学、诊疗之外，还要筹划《医心方》摹写及刊行，耗费了大量精力。经过四年摹写，当一部仿真《医心方》展现在眼前时，他流露出欣慰的表情。全卷出版《医心方》是他人生最后愿望，也是到天堂与先祖相聚时的珍贵礼物。

元坚似乎比较擅长置地购屋。他居所数处，外有别墅，经常供弟子们使用。他在本所绿街有一座别墅，名绿汀。涩江抽斋、森立之、伊泽柏轩、堀川舟庵、海保渔村等人，每月一、两次聚集在那里开读书讨论会，又称绿汀会。会后，大家猜拳行令，推杯换盏，半酣而归。在归途必经的二洲桥，他们在桥上蹒跚跟跄，一旦有人吟诗，大家会接二连三合唱起来，迟迟难踏归家的路。

这大概就是学者向往的境界，至今日本仍然有类似的活动。

元坚的能力和气魄远超父辈，晚年时他的地位达到顶峰，岁末礼金千余两，堪称江户医家之魁。

元坚有一位得意的弟子叫浅田宗伯，比他整整小二十岁。年龄虽然相差不少，但是二人之间有许多共性，比如都是汉方医学的忠实守卫者。他们也因此互相信赖。

年末的一天，元坚请宗伯来到家里。

元坚费力地站起来迎接宗伯："欢迎欢迎。"

宗伯忙不迭鞠躬请安。

"最近自觉身体出现了异常。"元坚低声说。

"敢问有何症状？"宗伯轻声询问。

元坚用手抚摸小腹右侧说："这里以前有一个小包块，并无不适，但近来已移到左侧，据先辈腹诊书记载，包块移动恐为大病也。"

"趁现在症状尚轻，当服药治疗。可允弟子处方？"

"恐怕是不治之症了。"元坚微微摇着头，接着说："勿要声张，顺其自然吧。"

此时，元坚对于死已经有了心理准备。

《医心方》摹写完毕，接着开始书写版木，元坚和元昕商量后，命小岛春沂编制"医心方缩刻程式"，作为制版标准，由书法家渡边源三负责版木书写。可是，在摹写版木的过程中，书法家与考证学家之间时而出现意见分歧。

渡边源三在摹写半井家卷子本时，其中只有卷28是册子本，很明显是后人补抄本，而渡边却依照古卷子本改写字体，以使全卷统一。对于这种擅自改写古书的行为，其他参与者不置可否，只有森立之提出反对意见。他坚定主张：即使是新补写本，也应该原样摹写，否则无法与其他卷区别，其实情后人将不得而知。见森立之态度很坚决，而且讲得也有道理，渡边只好同意森立之建议，同时向多纪元侣报告，获得同意。于是，渡边把已经写好的第28卷书版废掉，重新摹写制版，将这个废版送给了森立之的儿子森约之。

《医心方》卷28记载房中术内容，这是人类最热衷且最忌讳的话题，被格外重视，也被并披上神秘的面纱。卷28流入民间后引起学者重视，大家认为这是最早的性医学文献。十九世纪中叶以后，日本的森立之、中国的叶德辉、荷兰的高罗佩都纷纷将其收入自己的著作中。直到二十世纪七十年代，长沙马王堆汉墓出土了先秦房中养生术书简之后，卷28内容得到验证的同时，其地位也发生了变化。

校勘《医心方》之初，森立之只是组织中普通的一员，而此时他已经成为举足轻重的人物了。特别是1856年，由森立之与涩江抽斋等人编成了《经籍访古志》。这是一部文献研究的重要书籍，深受学者推崇，至今仍然具有较大价值。但是，这部书背后也流传着似乎不太光彩的故事。

据说《经籍访古志》的编撰始于狩谷棭斋。正如前面所说，棭斋是一位精通古籍的大儒，他不仅熟悉佛典，而且对江户时期所存的汉籍也了如指掌。早年他就开始筹划编辑古版、古抄善本总目录，并且收集大量资料，准备工作已经完善，但生前并未成书。

森立之第一次拜见狩谷棭斋是在1822年8月1日这一天，在伊泽兰轩的书斋酌源堂举办学习会。"酌源"出自《班固传》"斟酌道德之渊源，肴覈仁义之林薮"。兰轩将16岁的立之介绍给年近半百的棭斋，戏称："此儿好读书，不幸而有好古之一癖疾，亦仆与兄之类症也。"棭斋笑对："若然，则实终身之痼疾耳"，随手将酒杯递给立之，认真地说:"子若读书则宜明小学,小学不明则读书无益。"自此,棭斋的教导一直萦绕在立之的耳畔。恩师伊泽兰轩逝世后,立之师从棭斋读《尔雅》《说文》等,打下了坚实的小学基础。数十年后,立之的考证学问厚积薄发,数部大作问世,他慨叹:"今日研经考证之力,既在当时翁之一语,则翁固非凡眼也。知吾者夫唯翁乎。"

涩江抽斋、森立之与年迈的狩谷棭斋接触频繁并继承了他的治学方法。棭斋逝后,他的弟子们在多纪元坚的指导下,由小岛宝素、伊泽柏轩、堀川舟庵、小岛知足等人协助,共同完成了对日本所存汉籍善本目录的解说,汇集成《经籍访古志》一书。最初曾题名"经籍访古录""留真目录"等,后由森立之等用片假名和汉字混用编写解题内容,几经修改,摘录主要部分,用汉文书写成书。最后由海保渔村批改,并定名为《经籍访古志》。1856年,62岁的多纪元坚撰写了饱含深情的跋文:"余平生无他好,刀圭余暇唯癖嗜古本。壮岁与迷庵、棭斋诸老游,遍阅其所藏旧笈。又与宝素、兰轩交,相与鉴别书之雅俗,亦唯匆忙之际仅止于此而已,无能究本末。星纪渐躔,旧文凋落,余亦老矣。每慨同好日希,古本亦日晦,追念畴昔,不堪怅然,遂怂恿诸子有斯书之举。而诸子衷录惟勤,各部顿成,足以嘉惠后学焉。噫!使诸友而在,谁不快哉!兹跋数言以志其喜。丙辰岁(1856)十月之望。三松老人丹波元坚。时年六十二。"四个月后元坚逝去。

其后,森约之又于1857年5月、1863年正月,两次对《经籍访古志》加以校订并将稿本收藏,不为人知。直至1881年3月末的一天,杨守敬再访森立之时,提到将刊刻《经籍访古志》,森立之顿时振作起来,表示愿意协助校对。

3月29日下午4时，杨守敬如约而至。

刚一入座，杨守敬表情愉快地在纸上写了一句话："近日高价购得《经籍访古志》。"

立之颇感意外地点点头。

"仆知先生是狩谷氏高足。狩谷是贵国一流学者，最令人服膺。《访古志》对于古书源流真伪辨别精审，弟欲刻此书。"

看着杨守敬的赞扬文字，森立之心情愉悦起来。

"但书中多有讹字，不敢臆定，愿先生校而后刻之。先生辛勤著录，弟为先生刻此书，想不以为妄否？""至《访古志》，弟决意刻之。他日请先生一校为祷。"杨守敬谦虚地向森立之发出请求。

"先生所购之书，乃偷抄之作，我藏有原本一部，可用于校正。《访古志》上木之事，仆之宿志也。只奈家贫而不能，且助其资者亦无有，荏苒至于今日也。若刻成则再三加校正，则仆之所愿也。"森立之急切希望这部凝聚着同仁心血的著作能早日问世，毫不犹豫地答应了杨守敬的请求。

可是，二人分别后，校正《经籍访古志》的事没了下文。

又过了三年多，驻日公使徐孙麒命随员姚子梁刊行此书。然而，姚子梁疏于校勘之学，再请森立之校正。

78岁的森立之非常兴奋，他用尽毕生所学逐一校对原著，于1885年农历三月完成全书校正。由姚子梁提交徐孙麒，请撰文为序。

1885年，棭斋逝世五十年后终于实现了遗愿，《经籍访古志》刊行问世。当年12月森立之病逝。

话说森立之所以成为出版《医心方》的主要人物，除了他做了大量工作以及业绩卓著之外，还有一个令人唏嘘的背景。

1857年正月，元坚与往年一样去为祖先扫墓，归途中突然腹部剧痛，小便闭塞不通，自此病卧不起。名医弟子们献计献策，百治不见好转。

2月6日夜晚，元坚病卧在床，已经无力握笔，只能口述为弟子们讲解《素问》中"天癸"之意。弟子们怀着悲痛的心情听完先生最后一课。森立之做了详细笔记，将先生的讲义当作遗言，收录在他的《素问考注》中，以传后世。

2月13日晚，元坚坐起拜祖先，然后令家人准备好酒，招来近亲及门徒，大家围在病床前，默默祈祷。元坚用微弱的声音说："吾命将绝于未明，后事请多劳心，诸位举杯饮下死别酒。"众人劝阻说此时饮酒对身体有害无益，可是元坚首先一饮而尽，随后按顺序大家也举杯饮下。至晨二时，元坚端坐而殁，享年62岁。

2月21日出殡，送葬者千余人，人们在哀痛声中送走了医学馆最后一位伟人。嗣子元琰委托海保渔村撰写墓志铭，渔村含泪应允。渔村与元坚交往甚密，亦师亦友，元坚大多汉文著述皆由渔村润笔，这也是江户时期儒者与医生之间的一种默契。元坚曾经指出：医家著述多借名儒之手，如内藤希哲的《医经解惑论》出自太宰德夫之笔，贺川玄悦的《产论》由皆川淇园代书，片仓鹤陵的著作多请龟田鹏斋、大田锦城增删。可以说皆是名医与大儒合著之杰作。

失去元坚，医学馆如断栋梁，人们刊刻《医心方》的热情一时沉寂。然而，这不是最后的悲剧，死神仍不断伸出魔手。

10月27日中午，元昕在幕府将军营中突发卒中，未及返家而亡，终年52岁。馆主猝然死去的噩耗传出，使医学馆上下一片哗然，大家立即召集会议，决定由弟元佶继任馆主。实际上元佶已是元昕的养嗣子。

12月8日，小岛家操办丧礼，死者是医学馆讲师、校刊《医心方》的主要负责人小岛宝素的嗣子小岛春沂，年仅28岁。

其实，小岛春沂病死于5月8日，而在半年之后才公开死讯。春沂深得父宝素教诲，具有才学，是一位年轻的优秀学者，但是身体孱弱，常年罹患痔漏病，后引发肺痨，病情恶化，生活不能自理，需要服侍。尽管如此，元坚临终前，他仍不顾自己重病缠身而彻夜守护。

小岛春沂逝世后，弟小岛春澳继承家业，时年18岁。

翌年8月28日，考证学派重要学者、医学馆长老、53岁的涩江抽斋病逝。

本来，抽斋身体尚健，不烟不酒，性格温和，一周前还在出诊，未见异常。22日晚餐时，五百夫人为他准备了平时爱吃的生鱼片，可是他迟迟不动筷子。夫人不解，问道："不喜欢吗？""肚子有些不舒服，晚餐免了。"抽斋脸色显得苍白，少了往日的乐观。第二天，是他到轻津藩驻江户中屋宅邸值班日，但他因出现呕吐症状且体力不支而告假，此后一周间病情不断恶化。近期医学馆已经失去了元坚、元昕两位重要人物，众人对抽斋的病情格外担心，医师多纪元琰、元佶、伊泽柏轩、山田业广等侍奉床前，用尽各种治疗手段，皆不见效。

抽斋时而陷入昏迷，口中喃喃谵语，隐隐听到他在说校正《医心方》的内容。

28日这一天，抽斋似乎有些好转，他对五百夫人留下遗嘱，决定由未满1岁的儿子成善继承家业，并且交代了教育方法，指定教师：经学由海保渔村、书法由小岛成斋、《素问》由多纪元琰担当。他最后又说，如果有机会要儿子学习荷兰语。

在生命最后时刻，抽斋除了惦记刊刻《医心方》之外，最放心不下的是幼子的未来和教育，他预感到西洋医学已势不可挡，希望爱子跟随潮流，不要拒绝西洋文化。成善长大后，选择了教师职业，并且成了一名英文翻译家。

1858年8月29日凌晨两点，涩江抽斋死于霍乱病。

1859年5月《医心方》版木终于完成了，大家又用了半年时间校订版木，并于12月17日试刷四部，其中一部送到森立之家中，随后开始正式印刷、装订。究竟印刷多少部，森立之的"提要"中没有记载，木板大约可印150至200部左右。

至此，《医心方》成书八百余年后，经过世代努力，多纪家终于实现了夙愿。虽然元坚、元昕生前未能亲见《医心方》出版，但叔侄二人早已联名撰写了序文，元琰与元佶堂兄弟在跋文中，表彰先人业绩，叙说缅怀故人的真情。

1860年4月8日，远藤夙统向元琰发出两个命令，大意是《医心方》原为半井家秘传，刊行后不宜于书肆任意出售；医学馆相关人员，或奥医师等可以自费购买，根据费用核算，每部定价金一两二分。另外，迅速返还半井家藏本。

4月27日，半井本《医心方》完好无缺地奉还远藤官府。在4月8日至27日之间，森立之紧急召集全体人员，对版木又做了一次精密修订。因为他知道，此秘本一旦返还，就再没有机会借阅了。

屈指算来，医学馆借抄半井本已经七年；医学馆这也爱不释手，而半井家却坐立不安，唯恐丧失家传之宝。由于远藤凤统的存在，使借抄事情有了保障，古籍最终顺利归还原主。为此，幕府奖赏半井家银20枚，时服一袭。

大功告成，医学馆少不了要举办庆功会，犒赏诸位。

9月28日初秋，天高气爽，由元佶、元琰召集三十余人召开总结大会，大家首先为逝去的先辈默哀。之后，元佶陈述校刊《医心方》经过，慰问所有参加者，大家共同举杯庆贺。会后根据所做贡献分发奖赏：最多的是元佶、元琰各银20枚，其次是渡边源三15枚，森立之、伊泽柏轩各10枚，还有3枚、5枚的不等。此时馆内人人喜笑颜开，畅谈酣饮，憧憬未来。然而，馆外正酝酿着革命，幕府势力渐衰，日本的未来是难以预测的。

访日的杨守敬极其渴望获得《医心方》版木，曾与森立之交涉购买，森立之经过反复考虑，最终还是拒绝了。但是，新印六部卖给了杨守敬，使《医心方》传入中国。

1902年，叶德辉的弟子访日，在上野帝国图书馆阅览《医心方》，发现第28卷"房内篇"中，引用了隋唐时期的房中术内容，而该书在中国已经散佚。于是，他将卷28抄录下来，寄给叶德辉。不久，叶德辉依据各种文献，辑佚出"素女经""素女方""玉房秘诀""洞玄子"各一卷，收入《双梅景闇丛书》中。

《医心方》刊行八年后，1868年日本倒幕、维新运动胜利，政权归还天皇，政府实施一系列改革。在改革中对旧幕臣、幕府学者、外交官等优秀人才继续任用，而对汉方医学的限制、取缔是毫不留情的，虽然汉方医者努力反抗，最终仍被取消行医资格。江户医学馆即时解散，汉医自寻出路。

十年树木，百年树人，跻寿馆自1766年5月正式开馆，至1866年闭馆，历经百年。百年间，医学馆撑起培养人才、研究医学文献、救治官民三根支柱。多纪祖孙四代为经营医学馆呕心沥血、散尽家财，而留存下来的，是严谨缜密的医学考证学风，锲而不舍的研究精神，以及保存了中国散佚的医学文献。医学馆的荣光早已不在，现今东京台东区浅草桥原址也仅留下一块不显眼的纪念牌，虽然路人也许视而不见，但是在中医人的心中，那里永远是一块圣地。

第二章　名医轶事

第一节　汉兰兼通的片仓鹤陵

多纪元孝的门人中有一位医家子弟叫片仓周意，出生在相州山村，年少时来到江户，投入元孝门下，学成后归乡，协助年迈老父诊疗。山村出行不便，遇有患家招请，周意即乘马出诊，日日繁忙。

1751年1月17日。在这一年中最冷的季节，外面寒风瑟瑟，街静人稀。周意坐在炕炉前，一边搓手一边翻书，心里寻思着这种天气，如果不是急病大病，一般不会有人来的。忽然传来犬吠，院中脚步声越来越近，随即玄关有人问候。一村民被引进房内，施礼后恳请道："先生，家内将要出产，状态不安，劳您出诊。"

周意知道他姓木村，前不久携妻子来就诊。他记得孕妇年纪不轻，肚子很大，便曾心中诧异。哦！果然是难产。于是，周意携带药箱与木村到院中，家人牵出一匹马，马驮上周意及药箱，出发了。幸亏路途不远，他们很快到了病人家。周意诊察孕妇，见夫人疼痛不堪，觉得异于寻常，必须慎重，马上吩咐准备接产用品。很快产妇生下一儿，接着又一儿出生。原来是双胞胎，难怪产前身体沉重。幸好母子平安,周意松了一口气。可是,那时民间认为双胞胎是不吉祥的,被称为畜胎,所以少了一些愉悦和庆贺。

几年后,周意的老父87岁高寿逝去。此时周意也已年近半百,惭愧学术未有长进,更谈不上著书立说,再加上身后无子,深感内疚和不安,认为有必要认领养子,继承家业。这时有人提议,木村家的双胞胎已经3岁,可以领养其中之一。于是,周意选了一个聪明健康的作为养子,这就是后来兼通汉兰医学的著名医师片仓鹤陵。

俗话说"三岁看大,七岁看老",似乎有一定道理。鹤陵3岁到了片仓周意家,给全家带来欢快与希望。片仓家两代为医,经济上优于一般庶民,养父周意对小小鹤陵寄予极大希望,期望他长大成才,代替自己实现成名的梦想。于是他开始对鹤陵进行英才教育,特设教育方针"吾道贵于济人利物,宜当勤苦修德诵心。明圣贤医经,阅百家经方。视他人疾患如我身,常念救济苍生,勿欲汝之娱乐。人身难得勿虚度,祈愿著书为来世津梁,如此虽损汝寿命,我亦无恨"。可见,老父为小儿设计了一个崇高的目标,也为达到目的而无私地倾注了爱与财。

一晃,鹤陵已经12岁了,是一个言语不多,健康憨厚的少年,剑眉下双目闪烁着智慧。某日,养母为鹤陵整理好行装,准备了礼物,恋恋不舍地望着父子二人远去的背影。养父带着鹤陵向江户方向出发,养母要将爱子托付给自己恩师多纪元孝的学塾,无疑这是当时医界最高学府。

江户是大都会,其繁华程度使鹤陵眼花缭乱,有挑担叫卖,有推车送货,有艳装美丽的姑娘,有欢天喜地的孩儿。鹤陵注意到有二人抬轿快步行进,随从数人同行,不解地问:"乘轿的是何人,去何方?"老父看到随行一男子手持药箱，便答道："轿里坐的是医生，去病家诊疗。这是高级医官，希望你以后也能乘轿出诊。"鹤陵虽然点点头，可是心里一点儿谱也没有。

父子俩一边走一边瞧，路经新桥、银座、江户城、神田街，老父不厌其烦地介绍城市生活的方方面面，终于到了元孝的宅邸。通报后进入房内，周意跪拜恩师后，送上束脩。"恩师多年指教，万分感谢。继余之后，请教授犬子。"元孝同意先收下鹤陵作学仆。学仆和弟子不同，虽然入门，但要先在老师身边打杂或当书童。此时元孝已68岁高龄，无暇教导弟子学业，大多由31岁的长子元德主持教学。

周意将鹤陵交给元孝，稍事休憩后，准备返回乡村。

"我先回去了，还要出诊看病。你要听老师的话，不得懒惰。"

鹤陵第一次离开父母，有些不安，眼中泛起泪花，却立即遭到周意训斥。鹤陵感到惭愧，对父保证："学不成功，无颜再见父母。"

鹤陵开始了艰苦的医学修业生活。

两年后的一天，突然传来52岁生母逝世的噩耗，鹤陵极其悲痛，但还是打消返乡念头，继续学习。

能进入元孝的门下，也不是一件容易的事，不仅要有人脉，生徒要有素质，而且学费不菲。像片仓周意这样的村医，供养一名学生在都市名门私塾学习，也是要节衣缩食的。鹤陵与其他门人相比是比较困窘的，年少的学友们嘲笑他："看你这衣着，真的像个抬轿夫。"鹤陵咬紧牙关，暗自发誓："等十年之后，我学业有成，让你给我抬轿。"

还有一些富家子弟沉溺女色，时而怀揣淫书诱惑鹤陵，鹤陵对此视而不见，若不停纠缠，鹤陵则大声痛斥，而自己仍然勤奋学习，心无旁骛。

当时日本的先进医书都是从国外输入的，主要是中国医书，还有少数荷兰医书。鹤陵最烦恼的是买不起书，只好利用休息时间抄写。但是，学仆夜间是不允许使用灯火的，只能借用他人窗外余光抄书，真可谓萤窗雪案，夜以继日。

元孝的长孙元简，比鹤陵小四岁。鹤陵入门时，元简已经开始就学于井上金峨私塾。七八岁的孩子是需要有伙伴的，鹤陵年长且忠厚，于是作为伴学，与元简共同师从井上金峨。这可是难得的好机会。一天，井上金峨在吉祥寺讲经，不巧下起大雪，天气寒冷。元简坚持要去听讲，几名学友皆退缩告假，只有鹤陵毫不畏惧，伴随元简同行。两少年脚履草鞋，踏雪前行，求学的道路上留下双双足迹。

很快，鹤陵入多纪门下已经是第十三个年头。十三年间，受元孝、元德父子的医学基础教育熏陶，他也阅读、抄录了大量文献。特别是多纪父子严谨的考证学风，深深地浸透了鹤陵的精神世界，养成读书摘录的习惯牢记于他心中，许多读过的内容在后来他的著述或治疗中，都呼之即出，受其益终生。

25岁的鹤陵开始了独立的人生。他离开多纪家，在四公里以外的白银町开设诊所。此时西洋医学逐渐兴盛，特别是外科、眼科、产科、解剖学等医生受到西洋医学影响，出版各种新书。鹤陵虽然以汉方医学治疗，但是对于新医学非常敏感，具有极大兴趣，意欲开辟汉洋结合的新式医疗道路。他诊疗三年，求诊者众多。

1778年冬，临街大火，蔓延至诊所，慌乱中鹤陵抢出少量医书及笔记、文具等逃出，但家财化为乌有。这次遭遇反而为鹤陵今后的道路带来了契机。他不得不搬到另一处居住，在日本桥本石町租房住下。这里有荷兰客栈长崎屋，荷兰商馆到江户拜谒将军时都住宿这里，而且是荷兰输入医药及商品的集散地。由长崎输入的荷兰医学书籍数量极少，而且严格监管，只有在长崎屋才可以购入。

鹤陵的新邻居竟然是兰方医生，叫岭春泰。春泰33岁，与妻及老母同住。

按照日本的习惯，新搬来的人要带上小礼品拜访邻家，自我介绍，以便今后友善相处。

鹤陵敲响了春泰的房门，清瘦的春泰笑颜出迎。二人寒暄之后，春泰稍微犹豫一下，便开口说："家母最近病得较重，很痛苦，可请高诊？"鹤陵说："当然，义不容辞。"鹤陵迅速诊察处方，治疗三日，大病痊愈。

鹤陵与春泰初识胜似十年情，一同切磋汉兰医学知识。春泰家收藏一些兰医学书，引起鹤陵的兴趣。

"好精致的图。"鹤陵拿起一本荷兰产科书。

"还有这本，京都医生贺川玄迪的《产论翼》，三年前出版的，图也非常精美，可以拿回去慢慢看。"春泰慷慨推荐。

"日本也有这样优秀的医生？有机会真想去拜访。"鹤陵慨叹。

"趁现在还没开诊，应该马上去。我一直计划去长崎，攒了一些旅费，可总是脱不开身。如果你不介意，这些钱作为家母诊疗费，请收下，充当赴京都费用吧。"

大火吞噬了鹤陵的家财，而春泰的慷慨解囊，使他能顺利赴京都游学，这令鹤陵终生难忘。

数十年后，鹤陵在《青囊琐探》中撰文"岭春泰"，写道："吾于江户四十载，唯一莫逆如岭者。"

体弱的春泰，48岁病逝。

后来鹤陵师从贺川玄迪学习数月，掌握了荷兰产科知识、领悟奥义，同门皆称其异才。他告别恩师返回江户。数月后，突然传来贺川玄迪逝去的消息，享年41岁。

年仅半载，祝融肆虐、挚友相助、恩师死别。爱与憎、喜与悲，令鹤陵一言难尽。

鹤陵果然不负所望，人品与学术皆出类拔萃，他不仅奠定了坚实的汉方医学基础，而且积极摄取西洋医学知识，创立了自己的医学体系，成为日本医学史上著名的汉洋兼通的医生。他一生诊疗不怠、笔耕不辍，36岁时出版处女作《梅疡新书》，43岁出版《伤寒启微》，49岁出版《产科发蒙》。

鹤陵为家齐将军爱妃助产成功，而后医名大振，上至诸侯下及百姓均找他看病，他亦日诊百余，积累大量病案，68岁时编辑出版《静俭堂治验》《青囊琐探》《医学质验》《屠苏考》《保婴须知》等。他不仅编写了大量成功经验，而且从不文过饰非，还将自己误治的病人症状、方药记录一册，名曰"覆辙篇"，以警示后学，这是难能可贵的实事求是学风。一介乡村医生，能成为医学栋梁、值得历史称颂的人物，除了良好的教养及刻苦勤奋的努力，也离不开优越的学习环境及良师益友的帮助。

第二节　精通本草的小野蓝山

冬寒夏溽的京都迎来了阳春三月，梅樱斗艳，鲜花烂漫。在这短暂的宜人季节，各种庆贺活动招引着男女老幼走出家门。最近，京都著名的本草学家小野蓝山接到幕府的任命，请他担任江户医学馆讲师。此时，他的内心是很复杂的。幕府的提拔重用，无疑是他求之不得的荣誉，而且能担任医学馆讲师，是对自己学术水平和能力的肯定，是对学者的最大褒扬。但是，小野蓝山已是古稀之人，至今未娶、独身一人，本来身体并不健壮的他需远赴江户，的确令人担忧。

小野蓝山虽然身体瘦癯、视力减弱，但是他步履轻快，行动利落，恬淡的神情中闪烁着坚毅的自信。他打点行装，由数名弟子随行，1799年3月11日向江户出发。进京路上每到一处，都受到友人或弟子的款待，送别兼会晤。

经过十数日的跋涉，3月28日他到达目的地江户医学馆。翌日，他拜访多纪元德、元简父子，以示谢意。此时，元德已经计划退休，由元简继任馆长，为了增强本草学教育力量、实际调查药物种类，决定聘请小野蓝山担任讲师并支付酬金。多纪在医学馆宅邸内为他安排了住处，尽量为他提供生活上的便利。

小野蓝山已经是成绩显著、弟子满门的本草大家，对中国和日本的植物、矿物、动物药都了如指掌，并且善于鉴别异同。他的启蒙著作是中国清代陈扶摇的《秘传花镜》，他的本草知识基础是李时珍的《本草纲目》，他的丰富经验来自踏遍山野的实践。

此后，小野蓝山不仅在医学馆讲授本草学，而且还积极主办"药品会""物产会"，为各地学者提供交流场所，促进植物学、物产学、名物学向博物学方向发展；同时向市民百姓普及药物知识，为日常生活增添娱乐活动，非常受庶民欢迎。

小野兰山自幼性格宁静，语气和缓语声低微，但耳目所过，终生不忘。11岁时抄写《秘传花镜》，使他对本草名物学产生兴趣。13岁拜本草学者松冈恕庵为师，从学五年。松冈师逝去后，18岁的他坚持自学本草，同时专心研究中国古文集《文章轨范》《古文真宝》并留下了详细批注。可见，他不仅专注本草实学，而且重视蓄积汉文基础，具有自律自强的个性。又经过七八年的知识积累，25岁时他在京都开设私塾，名"众芳轩"，讲授本草学、物产学、博物学。优秀学人慕名而至，有立志学习本草的学生饭沼欲斋、山本亡羊、水谷丰文，有后来成为著名荷兰医的杉田玄白，有富豪木村巽斋，有大儒狩谷棭斋，有大画家谷文晁，有藩士山本盛备等各类人才。他们投入小野兰山门下，不仅为了学习本草并成为一名医师或药工，而且也是为了提高汉学修养，掌握自然科学知识，发展自己的事业。

小野兰山为"众芳轩"立了规矩：入门弟子要立下"誓盟状"，保证讲义内容不得传阅外人，即使同门兄弟也不可互相借阅授课记录，学业结束后，课堂笔记及抄本一并返还。另外，出版本草相关书籍时，必须获得"众芳轩"的同意方可刊行。

小野兰山在"众芳轩"以讲授《本草纲目》为主，兼讲贝原益轩的《大和本草》、陈扶摇的《秘传花镜》。关于这三部书，简要说明如下。

众所周知，《本草纲目》是中国明代医药学家李时珍耗费二十七年时间，于1578年编成的五十二卷巨帙。他在儿子及弟子的协助下制图校对，即将刻成之时，75岁的李时珍逝去，生前未及出版。其后，他的儿子将《本草纲目》

献给朝廷。1596年，李时珍逝世三年后，《本草纲目》在南京出版，通称金陵本。数年后，金陵本传入日本长崎。1604年，林罗山收藏了《本草纲目》，并于1607年献给德川家康。之后，日本出现了六种《本草纲目》版本。它们总共被印刷十四次，得到普及推广，对日本江户时期的药物学、植物学、博物学产生了极大影响，刺激了日本植物、矿物等调查及研究活动。

小野蓝山晚年在医学馆讲授《本草纲目》，为了将中国植物名称与日本所产实物相对照，他以幕府讲师身份，带领弟子到各藩国实地调查、收集标本。七十余岁的蓝山不辞辛苦，与年轻医生一同跋山涉水，踏遍关东各州。他们曾六次野外采药，短则数十日，多则百余天，普查了日本原生植物、矿物药材，于1803年完成《本草纲目启蒙》四十八卷。多纪元简为该书作序，称赞蓝山精通本草，胸中蓄积千万种，有问必答、答必触类旁通，详辨海内外异同。由于他足遍山谷，世称其"地仙"。

《大和本草》十六卷，原名《大倭本草》，顾名思义，"大和""大倭"皆指日本。作者是福冈藩的儒者贝原益轩。他调查本草书以及各书中有关动植矿物记载，在《本草纲目》分类法的基础上，以独特的方法编成，共收录1362种。该书成于1709年，彼时的贝原益轩已80岁高龄。然而，他依旧笔耕不息，三年后完成了名著《养生训》。江户时期的人均寿命大约不满50岁，而贝原益轩以83年的人生实践总结出养生心得，无疑具有极强的说服力。《养生训》出版后，迅速成为畅销书，广为世人喜读。1714年，85岁贝原益轩逝去。三百余年后的今日，已经进入人生百年时代，但贝原益轩这两部名著，对于促进人们健康长寿仍然发挥着作用，因此受到日本人的重视。

《秘传花镜》是植物栽培及园艺书，由中国陈扶摇编著，于1688年刊行。出版后不久传入日本，产生较大影响，被作为植物学、园艺讲义传授。1773年，平贺源内校注本刊行。小野兰山的门人、医师山本亡羊组织学习会，1824年至1831年之间讲解《秘传花镜》，后来由他的儿子山本笃庆编写成《秘传花镜记闻》传世。

1808年，小野兰山迎来"伞寿"。9月21日这天，医学馆的学员们纷纷来到兰山的居所，庭院内语笑喧阗。与其说前来祝寿，不如说大家借此机会相聚一堂。兰山一如既往情绪坦然、面目和蔼，与大家呼应。元简、元胤父子同来庆贺，为现场增添了几分隆重气氛。元简遭免职后，专心医学馆教学及著述，外出活动减少，身体显得更加沉重，摇着团扇走在前面。20岁的元胤，戴着一副黑框眼镜，颇为显眼，手持一纸卷，跟在父亲身后，走进兰山的房间。只见满屋书籍图画、奇石古玩、羽毛鳞介、珍草根荄，无奇不有、杂物零乱，令人简直无地插足。当中有一席之地，放置一桌几，可容兰山癯瘦之身兀坐其间。他每晚于此独酌赋诗，闲时吹奏长笛，怡然自娱。元简戏谑称这里俨然神仙之境，令人羡妒。他赞扬八旬兰山精明强健，犹如十年前来馆之时，过此以往，可延寿九十，乃至百岁。元胤将手中纸卷展开，是一篇题曰"贺兰山先生八十初度序"的长文。首句"我师兰山先生年登八十"，全文充满着对兰山的崇敬之情，赞誉他对本草学的贡献。

其实半年前，兰山已得知弟子们要为他举办庆生会，于是他编写了《錾筵小牍》薄册子，由元简赋序，孙子小野职孝作跋文，印制成册，赠送来客。大家纷纷向兰山贺寿，酒酣言欢，得书而散。

顺便简单说说日本祝寿的习惯。

日本的贺寿习惯与中国文化有密切关系，接受中国传统文化影响的同时，逐渐发生变化，形成独特方式。

一般60岁以上开始称寿，按照中国的天干地支推演，六十年一甲子，所以60岁称"还历"，寓意重返赤子之初，开始新的生命。还历贺寿时，送上红色礼物。

70岁称"古稀"，来自杜甫诗句"人生七十古来稀"。贺寿时以紫色礼物为宜。

77岁称"喜寿"，喜的草体"㐂"，可以分解为七十七。贺礼同样以紫色为宜。

80岁称"伞寿"，伞字可分解为"仐"，形似八十。贺寿多以金茶色为宜。

88岁称"米寿"，米字可分解成八十八。贺礼以金茶色为宜。

90岁称"卒寿"，卒字异体作"卆"，可读为九十。祝寿多以白色为宜。

99岁称"白寿"，百字减去"一"而成"白"字，故白字代表九十九。贺礼多以白色为宜。

100岁称"百寿"，也称"纪寿"，即一世纪。贺寿多以白色为宜。

108岁称"茶寿"，茶字可分解为八十八、十、十，三个数字相加等于108。

111岁称"皇寿"，皇字可以分解为白（99岁）、一、十、一，相加为111。

120岁称"大还历"，即两次还历。

人类自古追求长生不老，是否能够真正实现虽尚无定论,但是人生百年时代已经到来。可见,嵇康的"上寿百二十",所言不虚,指日可待。

前文曾说小野蓝山终生未娶,为何有子孙后代,这话要从六十多年前说起。

小野蓝山18岁时,曾不经意与家中婢女生有一子。家长担心年轻的蓝山不胜妻儿之烦,影响学业,于是,给予婢女金钱补偿,驱出家门,幼子送养安部氏。断绝关系之后,蓝山全身心投入医药研究,往事烟消云散,一生不近女色。

此后,蓝山一直单身独处,不谙世故,唯有珍惜时间,每晚九时入睡,凌晨三时起身读书研究,除采药外出,一般足不出户,如身居闹市中之世外桃源。教授四方弟子近千人,所得束脩及衣食支出,皆委任家中老奴婢们经管,从不过问。

五十年后的某一天,年近七旬老人蓝山在家中读书,有客造访,来者50岁左右男子。蓝山虽然弟子众多,但是他都有印象,可此人似乎是第一次见面。蓝山非常平和地问其来自何方,有何贵干?男子说出籍贯及身世,使蓝山突然忆起自己的幼子——眼前的男人就是离别半个世纪的儿子。父子相逢,惊喜交加。据儿子说,他现在负责在民间举办天朝灶神祭活动,已有子名芳春。虽然父子之间没有什么共同话题可谈,但是血浓于水的亲情,使他们自然地形成世代相传的关系。蓝山决定由孙芳春继嗣蓝山家业,并且推荐芳春就学于大田锦城,培养汉学素养。之后,芳春协助蓝山整理著述,为传承蓝山学问发挥了作用。

蓝山八十大寿时,元简曾预测他寿可过九十、达百岁,然而,两年后的1810年正月,82岁的小野蓝山逝去,元简亲自为他撰写了墓志铭。不幸的是，这一年的年末，56岁的元简也突然病逝。两位学者的相继离去，无疑是医学馆教育及日本汉方界的极大损失。

第三节　沉潜好学的铃木良知

初春，阳气始升，大地蠢动，虽然凉风仍袭人肌肤，但是人们心中已暖意浓浓。1795年春，35岁的铃木良知一如既往地在书斋"橘黄堂"读书写作。最近他似乎是在赶写文章，经常半夜挑灯不眠，以致眼睛赤烂，时时需用冷水冲洗双眼，继续伏案运笔。正如他自己调侃说，日对南窗，翻阅五车，性嗜有似于蟫，每至会心之处，则觉得一朵彩云出现眼前。这里的"五车"指很多书、知识丰富的意思。蟫，是一种白色虫子，生长在衣服和书里，也称书虫或衣鱼。

铃木良知与医师杉本仲温比邻而居。杉本虽然比铃木小九岁，但是他已经是藩医了，而且翌年又累进西丸侍医。杉本眼见年长的邻人铃木整年夜以继日读书写作，荒鸡三鸣仍未就寝，心生敬佩。然而，铃木生性倔强木讷，寡言少语，加上年龄与地位的差别，二人交谈机会不多，只是互相关注着对方的存在。

铃木良知1761年生于江户，19岁开始读书，师从折衷派儒者片山兼山，随从田村西湖、元长父子学习本草，拜目黑道琢为师学医。经过十余年的苦读，他不仅打下了坚实的汉方基础，而且精通本草学，此后开始行医诊疗。他曾担当京都府淀藩医师，不久辞归江户，1791年受幕府之命，陪同恩师田村元长巡航伊豆诸岛，采集御用植物药，所到之处，不仅调查植物，而且采集当地的医疗及居民健康状况，带回江户向幕府提供信息。

比如，他们曾经在八丈岛滞留两个月，全面考察那里的植物。同时，他发现了岛内的痘疮后遗症者较少。铃木良知将所见所闻记录下来。他写道，八丈岛的男女面部皆光滑，麻脸者百中一二。大概因为他们每天吃朝草，所以不出痘。另外，在访问樫立村时，听说十年前这里发生过痘疮大流行。

日本人历来认为八丈岛不会发生痘疮流行，因为那里有一位力大无比的神，叫镇西八郎源为朝。甚至江户城里有人出售这个大神的画像，寓意驱除痘疮。而十年前的痘疮源于海上漂来之物。那是一个木桶，中有一串红纸，属于祭祀痘神道具，此后发生了痘疮大流行。人们因此推测此次痘疮疫病由海外传入。

关于痘疮给人类带来的危害，以及治疗方法和预防措施，在世界医学史、疾病史中都是重要的一章。由于中国大陆与朝鲜半岛乃至日本列岛之间自古往来密切，经济文化交流的同时，疾病也乘机而入。据史料记载，日本第一次痘疮流行发生在735年，人们认为是由朝鲜半岛传入，散布日本全国。之后每隔三十年流行一次，逐渐频繁发生。至十八世纪，痘疮已经变成日本本土疫病，几乎每年都有流行，小儿病死无算。甚至当时孩儿出生后，一般不取名，直到逃过罹患痘疮的年龄之后，家长才给正式命名。在没有治疗办法的时代，人们只好求助神灵，搞各种祭神驱鬼活动。因为赤子生鲜红的痘疮，人们认为红色可以辟邪，于是给病儿，甚至医生都穿红衣服，将小儿病室以及居所都布置成红颜色。

打破痘疮是鬼神作祟这一迷信说法并积极实施治疗及预防的工作始于中国宋代，明清之后各种著作刊行，记载了本篇的治疗方药；尤其发明了人痘接种法并相继传入日本及朝鲜。

最著名的是清代民间医生李仁山，他将人痘接种法传入日本。

李仁山是杭州民间医生，1744年乘商船到日本长崎。此时，长崎政府正在为控制痘疮流行而招贤纳士，商讨对策。得知李仁山善于治痘，而且在中国已经有十余年的治疗经验，于是，政府命令当地的医生柳隆元、堀江道元向李仁山学习治痘和种痘方法。李仁山可谓传道有术、授业有方、解惑有法，弟子们将他讲授的理论和方药以及实际操作等内容编辑成册，名为《种痘书》《李仁山种痘和解》，相互传抄，影响较大。1801年，多纪元简在《医賸》中引用了《种痘书》内容，对于李仁山的治疗技术，元简未置可否。

长崎政府特许李仁山外出诊治患儿，数月治愈二十余名患儿，消息很快传到江户，幕府命官医求学。后来，日本医生将李仁山的治痘经验记载在著作中，不断流传下去。有趣的是，堀江道元将这种方法传授给朝鲜医生李慕庵、南丹涯、成尚菴等人，可是当时并未引起他们的重视。可见，朝鲜医界对于先进医术的认知及接纳，都远不如日本积极热情。数十年之后，朝鲜半岛开始实施人痘接种，也有专著刊行。

总而言之，李仁山是第一个将人痘接种法传入日本，而且教授给日本人的清代医生，这个事实即便现代日本学界并未公开认同，民众或全然不知，但是文献是最有力的证据，他的功绩会永远铭记于历史。

话题回到铃木良知。

铃木良知忙着修改文章，是因为最近有朋友索求他的文稿，他虽然口头再三拒绝，但是内心却感到，这些日积月累的稿子，有必要重新修订成册。于是，他将十数年的文稿编辑十卷，题名《医海蠡测》。该书内容相当丰富，不仅网罗历史资料，考证古书文献，而且反映现实社会和医学倾向及弊病，具有较高的文献及史料价值。

十卷本编成之后，他觉得应该请官医写一篇序文，以提高此书的学术信誉，而邻居杉本仲温医师正是最好的人选。杉本医师一直对铃木良知钦佩有加，便欣然接受。他在序文中称赞铃木勤奋笃志、文字精辟，而本书考证翔实、纠正谬误，是一部不朽的医话之作，堪称医家之《论衡》。

杉本的序文，描述了他亲见的铃木形象，说出他对铃木的敬佩真情。

稿成十年之后刻板待印，需要重新誊写。1806年早春，铃木仍然细心抄录，将十卷归纳成四卷，看着眼前完成了的册子，轻松地出了一口气。

然而，正如前文所记述，1806年3月4日江户发生特大火灾，可以说能烧的都变成了灰烬，铃木良知也未能幸免，除抄写的四卷中第一卷被友人借去，逃过一劫，其他三卷全部烧光。火后他居无处、行无方，勉强寄居友人家中，直到十月之后，才在神田南面构筑了居所。为了生存，他必须靠看病赚钱，本已无暇搁管操觚。然而没过多久，他又重操旧业，开始继续编写散失的文章。他很自信地对弟子说："祝融氏火吾书仓，而吾腹中尚有未烧之书焉。"于是，他抽腹笥以补焚余，至冬月补齐四卷，翌年春又续编百余条。书成后，铃木令弟子买来酒，大家祝贺恩师大著告成，暂时忘记了半年前大火带来的惊恐和烧得一干二净的惨状。大概江户人一生中要经受多次大火的淬炼，以至于他们都有一句无奈的口头禅："没办法"。铃木嘱托弟子说，此书虽然编成了，但尚有很多讹误，今后需加以订正。

遗憾的是，铃木良知生前未能见到出版《医海蠡测》，可能是他难以支付出版费用，而且门人弟子人数不多、无力捐资相助。在他逝世十九年之后，得意弟子松本天豁立志要出版恩师著作，以传后人。此时松本也进入迟暮之年，他将原稿整理校订完毕后，于1836年刊行，实现了恩师的遗愿。

铃木良知一生勤于著述，擅长考据之学，现存有《神农本经》《神农本经解故》《伤寒论解故》。

1799年，铃木良知橘黄堂翻刻了《神农本经》三卷本，仍然由杉本仲温作序。序中赞扬铃木实事求是的治学精神，讽刺当时虽然医生众多，但是笃志好学者无几。

当时铃木良知算不上名医，也不是富裕官医，只是一名专注研究医学文献并为百姓治病的民间医生。他曾经师从官医，必然与名医有过交往，而且具有独立研究学问的能力，但终究未能跻身上流医界。大概是性格使然，他不善于交际和讨好权势，矜持个人追求，度过了怀才不遇的一生，终老于民间开设门诊，56岁逝世。

那么，铃木良知是如何获得这部《神农本经》，又为何出版的呢？这件事还是和大阪那位富商木村巽斋有关。

1626年，中国刊行了《神农本经》一卷，是卢复辑录《证类本草》白字内容，又依据《本草纲目》"神农本草经目录"编列而成，文献上缺乏可靠性。这里说的白字，一般认为是《神农本草经》原文。1743年日本翻刻了这部《神农本经》，铃木良知发现翻刻本中存在讹误，应该加以校正。于是他四处搜寻善本，得到了一部二十年前的抄本，经过校对，虽然有一些收获，但这个抄本并非善本，存在不足之处。他非常希望能得到中国的刊本，重新校正。

1797年，铃木良知得知林姓官僚将赴长崎琼浦上任，便委托他购买中国传入的本草书籍，可是一直没有结果，这使铃木有些失望。林官卸任返回江户途中，船停大阪，他去拜访了木村巽斋。闲谈中，林官提到受托购买本草书之事，始终未成，颇感无奈。说话人无心，听话人有意，木村仔细听着思索着。他不愧是大收藏家，竟然藏有卢复本一卷，并立即取出，请林官转交铃木医生。铃木意外地获得盼望已久的《神农本经》，与其说兴奋，更不如说是感动。他与木村素不相识，却以家藏秘本慷慨相赠，而且此本文字清晰，印刷精良，远超日本刻本。

自1797年2月至8月，铃木良知利用半年时间精心校正了《神农本经》，并且撰写了"本经概略""发题"及"考异"三卷，本来计划附于书后一起刊行，由于资金不足，只好作罢。年末，《神农本经》刊行了，书后明记"本经考异近刻"。可见当时铃木仍然在筹划继续出版，但书终究未能面世。可以推知，本经考异的内容大多被记入他的《神农本经解故》中。遗憾的是，铃木良知的两部"解故"著述，日本均未出版，现有抄本藏于图书馆。据传，铃木良知曾编著《金匮要略解故》，所在不明。2010年，中国北京的学苑出版社刊行了《伤寒论解故》点校本。

另外，日本汉方学界历来都不是风平浪静的，派别门户之间明争暗斗,汉洋医学更是势不两立,还有文人墨客捕风捉影,贬医习气也是有声有色。铃木良知的考证"解故"著作完成数十年后,森立之经过三十年积累,编著了《本草经考注》《伤寒论考注》二部大作。然而,好事者对于二人学术成果散播了流言蜚语,甚至有人怀疑森立之的"考注",剽窃了铃木良知的"解故"内容。当然,这种偏见是不值得一驳的,只要真正阅读了二人的著作,就能够体会到其深度广度的差异。按照文化传承的规律而言,后者接受前者影响是理所当然的,而一般是后来者居上,否则时代无法进步。这完全不能与抄袭或剽窃等同。

第四节 述而不著的小岛宝素

幕府医官第八代小岛(春庵)根一家,居住在江户下谷和泉桥街,这里是幕府医官集中居住地,南面是江户医学馆,西面是多纪家族,近邻是荷兰医杉田玄白家。

1797年秋季,番医小岛根一的夫人峰子即将临产,全家显得非常紧张。他们经受过两个儿子夭折的痛苦,现有了两个女儿,希望能再有个健康的儿子。特别是孩子的外祖父,丰前中津藩医,著名的兰学者、解剖学者前野良泽,更是期待着外孙的诞生。婴儿呱呱落地,不出所望,果然是一个男儿,真是全家的大喜事,乳名喜之助。喜之助自小瘦弱,但行动敏捷,人称猴小子。母亲有些担心他是否能长大成人,故格外精心养育,但街坊有育儿经验的阿婆们劝慰说,有骨头不愁肉,孩子会健壮起来的。

喜之助平平安安地长到了7岁,可是家中不幸的事相继发生。1803年5月,57岁的父亲根一死去。由7岁的男儿嗣业，举行命名仪式，取名尚质，字学古，后号称宝素、保素、葆素。外祖父虽然学问很大，身为汉医，精通兰学，擅长翻译。但是，他与好友杉田玄白完全不同，他不懂得用知识换金钱，老年经济十分拮据，一直生活在女儿家。女婿去世半年后的十月，81岁的外祖父病逝，家庭突然失去了两根支柱。

宝素是家里唯一男子，成了一家之主。他立志钻研医学，延续家业，支撑母亲和姐妹的生活。经过十年修业，他熟悉掌握了自家祖传小儿药方，而且特别喜好古医书。不久其与伊泽兰轩结为好友，二人是相差20岁的忘年之交，具有考校古书的共同兴趣。

1811年，宝素15岁，渐渐强壮起来，这一年他被允许登江户城为将军献药。1813年，年仅17岁的宝素被任命负责医学馆药物调剂工作，开始与多纪家及著名学者交往。三年后，宝素迎娶了奥医师、医学馆讲师山本宗英之女，成家立业了。可知，宝素深受赏识，先辈竟然将女儿委付于他。此时，医学馆馆主多纪元胤与杉本仲温、山本宗英正在筹划刊行《圣济总录》，宝素参加整理校勘，与长辈合作，书籍顺利出版后他也受到奖赏。

宝素与山本之女结婚数年，生二男三女。不幸的是，仅一女存活下来，其他皆早逝。更不幸的是，1819年6月19日，宝素妻病死。7月29日，母亲逝世。二十余岁的宝素，失恃丧妻亡子，极其悲痛。

不久，宝素娶一色氏为妻，建立起新家庭，交友越来越广，学问日进不已。1821年，宝素担任番医师，地位确立，收入稳定。1829年，长子尚真诞生，字抱冲、春沂。1839年，次子尚绚出生，字瞻淇、春澳。

1832年8月，宝素受命奉陪轮王寺舜仁亲王登日光山，9月7日出发，24日返回。亲王出游一般是大队人马，一路观赏风光景色，所到之处受到盛情款待，但是，天气炎热，医生精神紧张，也是比较辛苦的。而这样的机会不是每个医官都能够得到的，不仅要受到朝廷和幕府的信任，而且要医术高明。陪同亲王出行，负责健康护理及诊疗，实际上一般不会出现麻烦的事情，而且有可观的收入，成为日后晋升的业绩。

这年，宝素忙里偷闲，向多纪家借来《万安方》，准备抄写一部。哪知，直到1837年，这部大作才抄写完毕，足足花费了五年时间。后来，这部写本经过改装，并且辗转数处，现在藏于神奈川县立金泽文库。

1840年，宝素叙升法眼，受命每月一次为将军家齐诊病。8月25日，宝素沐身整装，乘轿出发，第一次去为家齐诊脉。将军对憨厚稳重、语言严谨的宝素颇有好感。家齐多子多孙，而且宝素有祖传秘方妙功丸、万应丸，专治小儿疾病。因此，家齐众多子女，也经常延请宝素为家中孩子治病。

1841年，将军家齐逝去。宝素被列入获赐将军遗物人选之一，获得刺绣外套（羽织）、将军诊疗费十五枚白银、将军遗产黄金五十两，而且受命继续作为次代将军德川家定的奥御医师。翌年，宝素又被命令随从舜仁亲王赴京都，看来十年前陪同亲王登日光山十数日，亲王对于宝素的医学护理是满意的，此次仍命同行。可是，十年后的宝素已经46岁，不论体力还是精力，还是兴趣都发生了很大变化，像这种伺候亲王的无聊事务，大概也是不得已而为之。

出发前，8月26日，宝素到江户城向幕府告假辞行。

为犒劳远途长期随行，幕府赐金两枚，和服两套。宝素拜谢后，又想起什么，于是命轿夫向榛轩家走去。榛轩夫妇为宝素设宴饯行，临别时，夫人与宝素低声私语，似乎有事拜托宝素。

此行预计9月3日出发，12月17日返还，时间三个月有余，不可谓不长。好在京都有几位志同道合的友人，如福井家、尾张的浅井家，大家可以抽空相约，探讨古籍。否则，三个月的出差实在是难熬。

关于此次西行，宝素没有像多纪元简和杉本仲温那样撰写游记，未留下记录。但是，他将调查各家书库情况详细记录下来，其中包括仁和寺、福井崇兰馆、伊良子千之堂、高阶医圣书院、三角家、萩野家、畑家、百百家等。宝素目睹各家所藏世间稀见善本。凡是过目的书籍，他都以敏锐的鉴别力，迅速准确著录各书版本情况，并编辑成册，名曰《河清寓记》。

河清，出自中国古谚，指黄河水清。黄河水是混浊的，罕见清澄现象，古人称黄河千年一清，因以"河清"比喻时机难遇。对于宝素来说，这些日本历史上著名的书库，能向他敞开门扉，让他亲眼亲手触及海内外珍本，简直如同黄河水清、千年一度之贵重。

《河清寓记》的内容不仅令江户汉医学界大开眼界，而且第一次公开了京都收藏着大量朝鲜医书的事实。后来，在人们编辑《经籍访古志》时，《河清寓记》成为重要参考，并收录了相关内容。

《河清寓记》是一部文献学专书，与旅行毫无关系。但同行者金城用九，编写了《西上录》和《东归录》，详细记述了途中所见所闻所为。如人们造访名胜古迹，会见各地名流，享用珍味膳馐，从中可知这次旅程是相当奢华的。

1844年10月，将军家齐71岁的正妻茂姬病危，宝素受命入宫日夜监护治疗，其妻仍于11月不治而亡。第二年他又为家定正妻治病，方药对症，很快治愈获赐白银七枚。

这一时期，宝素十分繁忙，可以说事业顺遂，收入丰厚，妻子平安。日子越来越好，体重不断增加，往日的瘦猴子，俨然变成一头大肥猪。日本的房屋矮、楼梯窄，宝素登楼梯很吃力，必须侧身一步一步挪动，踩得木梯吱吱作响。特别是晚上睡卧起居，要由数名女佣伺候，方可安眠。

最让他感到麻烦的是，每次出诊，或登城为将军诊病，都要乘轿出行。本来抬轿的苦力在江户城是容易找到的，可是轿夫们都知道宝素太重，为他抬轿非常费劲，所以一般抬一两个月就受不了并请辞。招用轿夫，对小岛家来说是颇费周折的事。还有一种不幸，就是在宝素52年的一生中，他曾经遭遇过6次火灾，频繁的避难搬迁令他十分恼火。

没完没了地为幕府将军及家属治病，使宝素不胜其烦，特别是此时他已经受聘担任医学馆干部，长子尚真也开始在医学馆教授古典阅读。宝素非常希望倾注更多精力从事教育和考证医书，于是他以自身健康不佳为由，要求降低职位，由奥医师降为奥诘医师，减轻医疗责任，腾出更多时间和精力，协助多纪家医学馆教学和校勘医书。但是，他的心愿并没有完全实现，虽然职位降了，作为医生还是要治病的。50岁那年，他又被命令担任将军奥中女佣们的诊疗师，依照宝素当时的身体情况，这项工作大概也是相当辛苦的，两年后，52岁的宝素逝去。

小岛宝素最大的功绩是搜集善本、摹写孤本、辑佚文献、考证源流，为编撰《经籍访古志》提供了大量珍贵资料。但遗憾的是，他没有个人著述留存后世。

中国台北故宫博物院图书馆杨守敬"观海堂"旧藏中，有自日本购买的书籍约四百余种，其中多数是医书。这些医书半数以上有"小岛氏图书记""博爱堂记"，或有书斋号"考古斋""葆素堂""宝素堂""宝素阁"等，以及尚质、尚真、尚䌹父子批阅本，都属于小岛家藏书。

关于号称宝素、保素、葆素的缘由，据喜多村直宽和浅田宗伯记忆，1831年以后，小岛获得浅井家《太素》抄本之后，开始号称宝素或保素，又将书斋称"宝素堂"或"葆素阁"，以表示对《太素》的珍重。宝素逝世后，长子尚真嗣业。尚真早逝，享年29岁，无子，死后以弟尚䌹为养子，继承家业。父子三人都曾受聘于医学馆，与多纪元佶、元琰共同落下了医学馆百年帷幕。

正如周知，当年杨守敬赴日购书，几乎横扫了各大藏书家的珍本、善本，医学家如曲直濑、多纪、伊泽、涩江、奈须恒德、森立之、山田业广等各家旧藏。1881年，杨守敬与森立之面会笔谈时，得知小岛家藏有丰富的善本，而且去年41岁的小岛尚䌹刚刚病逝，遗孀生活十分困窘。另外，明治之后，尚䌹放弃医学而转向地理学研究，家传医书对他来说似乎并不重要了，生前或者已经打算鬻书度日了。在这种情况下，杨守敬比较顺利地收购了小岛宝素、尚真父子两代收藏的绝世珍品。其中最有价值的是仁和寺《太素》《明堂》《新修本草》摹写本，这都是中国宋代就已经亡佚的隋唐医书。

735年，日本留学生吉备真备自唐朝归国，带回《太素》《明堂》等医书。757年，朝廷将这两部书规定为医学教科书，直至十三世纪的镰仓时代，宫廷医官仍在学习。但是，随着朝廷权力逐渐衰弱，十四世纪以后，传本淡然消失。百年之后，江户幕府成立，远离京都朝廷。而历来与皇室关系密切的仁和寺库府，珍藏了平安朝廷的稀世之物，包括古卷子本《太素》《明堂》，其摹写本秘密传入京都福井家，以及尾张德川家医官浅井家。

又百年之后，1831年，小岛宝素得知好友浅井家藏有《太素》，于是，派抄书手杉本望云前往摹写。每当抄完一两卷就寄给小岛宝素，经数月时间，共抄写了十七卷，加上此前浅井赠寄给宝素的数卷，而凑足了《太素》二十三卷。这个珍贵抄本一旦流出，名家必定争相抄阅收藏，因此后来又出现数种衍生本。然而，得书不是目的，重要的是研究。宝素开始对照《素问》《灵枢》《太素》三书，利用数年时间，完成了《黄帝内经太素对经篇》，实际上这属于宝素重抄本。这部《黄帝内经太素对经篇》也收藏在台北故宫博物院图书馆，对后世研究《太素》起到极大参考作用。

1879年，汉医清川玄道后裔清川安策，曾令百百有二郎，摹写石荣安本和森立之本《太素》《明堂》。另外，1880年，温知社干部松井操，曾将《太素》献给清朝驻日公使何如璋。何如璋回国后，将在日本搜集的书籍赠送给翁同龢，又辗转至台北图书馆。大约同一时期，以相同的途径，中国散佚已久的《太素》《明堂》《新修》抄本相继传回国。

1884年，杨守敬将大量善本书带回湖北家乡，同意武昌藏书家柯逢时重抄《太素》，并且将在日本看到的影刻技术教给武昌刻工陶子麟。1891年前后，陶子麟影刻了《明堂》卷一。1892年，柯逢时对校坂春璋藏本，及江标所藏伊泽棠轩本《太素》。政治家兼学者袁昶，重抄柯逢时校本，于1897年在中国首次出版了《太素》。1910年，柯逢时开设武昌医馆，招聘萧延平任教。萧延平参校小岛宝素本《太素》及《黄帝内经太素对经篇》、袁昶刊本，仿照《素问》新校正体式，于1923年完成了萧注本《太素》，1924年由同乡陶子麟书铺，以顾从德仿宋版式出版。萧延平本不论校注水平，还是雕版技术，远远优于以往版本，至今仍然是文献研究的重要参校本。

小岛宝素虽然读书万卷、藏书五车，但他并没有完成个人著作，这也许因为他坚守孔子"述而不作，信而好古"的信条吧。不管怎么说，小岛宝素与同仁共同努力，为江户汉方医学研究，尤其是文献考证学，以及保留传承中国医籍做出了贡献。如果没有他们世世代代不懈追寻，那些散佚了的中医精华，至今或许仍金埋沙中，黯然无光。

第五节　早熟早逝的山田正珍

朝鲜聘礼使团即将到达江户城的消息不胫而走，这是时隔16年的来访。朝鲜聘礼使团，后称朝鲜通信使，整个江户时期共有12次来访，这是第11次。上一次是1748年，朝鲜曾派使团前来祝贺德川家重继任将军，此次是为恭贺德川幕府第十代将军家治袭位而来。使节团大约由四五百人组成，往返一遭需要数个月或半年以上。来访以"交邻之道，贵在诚信"为宗旨，与近邻友好交往，互相传递信息。每次使节团都会带来各种价值不菲的贡品和珍贵礼物，但是，接待这样的大队人马，对于日本来说也是相当不容易的事情。自得知朝鲜信使来访计划之后，日方需要用数个月时间提前准备迎接，比如修缮道路、建造宿舍、征召马夫劳力，所需费用极其庞大。

二月中旬，早春的江户城内，男女老幼聚集在大街巷口，人声鼎沸、敲锣击鼓、热闹非凡，迎接朝鲜使团大队人马的通行。这是今年元旦过后，老百姓十分期待的一件盛事。使节团队伍之庞大，声势之浩荡，装束之豪华，远非"参勤交代"的大名队伍可比。况且这是数年或十数年方可一见的外国人来访机会，无疑是令人极其兴奋的时刻。市井百姓欢心只不过是一瞬间而已，但使节团是身负外交重任的组织，他们不仅要拜谒朝廷、幕府，向日本政府递交国书，交换朝鲜及中国最新情报，探询日本对朝鲜政策等，而且还要与各藩大名、儒者、文人、医者交流，了解日本社会现状和各地习俗。任务繁重，再加上路途遥远，渡海越山，舟马劳顿，甚至有时会遇到杀伐事件。所以说，使节团一行威风凛凛、气势雄壮的背后，包含着艰辛和风险。江户城是朝鲜聘礼使团的最后一站，也是完成重要任务的阶段，他们要与幕府举行各种仪式，与各界一流学者及市民交流，休整一段时间后，参拜日光山，至此任务完成，打道回府。

朝鲜一直被认为是中华文明的嫡系，具有小中华思想，古代的中华文明大多经由朝鲜传入日本，因此，朝鲜对于日本有文明优越感。早年，每当朝鲜使节团来访，日本学者以受到使节接见而感到荣幸，争先恐后与朝鲜学者和诗对唱，索求书画，请教医方草药知识。而18世纪的日本，德川幕府政权稳定，积极与明清两朝开展贸易，各种商品、书籍、文物及技术人员频繁往来；同时接受西洋文化和科学影响，不断发展壮大，已经不需要朝鲜的中转作用，实际上将朝鲜视为竞争对手，对来访使节的敬重也逐年降低。

每次朝鲜使节团到访，文人、医生积极与使节团中重要人物接触，讨论学问，答疑解惑。可是，数百名的使节团中，大约只有三名翻译，显然无法参与各种交流活动。但是，当时有一种方法起到了极大作用，就是以笔代言，双方用共同懂得的汉字展开"笔谈"，上层文化交流主要利用这种方式。这种交流方法具有特殊意义：一是可以使双方表达的内容准确无误，二是能够将交流笔记汇集成册，流传后世。阅读现今各国保留着的笔谈资料，令人感慨汉字在文化传播中的重要媒介作用。

23日正午刚过，朝鲜使节团客馆佣人领进一位少年。少年骨骼纤细，眉目清秀，流露着自信和好奇的表情，举止大方跟随在后。依照事先相约，由朝鲜使团的良医迎接幕府医官来访。昨日，大学头林信言、林信爱父子来访，与使团制述官、书记等人赋诗唱和，营造了"有朋自远方来"的融洽气氛。对于今日来访医官，朝鲜良医也是满心期待，可是，眼前的少年令他感到意外，似乎有遭到小觑之感。

与少年相比，朝鲜良医显得身材魁伟高大。二人拱手相敬，盘坐在几案两侧。少年递交名片，写着"不佞姓菅原氏山田，名正珍，字宗俊，号图南，年十六"。良医看着名片，抬头瞥了一眼少年，拿起笔写道："仆姓李，名佐国，字圣甫，号慕庵，完山人，三十一。"虽然二人年龄相差近半，但少年正珍毫无怯色，马上书诗一首，"海东遥指凤白城，彩鹢锦帆春水清。闻说韩山多异草，知君国手动英名。"颇得意地递给良医慕庵。然而,慕庵并不接招,顺手拿起笔,麻利地写下"我是良医,来此非为赋诗唱和,可以谈医论理",表情显得严肃起来。正珍还是知趣,马上换了话题,"贵邦许浚著《东医宝鉴》,我国已经刊印,但其中有些不明之处,比如松鱼、土桃蛇、木头菜、蓝藤根等,能否画图示教?"慕庵稍加思索,慢慢运起笔,"仆亦不知形状,但知蓝藤当作藤蓝,就是蓼蓝。"二人笔谈逐渐融洽起来,接着讨论了经络理论,痨瘵治疗方法,还有矿物药的产地等问题。其中,慕庵对痨瘵的回答最为详细,令正珍折服,确信他具有较扎实的医学基础。随后,正珍拿出一本小册子,双手呈递慕庵。笔书曰:拙著《骨度辨误》,不敢公之贵邦,愿先生一览之后,若有可采,请于卷首冠一语。看来正珍是有备而来的,想向朝鲜医生讨一篇序文。慕庵接过册子,放在几案上。写道:待闲时阅读,后再撰序。

二人聊着聊着,发现天色渐渐昏暗起来,不挑油灯已经看不清字了。正珍写下:"日将暮,明日更来。"慕庵回道:"余兴未尽,期待明日幸会。"正珍起身告辞。

初春的黄昏,夕阳西下,清风徐徐。这位朝气蓬勃的少年健步走在路上,显得很轻松,今天的笔谈似乎有些收获,他琢磨着明天与良医笔谈的内容。

翌日,春雨淅沥,正珍如约而至。因为有昨天的初次见面,今天有旧友再会的感觉,互相夸奖起来。正珍感谢昨日笔谈如闻长桑君之教,慕庵则赞扬正珍年轻有为,医界奇才。

今天朝鲜使团有数人在场,气氛显得比较轻松热闹。有几个人在观看慕庵的药箱子,互相交谈着,正珍也很自如地凑上去翻看。种类很多，其中有些不认识的药草，最使正珍感兴趣的是人参。他相信这是来自原产地的地道货，难得一见。他仔细观察着人参形态，还用鼻子闻闻气味，然后提笔写道："人参制法可得闻乎？"慕庵瞟了一眼，不加思索地答道："人参本来无制法，为何贵邦之医每次发问，似有误传。"

慕庵对人参的提问有些不耐烦，似乎每次都有人提出相同的问题。可是，正珍仍然继续追问："绝无制术？""绝无制法。"慕庵很坚决地回答。

接着，正珍从包裹里掏出一根人参请慕庵看，"这是广东人参，贵邦有否？"

"无有，绝非参。"慕庵一边回答，一边从腰带中掏出一根人参，很得意地让正珍看，似乎在说，这才是真人参。

正珍马上反问："这没有制过？不制，形态怎能这么美好？"

慕庵也不示弱："人参本来就是美形，《本草》说如金井玉阑。"

正珍继续追问："《本草》也说人参采作甚有法，似有制法。"

慕庵觉得这位少年医官虽然有点直率，但还有学问，于是就为正珍写下了人参制法，而且嘱咐这是秘法，正珍当然很郑重地收藏起来。

人参，自古以来就是朝鲜特产著名药材，大多是山参，品质优异，价格昂贵，闻名海内外。不仅本国使用，而且作为贡品不断供奉中国，作为商品也传入日本。奈良正仓院758年的《种种药帐》中，记载着"人参544斤7两"，并且明确记录出库次数和数量，至今仍然保存着千百年前的人参。随着市场供需扩大，价格高涨，滥采现象频繁发生，山参产量迅速匮乏，17世纪开始提倡人工栽培。不久，江户幕府也鼓励在国内栽培人参，并于1721年向朝鲜索求三根人参，第二年又获得六株参苗，后数年间不断引进参苗和种子，精心栽培，供给民间药用。正因为价值高，获利丰厚，常常发生造假行为，赝品流入市场，使用者疑惑丛生。正像慕庵所说，日本医生经常向朝鲜方面提出人参制法的问题，令他们非常不愉快。其实此次山田正珍所问人参制法，是指参形是否经过修整。因为参形越与人形相似价格越贵，所以药商会对参形加以修补，或者将类似的植物，惟妙惟肖地制成人参形态出售。正珍拿的那种广东人参，与朝鲜人参形态相似，味道相同，常常令医家难以辨别，或者上当受骗。

自2月3日至3月8日之间，正珍十二次访问了朝鲜使团，获得慕庵序文，如愿以偿。同时与使团成员谈论了各种话题，有时发生争论。正珍难掩少年狂，炫耀世代为医，家藏万卷，令朝鲜使者无言以对，有时不欢而散，如朝鲜使者称每年朝拜孔圣，却遭到正珍讥讽，他说每日朝拜昌平馆孔圣，远比朝鲜更虔诚，使者默然退出。虽然出现过尴尬的场面，但都是处在浓厚的学术气氛中。

使节团归国之前，正珍来客栈道别，与使节们对诗唱和，充满惜别不舍之情。使团对这位年轻的医官产生了敬畏之意，了解到当时日本汉方医的医书研究和临床治疗，尤其是医生善于辨识药材、亲自采药修治以保证疗效的特点，令朝鲜医生深有感触。

少年正珍独自与朝鲜使团对阵较量的事实，很快传为美谈，世人称其早熟英才。其实，正珍的祖父山田麟屿，

13岁时博览群书，擅长诗赋，被幕府破例命为儒官，赐米二百石，世称神童。麟屿儿时受父亲熏陶，后入荻生徂徕门下求学古文辞、唐音。受命幕府儒官之后，为了深造儒学，赴京都拜伊藤东涯为师。不幸的是，1735年痘疮大流行，夺去了他24岁的生命。麟屿万卷藏书，虽然遭受火灾导致部分丧失，但仍遗留了大量古籍珍本，为正珍编撰著作提供了丰富资料。

正珍性格笃实，头脑清晰，自少拜大儒山本北山为师，有扎实的汉学基础。又以加藤筑水为师，学习《素问》《灵枢》，向田村蓝水求教本草。师从名家，勤于著述，他用大部分精力研究张仲景著作，而且在医学馆讲解《伤寒论》，生前撰写了一系列著作，如《伤寒考》《伤寒论集成》《金匮要略集成》《伤寒检证》《金匮检证》，以及《骨度辨误》《天命辨》《新论》《权量拨乱》《败鼓录》《桑韩笔语》《备用方》等等，每一部书都充满着独特见解，绝无人云亦云的陈词滥调，为汉方研究示范了异于烦琐考证学的方法。他根据宋以前版本《千金方》，考证现存"伤寒论序"，首次提出这篇序文出自二人手笔：前半部是仲景自序，而后半部分是王叔和所加，具有一定的可信度。

1787年，年仅39岁的博学才子因肺病逝去。遗憾的是，他生前著作都未能出版，身后由弟子及友人整理问世。

1790年某日，刚刚荣升奥医师的元简，接待了来访的正珍弟子林俊庵。俊庵等数名门人共同编辑刻板先师《伤寒论集成》，并且表达了恩师的遗愿，希望元简为此书作序。元简快诺，庆幸该书自此成为不朽之作，有益汉方医界。

第六节 多才坚毅的浅田宗伯

近几年，到日本旅游的人喜欢购买超市或药妆店的小商品，其中有一种叫作"龙角散"的润喉保健品很受欢迎。其实，还有一种传统的清肺止咳的保健品叫"浅田饴"，在店里货架上陈列着各种各样不同包装的"浅田饴"。细心的人查看一下"龙角散""浅田饴"的成分，就会发现都是由中药制成的。"龙角散"药味是桔梗、杏仁、美远志、甘草。"浅田饴"药味是桔梗、麻黄、葛根、水饴。这两种保健药用的都是江户末期御医的配方。藩医藤井正亭治，用"龙角散"治愈了藩主的咳喘病，方子代代相传，后来用于民间。浅田饴，是著名幕府御医浅田宗伯的配方，后传给弟子，制成商品出售。两家当初都是小作坊，逐渐发展成制药公司，坐落在东京神田附近，生产的商品至今仍受百姓喜爱。

龙角散、浅田饴属于汉方药，不论大人小孩都不抵触，人们身体稍有不适，随时可以在商店购买食用，非常方便。可是，药厂当初开拓市场也是绞尽脑汁的，为了让百姓亲近汉药，浅田饴公司打出了一个违反常识的广告：良药甘口。这个广告引起消费者好奇，风靡一时。当时饴糖是一种高级食品，称可"养虚赢，起沉疴"，具有营养和滋补作用，特别适宜老人小儿。既有药的疗效，又有补益作用，人们容易接受。这种传统商品虽然扎根于百姓的生活中，但是日本市场极其有限，近年商家极力改良商品，扩展销路，开拓国际市场，吸引海外游客，似乎颇有效益。

浅田饴，是纪念浅田宗伯的一个特殊商品，至今人们仍然记得他是一位卓越的汉方医学家。实际上，他的伟绩绝非仅此，他不单是一名医生，而且是一名国医，还是史学者、文人、思想家，也是汉方医学最忠诚的捍卫者，为汉方续存百折不挠，坚持斗争到最后的战士。

在明治初期，政府排斥汉方医学，不断建立西医院，宗伯集结汉方力量与政府抗争。他有弟子三千，分散在各地，并相继成立汉方专门医院，坚持以汉方治疗。他还于1879年，组织汉医界精英如森立之、山田业广、饭田隆安、浅井国干等人，缔结了"温知社"，开展复兴汉方运动，向政府请愿，要求给予汉方医生行医执照。这种抵抗和请愿运动持续了十五年之久，最终遭到议会否决，汉方医生的医师资格被剥夺。

当时国际形势对汉医斗争产生负面影响。日本为获得朝鲜半岛主导权，向中朝发起挑衅。西方列强对于日本侵略行为放任或支持，导致日本加快了追随、超越西方的脚步，全面引进西方先进科学技术。古老的汉方与国策相悖，被视为落后的、非科学的陈腐医学，必须取缔。抗争的失败和温知社骨干的相继离世导致1895年温知社解散。如果温知社运动获得成功，日本的医学教育将与中国、韩国一样，实施西医与传统医学并行的两种制度。

为什么后人称赞宗伯是一名国医呢？《晋语》有"上医医国"一语，指高明的医生可以为国家除患祛弊。上医代指贤明之人，而宗伯是一名真正的为国行医之人。

宗伯出生在世医之家，自祖父、父亲三代以医为业。他的医学承袭家学，汉典文史受教于著名史学家、思想家、汉学家赖山阳，这些造就了他胸藏文墨，腹有诗书，性情宽宏的多彩品格。

弱冠宗伯，结束了在老家信州高远藩两年的修学，又完成了京都、大阪的四年深造，1836年5月来到江户投靠叔父。后来他与叔父的女儿结婚，生有二女。叔父少时过继给佐久间家，名佐久间宗英，当时在江户行医。宗伯也来江户开设诊所，两年过去了，病人渐渐增加，开业当初的借款基本偿还了。年轻的宗伯踌躇满志，医业前景明朗。4月13日，家乡突然传来不幸的消息，父亲病倒了，他迅速启程归乡。但是，在到家的前一天（16日）父亲病逝。悲痛地办理丧事，在父亲的灵堂前，他暗暗发誓必成名医。

宗伯返回江户。当回到住所时，他惊呆了，眼前一片瓦砾和炭灰。17日那天的一场大火夺走了他的房屋兼诊所。父丧屋失，双重打击使他精神和经济陷入窘境。然而，宗伯很快从沮丧中挣脱出来，重振医业，坚强地承担起赡养母亲、弟弟和妹妹的责任。

宗伯毕竟来自乡村，要在江户医界闯出一条路来，需要逾越各种障碍。尤其是当时汉兰医学的斗争进入白热化阶段，选择汉医，还是追随兰医，是摆在医生面前的两条道路，而宗伯毫不犹豫地迈入了江户医学馆的大门。

经幕府奥医师本康宗圆的推举，他结识了医学馆的重要成员多纪元坚、小岛宝素、喜多村直宽，接受医学馆考证学风影响，坚定了探索深奥广瀚的汉方医学之决心。他的坚毅和聪慧博得了元坚的赏识，元坚患病之时，首先向宗伯透漏了病情，表示了对他的信赖和寄托。元坚去世后，宗伯积极参与医学馆校订、刊行《医心方》事业，受到了幕府的奖赏。

江户末期，汉方医学与西洋医学已经势均力敌，幕府御医开始任用西医生。此时汉洋医生的最大角力体现在为将军、奥中女人以及幕臣治病效果的较量上。浅田宗伯在紧要关头，都能够以高超的医术和大胆自信的态度，驱使汉方医药，效果胜西医一筹，赢得幕府和宫廷的信任。

1865年金秋八月，幕府传来指令，命宗伯速往法国驻日公馆，为公使列翁鲁者（Léon Roches）治病。公馆坐落于横滨山丘上，又称法国山，是法国在日本的活动据点。这里风景美丽，一座西洋式建筑居高临下，可以俯视横滨港口。为了给公使治病，宗伯有机会数次来访，每次治疗时，负责外交的幕臣栗本锄云都同行。栗本锄云是喜多村直宽的胞弟，26岁时过继给奥医师栗本家继承家业，后弃医从政，参与对法英的外交工作。此次派遣宗伯担负治疗重任，大概也是征求了直宽兄的意见。1876年，喜多村直宽慷慨向朝鲜赠书，这种国际友善情怀，或许是受到了弟弟锄云的影响。

56岁的法国公使，曾是一位陆军大将，身经百战，在一次战斗中落马摔伤腰背，经常疼痛难忍，只能用止痛剂缓解症状，此次决定试用汉方，并请来当时日本最有名的汉医。这是一个千载难逢的汉洋医学较量的机会，也是关系到国家外交的大事，容不得半点疏忽。宗伯摩拳擦掌，准备使出浑身解数。

他认为，公使是气血不利、筋骨衰弱，应当补气养血，强筋壮骨。处方：桂皮、芍药、苍术、茯苓、附子、甘草、大枣、生姜。服药的同时，由和田针灸师配合治疗。如此治疗五天，公使的症状明显好转，后来仍坚持针灸治疗。

8月24日，宗伯将返回江户，公使紧紧握住宗伯的手，充满感谢之情地说："我要把你的医术转告皇帝（拿破仑三世），而且要把你的治疗效果发表在法国的报纸上，让全世界都知道。"公使1900年91岁高龄逝去。

西医无法治愈的病，汉医仅需五天时间便手到病除，这很快在日本传为佳话，证明了汉方医学续存的必要性。

江户幕府末期，政权摇摇欲坠，十四代将军德川家茂已经从江户移居大阪，随行医师团十人都是西医。1866年7月，家茂病卧在床，江户将军大奥的夫人们建议派出汉医前往治疗。以宗伯为首的五名汉医，背起药箱迅速赶往大阪。不巧，连续大雨，道路受阻，路上辗转五天，终于在7月16日抵达大阪。大家马上为将军会诊。西医诊断将军是胃肠疾患和类风湿病，但宗伯则认为是脚气病，而且到了晚期，出现了所谓脚气冲心症状。将军优先采用西医治疗，经过数日，完全不见效果，故决定召请身居长崎的荷兰医生博迪安（Bauduin）诊治，结果7月20日家茂死去时博迪安还在去大阪的途中。后经博迪安分析，心脏内膜炎会导致四肢麻痹。宗伯脚气冲心的诊断，就是说毒气已经侵入心脉。虽然理论与西医不同，但是循证诊断治疗是殊途同归。

这次汉医没有机会为将军治疗，留下遗憾。

家茂死后，宗伯仍然在大阪逗留一段时间。一是大阪受到台风的袭击，民宅倒塌，树折桥断，交通瘫痪。二是藩军倒幕气势凶险，此时若得知将军死去，政情更加不稳。所以为了推迟发表将军病亡的消息，宗伯等人暂时不宜返回江户。

家茂逝后，德川庆喜继任为第十五代将军，成为幕府最后的将军，也是任期短暂而寿命最长的将军。他于1867年受命成为将军，而1868年新政府军进驻江户城，夺取政权，幕府落下帷幕，历史进入明治时代。庆喜虽身为将军，但却未曾住过江户城，后于1913年76岁逝去。

　　进攻江户城，并未发生流血交战，其中宗伯发挥了一定的作用。藩军在对江户城发起总攻击的前夜，第十三代将军德川家定的正室天璋院，委托她最信任的御医浅田宗伯向西乡隆盛传递密信。西乡隆盛是萨摩藩（广岛）武士，是进军江户讨幕的军事指挥官，而天璋院出身于萨摩藩，是有智慧的夫人，当时"君"临大奥，掌控城内诸事。此次派遣宗伯送信，希望向西乡说明将军已无意应战，请求西乡隆盛不要武攻江户城，寻求和平解决的方法。宗伯以医生出诊的名义，夜晚出行，顺利将密信送到。在随时发生战斗的混乱时刻，宗伯向敌军部队传达消息是冒死行为，需要极大勇气。当然，完成任务之后，天璋院对宗伯赐下重赏。

　　其后，西乡隆盛与幕府重臣胜海舟举行会谈，决定江户无血开城，避免了一场残酷的流血战斗。

　　胜海舟是一名武士出身的政治家，是日本海军创始人之一，对于国际形势有清晰的认识，了解欧美及中国（清朝）的实情。他曾坚决反对日本向中国发动战争，他认为这如同兄弟打架，即使狗也知道不能互相残杀。他还认为，即使日本战争取胜，也会在经济上败给中国。如果日本与中国联合起来发展商业和工业，不仅可以对抗欧美入侵，而且中国五亿民众是日本的最大顾客群体。可惜现今，像胜海舟这样的政治家即使存在，也不敢口吐真言了。

　　1868年，日本开启了明治时代，江户更名东京，由新政府军统治。为了确保生命安全，旧幕府御医浅田宗伯转居静冈县，四年后，迁回东京，仍然从事医疗，是口口相传的名医。

1879年，宗伯在木挽街成立了专治脚气病的汉方医院，命名"博济病院"，院长浅田宗伯，副院长清川安策、冈田昌春。之后，又相继成立了"如春病院""济众病院""来苏病院""好生病院"，山田业广以及宗伯的女婿或弟子担当各院院长。此时，明治政府虽然开始实施废止汉医政策，但是汉医人才众多，医术成熟，齐心协力，具有与西洋医学一比高下的士气。当时脚气病流行，西医也没有确切的疗法，而汉医按照基本理论辨证施治，尤其皇室对汉医保持着极大信任。特别是1890年，宗伯成功救治明治天皇之子的经过，令汉医扬眉吐气。但是，由于国内外形势所迫，汉医终究未能避免被废除的不幸。

1879年8月31日清晨，青山御所一男婴出生。父亲是明治天皇，母亲是宫中女官柳原爱子。天皇为儿子取名"明宫嘉仁"，就是后来的大正天皇。

至此，明治天皇已有四个孩子出生，都因病夭折，可想而知这第五个孩子是多么珍贵。然而，这不是个健康的孩子，出生后全身红疹，时有抽搐呕吐，危在旦夕。当时宫中御医团基本由西医组成，对汉医极力排斥。因为应对皇儿病症屡屡失败，面对眼下刚刚出生的皇太子，他们感到莫大压力。但此次治疗与以往不同，天皇不请西医，专召汉医浅田宗伯担当主治。宗伯仔细观察病儿，大胆使用中药治疗，数次转危为安，治疗直至12月，孩子病情终于稳定了。

据宗伯诊疗记录，可知他当时用药相当自信。比如，为了发散红疹，宗伯使用了甘连汤加红花、大黄，二便通畅而后疹散；9月24日投用熊胆、生姜汁，缓解呃逆抽搐症状；痰涎壅盛，灌服走马汤，其中用巴豆；10月4日大便色青，微热，用千金龙胆抑肝散加芍药；16日癫痫发作，一昼夜发作四次，急用沉香散，缓用甘麦大枣汤……各种症状交替发作，宗伯不断变换方药，最终保证了幼儿平安。对于新生儿，能够如此处方用药，宗伯不愧为胆大心细的国医。

皇太子的命保住了，人们期待他健康成长，日后担当起治国重任。

将日本导入近代社会的明治天皇于1912年驾崩，享年60岁。明治天皇唯一的儿子明宫嘉仁作为第123代天皇登基，日本进入大正时期。

大正，出自《易经》"大亨以正，天之道也"，自1912年7月30日至1926年，天皇在位十四年。大正天皇先天发育缺陷，性格古怪，学业颓废，治国无方。后来曾有人称这是个"有天皇，天皇不在"的时代。

幸而大正天皇生有四子，皇太子裕仁亲王在父亲病重、难以治理国家之时，亲王摄政。1926年，47岁的大正天皇崩殂，裕仁即位，改朝换代，取《尚书尧典》"百姓昭明，协和万邦"之意，名昭和时代。

据现代研究，明治天皇正室、侧室共生有十五名子女，可是仅存活五人，大多是因脑膜炎而夭折，继位的大正天皇也深受脑膜炎后遗症的折磨。究其原因，极可能是因孕妇或奶妈追求美白，常年使用铅粉化妆，导致慢性水银中毒，影响胎儿健康。江户时期歌舞伎、贵妇人等大量涂抹铅粉，求得皮肤白皙，铅中毒的病例大量存在。

1895年，年近八旬的宗伯，腰腿逐渐衰弱，深感心有余而力不足。然而，如有病人求治，他仍然乘轿出诊。当时已经很少有驾笼轿子在大街上奔跑了，只有葬礼时用轿子，驾笼轿子已是江户遗物，所以东京巷间流传着，见到轿子跑，不是葬礼就是浅田遗老。

二月之后，宗伯身体每况愈下，三月卧床不起，虽然每日坚持服用汉方药，但是年老体弱，天年已至。一生爱酒的宗伯，病后滴酒不进，可是这一天他大口饮进两盅酒，夜晚梦见巨龙升天。翌日，他呼吸困难，喘咳不止，他命令门人为他剃发，并敞开胸襟，文上"寂然不动"四字。3月16日晚9时49分，这位倔强的幕府最后侍医，静静地停止了呼吸。

浅田宗伯一生著书八十余部，具有代表性的如《伤寒论识》《勿误方函口诀》《橘窗书影》《古方药议》《脉法私言》《杂病论识》《皇国名医传》《先哲医话》等，以及大量书简、书法诗画遗存。

第三章　伊泽兰轩父子及门人

　　福山藩统领备后国南部（现广岛东部），位于濑户内海中央部，是连接九州和西日本主要内海的沿岸城市。濑户内海细而长，缓流平稳，形成天然交通水路，成为内外流通门户。夙昔其与琉球、朝鲜、中国（明朝）、荷兰往来，皆通过内海向各地集散，有过繁荣昌盛的历史。一般来说，沿海城市比内陆地带更发达、更前卫，生活更富裕，但也不尽然，虽说地理环境数百年甚至千年不变，但随着科学技术的发展，政治形势的变化，城市也会不可阻挡地出现进退兴衰。如濑户内海最西端的山口县下关市，朝向日本海，数百年前是日本对外交流的必经口岸，朝鲜通信使寄港之处。

　　1895年，下关发生了震惊海内外的事件——清朝与日本政府签订了不平等的《马关条约》，清政府使节李鸿章在此遭到日本暴民伤害。当时，下关是日本政治军事经济要地，港湾军舰大炮窥视着中国，随时待机出发。然而，今日的下关市，可以说是一座生了锈的城市，如同一个衰弱的老叟，有气无力地沉寂着。剩下的纪念，是李鸿章遇袭现场和那条崎岖的逃生小路，还有签署条约的"春帆楼"，以及著名的河豚料理。古旧的市区和鲜活海产品市场，随处可见极似朝鲜人面孔、操着带有朝鲜腔日本语的人们，拉着家长里短，勤奋地经营着生活。这里已经变成一座没有特别之处的城市。

濑户内海为日本沟通国内外，输送物质和文明发挥了作用。明治时代以后，政府发展铁道航空业，建造濑户大桥，曾经的"百舸争流千帆竞发"已不再，当今它主要作为旅游航线载客观光，成了文化交流的场所。

福山是文明开化较早的藩国，具有优秀的藩学传统和卓越的学者，江户中后期成立了藩校弘道馆，并由汉洋折衷学者讲授学问。儒学者、汉诗人菅茶山、赖山阳、北条霞亭等著名学者受邀讲学，为福山藩营建了浓厚的乡学气氛，而且对幕府接管昌平学问所，以朱子之学为教育重心的决策，乃至幕末藩政改革都产生了影响。弘道馆不仅讲授汉学、国学，还传教兵学、洋学和医学，医学分为荷兰医学和汉方医学。汉方教学第一阶段，以《金匮要略》《伤寒论》《神农本草经》《难经》《诸病源候论》《素问》《灵枢》为基础，外科读《外科正宗》，针科读《十四经发挥》。第二阶段，依据《温病论标注》讲义和考试。第三阶段，以多纪元简遗著《伤寒论辑义》作为教学和考试内容。可知，福山藩的汉方医学教育受到江户医学馆考证学影响，形成了重视古典文献的藩学特征。此时福山藩的藩主由阿部家承袭，1836年，阿部正弘继任第七代藩主。正弘出生于江户，终生仅一次归藩受命。1843年，24岁的正弘就任幕府老中，一直活跃在江户。他欣赏和支持江户医学馆的学问研究，帮助医学馆获得抄写《医心方》的权利。他为幕末开放国门、强化国防鞠躬尽力，1857年骤然病逝，年仅38岁。

第一节　兰轩与文人交友

　　福山藩籍的汉方医世家有伊泽一族,还有弟子森立之、约之父子,祖籍属于福山藩,虽然出生于江户,在江户成长成才,但永远是福山藩人。一般同藩人之间,有着浓厚的藩情藩谊,默契互助精神,正如阿部正弘既是藩主又是幕府老中,他对同藩出身的儒者、医者,都有特殊关怀照顾。

　　伊泽一族分四家,其中一家的第四代伊泽信阶迁移至江户,在本乡真砂町樱木天神神社附近择地而居。1777年,34岁的信阶喜得一子,取名信恬,号兰轩。此时信阶已有一女儿,名几势,7岁。孩子们的母亲名曾能,28岁。信阶是入赘女婿。

　　信阶为了使幼子兰轩及早受到良好教育,开始寻求良师,首先拜东都书院榊原氏为师,而1792年榊原逝去。后兰轩入大儒泉丰洲门下,与同窗狩谷棭斋志趣相合,成为终生好友。后来,棭斋的孙女嫁给了兰轩的儿子柏轩,柏轩的女儿嫁给了棭斋的养孙,两家之间结下了复杂的姻缘关系,情谊世代血脉相传。

　　伊泽兰轩是一个典型的城市人,具有江户人独特的豁达和自尊心,善与人相处,并有仗义助人的个性,受到友人、弟子的拥戴。他虽然以医为业,但极其爱好诗文,儒学素养不亚于文人墨客,造诣之深足以与名人为伍。再加上他具有医疗技能,又善于鉴赏收集古籍,游乐酒宴赋诗唱和,聚集往来无闲暇。

忘年之交菅茶山

兰轩与最亲近的师友之一,著名儒者、汉诗人菅茶山,二人属忘年之交,茶山比兰轩年长31岁,与其父信阶年龄相近。兰轩年轻时喜好诗文书法,结识茶山后常请教汉诗,而后二人互相赠诗,切磋文句。茶山是兰轩心中的汉学之师。

1804年正月,56岁的菅茶山接受福山藩主阿部正精召请,赴江户侍奉左右。二月下旬,茶山到达江户,大概因路途劳顿,加上江户的寒冷,茶山身染微恙,安卧于福山藩主阿部宅邸静养。年过半百的茶山,生于福山,大多时候活动于关西一带,眼下只身来到江户,出现身体不适,多少有些郁闷。他眺望着窗外飘荡的风筝,遐想着家乡早春阳气,提笔写下了七言绝句《江户邸舍卧病》,述怀此情此景。

兰轩得知茶山来到江户且卧病的消息后,马上到阿部家探望。兰轩家的庭园盛开着黄油油的菘菜花,他精心采折数枝赠送茶山。兰轩来访,给茶山带来欣慰,二人虽然是第一次见面,但是谈诗论道,一见如故,度过了愉快的时光。

临走时,兰轩提议说:"先生康复后,同游墨田川赏樱如何?"

"好主意,一定!"茶山显然轻松一些了。

三月,茶山病愈,与兰轩、狩谷棭斋、犬塚印南、今川槐庵相约泛舟游墨田川。但是,当天棭斋另有他事,未能同行。于是,四人自御茶水出发,小船摇曳在墨田川上,凉风习习,水面漂着粉色樱花瓣。清香透彻的日本酒,使病后的茶山面上泛起红润,四人品酒吟诗,非常惬意。后来,兰轩将这次川游诗句记入《杂记》中。

兰轩第二次陪同茶山舟游墨田川,是茶山归乡前的七月火花节。九日傍晚,茶山、印南、槐庵、兰轩四人之外,还有几位爱好汉诗者一同乘船,顺流漂荡,饮酒赋诗,等待着夜幕之中色彩纷呈的火花腾空而起。

兰轩赋诗,纪念此次友人和当时火花情景,"谁识女牛相会后,德星复此竞灵辉""千舫磨舷抢作响,万灯对岸烂争光。竹枝桃叶弦歌涌,星彩天花烟火扬"。无疑,兰轩的诗句一定是与茶山、印南合唱而成。

墨田川,现称隅田川。江户时代的江户街道,沟壑极多,船是主要交通工具之一,但是像墨田川这样的大川并不多。墨田川汇聚了新河岸川、石神井川、神田川、日本桥川的支流等全长二十三公里的一级河川,最后汇入东京湾。这是一条古老的河流,流淌城市之中,与百姓的生活和情感有密切关系,孕育传承着市井文化,以墨田川为背景产生了无数文学作品。

墨田川火花节也是具有历史的,据说1732年发生饥荒,加上霍乱流行,江户病死饿死者甚众。德川吉宗将军在隅田川畔举行"川施恶鬼"法会,吊唁死者,祈祷平安,施放大量烟火。震天惊地的爆破巨响,五光十色的漫天火光,慰藉亡灵,驱除恶病。直至今日,墨田川仍然是一条穿越东京都的游览水路,每年隆重的火花大会更是享誉海内外。

茶山此次奉命赴江户,滞留不足一年,这期间与兰轩往来频繁,茶山欣赏这位年轻的才俊,兰轩亦敬仰学富五车的儒者。兰轩寻找各种机会与茶山接触,他相信"与君一席话,胜读十年书"的道理。

八月上旬,兰轩邀请茶山游览不忍池。不忍池位于上野自然美丽的城市公园中,是一个天然池泽。那里栖息着各种鱼鸟类,生长着植物,还有著名的莲花池,是文人墨客聚集的名所,壮观的景致容易激发灵感。

一老一少漫步于池旁,远眺飞鸟在空中起舞,近观游鱼在荷花间穿梭。二人倘然走进一家酒馆,兰轩选择了靠窗处,安置茶山面对窗外盘坐。兰轩特别点了几种佳肴,为茶山斟满酒,然后端起酒盅说:"先生辛苦了。""哪里哪里,多谢关照。"茶山满面堆笑。酒过三巡,茶山开始兴高采烈地摇头吟诗,"庭梅未落正辞家,半岁东都天一涯。此日秋风故人酒,小西湖上看荷花。"酒助诗兴,这正是兰轩与茶山相处所追求的境界。兰轩拍手称赞,"诗题为何?""嗯,都梁觞余莲池,如何?""不敢当,不敢当。"兰轩显然很赞同这个诗题。都梁,是兰轩的号。

数日后,兰轩与好友椒斋到不忍池校书,并请画师作画。上次游墨田川,椒斋错过机会,今天约上茶山再访不忍池,茶山欣然从行。一整天,兰轩与椒斋专心校书,画工描绘了一幅莲花图。夕阳斜下,四人坐落在居酒屋,举杯尽欢颜。兰轩指着画作对茶山说:"先生若为此画题诗,乃锦上添花也。""稍待数日。"茶山表示同意。

两天后的黄昏,茶山来到真砂街兰轩家中,如约提交诗文一首"东山佳丽冠江都,最是芙蓉花拆初。谁信旗亭系肉里,三人聚首校生书"。兰轩很高兴,请出父母和怀有身孕的妻子,与茶山寒暄之后,便陪茶山外出朝御茶水方向走去。今天是八月十六,赏月的好机会。二人来到砾川公园,这是一座三阶层状公园,中央有河流。兰轩令酒店主人在山坡上摆上酒菜，举杯仰望天空明月，箸肴俯视水中映月。时至夜半，突然乌云遮蔽，下起雨来，兰轩陪伴茶山匆匆返回家中。

十一月中旬，菅茶山随从阿部正精返回福山，结束了近一年的江户生活。

十年后，1814年5月，茶山又受阿部正精之命，住居江户，至1815年2月归乡，大约滞留十个月。此时茶山虽67岁高龄，但身体尚健，而三十余岁的兰轩，却因患脚疾和疝气腹痛，活动不便，在宅静养。兰轩喜好草木花卉，自家庭园非常规整，不仅小童每天清扫，他也常常亲自浇灌修剪，侍弄花草。得知茶山再度到来，兰轩撑起身体来到庭园，采折盛开的百日红，派人送给茶山，表示欢迎之意。可见兰轩不仅情感细腻，而且行为具有浪漫色彩。

七月，兰轩病情稍有好转，精神也爽快多了。他已经几个月没有出勤了，虽然居家养病，他还是注重整洁的。这一天，他请来理发师剃发，修整衣装，准备早日恢复工作。

茶山由旧友陪伴游览不忍池，欣赏莲花，归途去探望兰轩。此时兰轩正在和来访的椒斋交谈，见茶山到来，二人非常高兴，相互寒暄。茶山虽然离开江户十年，但是与兰轩的交流从来没有间断过，一直互通书信讨论学问。1806年夏天，兰轩赴长崎途中曾路经福山，造访过茶山，尤其有关诗文、古籍的话题，兰轩都会向茶山请教。

去年正月，兰轩突然患头风病，请假在家休养。某日，获新翻刻本《战国策》，他立即振奋起来，病情也有好转。欣喜之余作诗二首，"宏格阔栏笺洁白，学颜字画势遒超。吴门好事黄尧圃，一样影摸绍兴雕"。这首诗描述了《战国策》的版本情况,可知该书是翻刻黄丕烈仿宋刊本。"世间谩道善藏书,才入市门得五车。我辈架头半奇籍,窃思秘阁近何如"。兰轩将诗文和获得新书的消息传递给茶山。茶山当然少不了对诗文评头品足一番,最后忘不了加上一句幽默,"寇准事事欲抗朕",羡慕之情更添几分戏谑之意。

年迈的茶山,住宿在神田街阿部府邸,距离兰轩本乡街住所并不远,他有空闲就到兰轩家中做客。兰轩夫人贤惠,家里家外清洁整然,兰轩不仅有洁癖之称,还是有名的爱猫家。这样和睦温暖的家庭,可以使茶山得到慰藉。

兰轩常年患有腿疾,需要修养治疗,再加上妻妾孩子较多,所以经济并不富裕。去年,兰轩深受病贫双重之苦,为了维持生活,打算卖一些书籍。朋友们商量组织抽签、拍卖的方式,可以卖出较高的价格。听说藏书家兰轩售书,四面八方求购者前来参加入扎。兰轩用获得的书款,还清了借债,一时摆脱了窘境。可是,失去珍爱的藏书,令兰轩心如刀割。他用一首诗表述了难堪之情和自责之意。"官路幸过疏放身,一家暖饱十余人。从来无手劳耕织,不说君恩却说贫"。

茶山在江户生活时,每当遇到困难,都会到兰轩家求助。兰轩经常准备一些好酒,夫人特意做一些茶山喜欢吃的蔬菜。主客畅谈古今,品诗论画,甚至个人生活私情等无话不谈,临别时,还会将剩余的饭菜装在饭盒中,让茶山带回去。

十二月的一天,茶山难以忍耐寒冷,匆匆来到兰轩家,请夫人帮忙缝制一件内衣。兰轩与茶山喝酒聊天,夫人急速缝制,直到深夜方成衣。与往日一样,夫人仍将几种下酒菜装入饭盒中,借给茶山一把提灯,送客到门口。茶山不仅心存感激，而且身上也觉得温暖多了，心满意足地返回阿部宅邸。

翌年二月，茶山将陪同阿部正精返回福山藩。六日，兰轩特意邀请了大田南亩、狩谷棭斋、石田梧堂三人，在家中设宴为茶山饯行。席中由茶山拟上联，大家纷纷和唱，酒兴诗情，气韵飘逸。兰轩唱道："一窗丽日疎梅影，半岭流霞过雁行。自愧畦蔬村酒薄，南酬满室友情芳。"

此后，茶山一直生活在家乡，与兰轩书信不断，二人基本以诗文互通生活状况。

1827年初，茶山患噎嗝病，相当于现代的食道癌，渐至卧床不起，于8月13日病逝，年79岁。

茶山的弟子赖山阳，得知恩师病危消息后，立即自京都奔赴福山，但是到达时，葬仪已经结束。山阳悲痛吟唱："闻病趋千里，中途得仆音，不能同执绋，顾悔晚扬鞭"。

同侪诗友山阳与霞亭

1797年4月，伊泽家迎来18岁的年轻客人赖山阳。

赖山阳是广岛藩儒者赖春水的长子，出生于大阪，幼小时随父母移住广岛藩。7岁从叔父赖杏坪习儒，是一个胸怀理想、聪明好学而且情感纤细的男孩，可惜，山阳8岁时突患癫痫病，对性情和精神产生了影响。癫痫病多发于儿童，有的会随着年龄增长而自愈，有的会日益加重，甚至终生不愈，是一种难治之症。

山阳9岁时进入安艺藩学问所，受教于菅茶山门下。年幼的山阳白天在所学习，归宅与母亲夜读《论语》，10岁时通读完毕，11岁开始学习《易经》，12岁著"立志论"，以"男子不学则已，学则当越群矣"的豪言壮语鞭策自己。他一生追求学问,漠视金钱地位,成为江户时期著名的历史学家、思想家、汉诗人、文人。他的名著《日本外史》,对日本政治产生影响,推进了幕末尊皇攘夷运动的开展。

兰轩虽然仅比山阳大3岁,但是却与他的长辈茶山、春水共食阿部藩主俸禄,三人相交颇深。春水晚年患病时,兰轩曾多次送药。

此年山阳来江户,目的是到昌平坂学问所访学,他已经开始考虑编著历史书籍。此行目的,一是考察政治中心江户的风向,二是可以摆脱藩政和家庭的束缚,解放思想,坚定信念。

山阳寓居尾藤二洲学塾,塾舍置于汤岛圣堂域内。二洲与春水是挚友,二洲妻子去世后,春水将妻妹介绍给他为后妻,就是说山阳住进了姨妈家中。

家中女佣对外来的亲戚格外关照,很快年轻人之间产生了好感。山阳与一女佣感情亲近,关系密切,经常玩耍。当二洲得知这一情况后,叱责山阳损害学塾声誉。山阳不接受姨父的批评,也不认为自己有错,表示不满。姨妈努力劝说二洲,挽留山阳,可是,自尊心强而且情绪激昂的山阳愤然离去。

山阳离开姨妈家,自汤岛大道直向北方奔去,来到本乡真砂街兰轩家中。

兰轩看到山阳脱下的草鞋已经破烂,顿时产生了怜悯之心,将他领进屋内,让家人准备饭菜。

"可以暂时住在这里,不用担心。"兰轩平静地说。

"对不起,给你添麻烦了。"山阳似乎有些委屈和无奈。

数日后,兰轩将好友狩谷棭斋介绍给山阳,他们年龄相差不多，榛斋23岁，兰轩21岁，山阳18岁，三人意气相投，互相欣赏。

有一时期，山阳常到汤岛街榛斋家中留宿。伊泽是医家，狩谷是商家，都属于比较富裕的家庭，收留一个人不是大负担。正巧此时伊泽家在抄写《诸病源候论》，兰轩请山阳帮助抄写，山阳立即应诺。能为伊泽家做些什么，可以缓解寄宿的尴尬处境，正是他求之不得的。

关于《诸病源候论》版本流传情况，前面介绍过曲直濑怀仙阁所藏南宋版，现藏于日本宫内厅书陵部。

据《经籍访古志》记载，伊泽酌源堂曾藏有《诸病源候论》残卷，全部五十卷中缺目录一卷、卷1、2、14至卷19，共缺九卷。其实怀仙阁本也是残卷，缺卷40至43共四卷，而怀仙阁本和酌源堂本是同一底本，因此二者相互补抄而成完帙。但是，酌源堂本下落不明，其中山阳手抄部分也无从获知。无疑，山阳的手迹是令众多古董商垂涎之品，只要有蛛丝马迹，买家一定会蜂拥而至。同样，伊泽后人每每提到山阳曾寄居家中之事，便会流露出得意的神情。

山阳不论寄寓兰轩家还是榛斋家，都沉浸在考证古籍、研究版本的气氛之中。两家丰富的藏书，足以使他无暇虚度光阴。山阳的到来，给兰轩、榛斋增添了求知的机会，尤其是山阳所特有的历史观和价值观，以及远大的抱负，使兰轩和榛斋获得启发。

一年后，山阳返回乡里，继续学习，20岁时结婚，不久即离婚，随后离家出走，情绪波动不安，23岁时完成了《日本外史》的一部分，25岁编纂《山阳文稿》，31岁时告别家乡，投奔福山藩茶山学塾深造，不久便为学生讲学，成为讲师。

1806年,兰轩赴长崎,途中拜访了赖春水。春水当时61岁,受聘于藩主,俸禄比较丰厚,生活滋润。他在松雨山房热情款待兰轩,山阳也在座奉陪。山阳离开江户已过数年,此次再聚,格外高兴,三人欢谈至夜半。虽然山阳在江户受到兰轩的关照,但是那并非光彩的事情,双方心照不宣,闭口不提往事,大谈诗书礼仪。春水年长,对两位晚辈津津乐道地大讲朱子经学及人生经验,二人听得兴致勃勃。此时三人已经醉意朦胧,交谈的内容并不重要了。事后,兰轩赋诗一首纪念此次相聚。"抽身驺队叩闲扉,雨后园松翠湿衣。月下问奇宵已半,草玄亭上醉忘归"。

茶山晚年收了一名弟子,名北条霞亭,时年32岁,出生于志摩国的矢,父亲北条道有是儒医。霞亭虽然是长子,但他的兴趣不在医学,而热衷于儒学汉学,将继承家主的权利和责任移让给弟弟,自己到各地游学。游京都拜大儒皆川淇园为师,游江户寄寓龟田鹏斋塾中。霞亭敬重鹏斋,二人有忘年忘义之交,视彼此为好友。其实,鹏斋比霞亭年长28岁。霞亭癯瘦白皙,高鼻吊眼,目光锐利,性格狷介,品行端悫。鹏斋的夫人非常喜爱霞亭,常常遗憾地说:"可惜无一能配他的女子。"

1808年,28岁的霞亭学成后回归乡里的矢。不久,到邻近的伊势国林崎书院讲学。

五年后,三月的一天,32岁的霞亭来到久闻其名的茶山居所黄叶夕阳村舍。此时春气盎然,乳白色的辛夷花盛开满园。霞亭的来访,给茶山家增添喜气,茶山一家热情地接待了他。酒席间,茶山与夫人委婉地询问霞亭的个人情况,谈到两个话题。一是由夫人牵红线,表达茶山的意愿，将他的侄女敬儿嫁给霞亭。二是请霞亭担任茶山学塾监督。突如其来的情况使霞亭一时拿不定主意，于是马上和父亲联系，希望听听家父的意见。父亲的回答很简洁："勿辞"，就是不要推辞的意思。如此一来，霞亭与茶山和福山藩结下了缘分。

在茶山伴随正精赴江户时期，学塾由霞亭掌管。1819年，霞亭受聘于福山藩校弘道馆讲师。翌年，受阿部正精之命，举家移住江户。

霞亭到江户之后，居住在阿部宅地内的宿舍，与兰轩为邻。茶山将霞亭介绍给兰轩，并且对敬儿说，如果遇到困难，尽管请兰轩帮忙。兰轩比霞亭大3岁，对霞亭照顾有加，二人交往较密，霞亭对其以兄相称。后有霞亭诗为证。"孤旅天涯谁共亲，官居幸是接芳邻。清风一榻聆君话，洗尽两旬征路尘。"

不久，霞亭获得了阿部赐地，盖起了房屋，庭园广阔。兰轩善于侍弄花草，向霞亭宣传栽培植物的益处。敬儿到兰轩家讨来菊花、梧桐、芭蕉种子，在自家园中栽种，新屋绿园，使霞亭和江户生活有了新起色。霞亭特别嗜酒，兰轩与好友椒斋一同拜访新居，共饮美酒，谈古论今，友情日进。

或许霞亭不适应江户的生活习惯，身体每况愈下，不仅患有脚气病，还常出现咳喘、胃痛、身体浮肿。兰轩担当主治医生，不仅诊治送药，而且一起散步赏花，读书赋诗，帮助调养。

其实，兰轩的身体状况也不乐观，足疾越来越严重，甚至难以行走，凡是出勤或诊病，都需乘轿，而且在拜见藩主时，下轿之后不能站立行走，只好匍匐前进。

1822年元月，江户下雪了。江户不是每年冬天都下雪，但是偶尔遇到下雪年，也会大雪封门。兰轩已经多日没有出门了，望着窗外的皑皑白雪和夕阳映黄的枯叶，写下《壬午元日雪》诗一首，"梅花未发雪花妍，方喜新年兆有年。不似三冬寒气冱，瑶台玉树自春烟"。

兰轩与霞亭虽然比邻而居，但是二人疾病缠身，行动不便。霞亭是少言寡语的人，可是他善于将内心的挂念记述下来。"雪日书况。寄伊泽澹父。澹父久卧病，予亦因疾废酒。重裘围绕护衰躬，坐看雪花飘急风。篁竹尽眠遮仄径，楼台如画出遥空。独醒长学幽忧客，高卧更怜同病翁。忆得他年乘兴处，墨江晚霁揭寒篷。"兰轩，字澹父。江户的一、二月是最冷的季节，两位病友隔墙呻吟，一副悲凉的情景。

1823年4月，霞亭的病情不断恶化。某天，柸斋前来探望霞亭，带来一盒昆布作为慰问品。看来当时昆布是比较贵重的礼品。昆布是近海人群常见食品，营养价值高，味道鲜美，物美价廉。

四面环海的日本，天然海产丰富，自古至今昆布都是餐桌上常见的食品。昆布也是一种庆贺礼品，不论结婚、生子酒宴或者节日餐桌上都少不了昆布，因为日本语"昆布（konbu）"的发音与"喜（yorokobu）"发音有些关系，所以借为吉祥物。另外，室町时代，武士出征时，要用三种食物饯行，以求吉利，即"打鲍""胜栗""昆布"，三物发音是"打仗胜利喜庆"，以此预祝队伍凯旋。

追溯日本人食用昆布的历史，大约从日本绳文时代末期开始，中国江南的人群来到日本。他们食用昆布，并且将昆布献给日本有权力的人，使其品尝到昆布的美味。昆布的名称也是来自中国，起初是北海道的阿伊努人读成为konbu，阿伊努语又传入日本本土称为昆布。

镰仓时期以后，商船自北海道至本州，昆布贸易繁盛，作为食物渐渐出现在百姓生活中。江户时代，昆布被从下关港口通过濑户内海直接运送到商业中心大阪，分散到各地。逐渐昆布作为日本的主要输出品，大量流入清朝，成为重要的交易商品。

总之，棭斋送来昆布，是为了滋补霞亭衰弱的病体。这天是4月7日，天气格外温暖，霞亭心情颇好，难得好友来访，让夫人备了酒菜，两人慢慢聊起来。虽然二人交往不是很深，但今天却道出真情。"棭斋兄，吾性疏慢，一切之物，寡所嗜好。唯有酒癖，习以成性，欲止未能。然年齿渐长，节而饮之，亦似不甚害。要之在人，不在酒也。"这样肺腑之言，是难以向人倾诉的，好久没有喝酒了，他今天格外兴奋。接着，霞亭吟诵唐朝诗人王遵《咏酒》诗："九酝松醪一曲歌，本图闲放养天和。后人不识前贤意，破国亡家事甚多。万事销沈向一杯，竹门哑轧为风开。秋宵睡足芭蕉雨，又是江湖入梦来。"棭斋拍手称赞古人所言哲理幽深。

这一年的九月，霞亭病逝，享年43岁，葬于巢鸭真性寺境内，墓碑"霞亭先生北条君墓"，由好友赖山阳笔书，墓碑的左右背后三面刻记山阳亲笔撰写的墓志铭。九年后，山阳52岁逝去，而霞亭的碑文成了赖山阳的绝笔之作。

第二节　兰轩的藩医生涯

兰轩生于江户，长于江户。但是，他作为一名福山藩侍医，承担了驻在江户的福山藩官府及家属的医疗，博得了藩主的信任和重用。他在学术上独立门派，并且与幕府官学友善交流，互相合作，为医学研究和传承古籍做出贡献，留名后世。

兰轩天生高度近视，腿脚孱弱，声音洪亮，性格宽宏，爱读书作诗交友，25岁结婚，妻名益子，19岁，是饭田休庵医生的二女儿。婚后翌年，即1804年长子榛轩出生，两年后次子常三郎，五年后三子柏轩，其后长女天津、次女长、三女儿顺相继诞生，这三男三女六个孩子，是正妻益子所生嫡子。此外，兰轩的妾，名佐藤小代，武藏国葛饰郡小松川村医佐藤氏的女儿，也生有庶子六人，多幼年夭折。

常三郎，生来身体虚弱，不久失明，精神郁闷，日夜悲泣，母亲常夜晚弹琴安慰病儿。1829年2月2日，25岁的常三郎病逝，三天后，为一家辛苦操劳的母亲逝去，终年47岁。

兰轩埋葬了妻子，数日后，聚集友人召开诗会，赋诗追思亲人。"风恬淡霭笼春园，远巷谁家笑语喧。零尽梅花枝上月，把杯漫欲复芳魂。"

可是，3月17日，突然传出噩耗，兰轩逝世。兰轩虽然天生近视，常年患足疾，但不至于害命，死因似乎与益子、常三郎母子相同，是一种热病急性发作。

45天之内，兰轩夫妇和爱子相继逝去，兰轩家族、门人以及福山藩无比震惊，痛心伤臆。前来吊唁的人接连不断，兰轩的姐姐几势负责接待来客，讲述兰轩临终时的情状。

几势悲伤地说："弟的早逝，令人惋惜，如果我能替代他,则在所不惜,真是无能为力的事啊。"一位门人的老父亲悲伤地回答说:"是啊,如果你能替先生死,众多门生也许会无比欢喜的。"几势听后,瞠目结舌,无言以对。客人离开后,几势自言自语地叹息:"真是淳朴忠厚的人啊。"

兰轩去世后,长子榛轩继承家业,柏轩则分家独立。

长崎之行

1806年,兰轩奉命随从新上任的长崎长官曲渊公,前往长崎驻在。

5月19日,曲渊公一行趁着天气凉爽,早早从江户出发,走着走着,天气渐渐热起来。将近中午时,行至板桥一带,曲渊公提出在此小憩,官员们进入茶店就座,品茶解暑。下属通报"有人来访"。兰轩正在与前来送行的赖子善道别,抬头一看,是老父亲前来谒见曲渊公。得知曲渊公一行将路过板桥,伊泽信阶提早在这里等候,拜谒长官,同时也是为兰轩送行,免不了拜托长官关照自己而立之年的儿子。

第1天行程八里左右,傍晚一行人住宿龟松屋弥太郎家中。暑热的夜晚难以入眠,兰轩一边独酌,一边摇扇吟诗。"生来未历旅程遐,此日真堪向客夸。三百里余琼浦道,从今不复井中蛙。"兰轩对赴长崎怀有期待,认为自己定会大长见识。

溽热的天气里一行人每天行进十里左右,兰轩触景生情,日有新诗。晚餐的清酒,可使兰轩解暑解乏。

第5天,他们来到关东地区最大的避暑胜地长野县轻井泽境内,这里海拔1000米左右。今天大家要攀登碓冰峠。人们从海拔三百米左右的江户来到这里,一是感到呼吸加快，二是身上的热汗渐渐凉了，路陡屈曲，行进缓慢。而碓冰峠有各种天然植物，引发了兰轩的兴致，他一路考察药用植物，对同行人讲述北五味与南五味的区别；沙参称钟草，现今又称钓钟人参，属桔梗科；钓钟草与升麻同科，属于毛茛科，也称草牡丹；刘寄农属于菊科，人称反魂草等。

兰轩具有十分扎实的植物学基础，他16岁时拜著名本草学者太田澄元为师。太田曾在跻寿馆讲授《神农本草经》，讲义内容收录于《神农本经纪闻》中，另有《本草纲目示蒙》《救荒本草臆断》等著作。兰轩从学三年，19岁那年，恩师75岁高龄逝去。

这一天虽然很累，但因为有了意外的收获，使兰轩感到非常充实。

长途跋涉月半，到达京都附近，闷热的天气令人窒息。路过十禅寺，眼前一间茶店。轿夫平稳落下轿杆，长官第一个进店，随后人们顺次入座，补足水分。歇后大家继续上路，经过白川桥、三条大桥、三条小桥，来到押小路柳马场，住宿于岛本三郎九郎家中。

翌日，兰轩去拜访出版商、古董商鹩鹩春行。二人相见，交谈甚欢。主人兴致勃勃地拿出收藏的古籍，向兰轩展示，其中有公元728年的古抄本《大般若》第五十三卷零本卷子；有古抄零本《玉篇》，背面用古抄本佛经修补；有识文"治安元年（1021）八月二十八日以石泉御本写之已了。康平六年（1063）七月于平等院奉受此经。佛子快算"，清楚记录着抄写年代。兰轩全神贯注地翻阅，春行又搬出了七八种古抄本《孝经》，有的按捺日本第五十九代天皇宇多帝的花押，是公元931年以前的抄本，弥足珍贵。

此时，令兰轩有些遗憾。去年十月他刚刚手抄了一部《孝经》，但没能参考这几种善本。10 月 24 日这一天，他将毛本《孝经》抄写完毕，这天也是他的次子诞生之日，外祖父饭田翁为婴儿取名常三郎。为了纪念双重意义，他在书后写下识文。

花押，是一种署名的符号，每个人有独特的图案或者字体，起源于中国五世纪前后，主要流行于东亚汉字文化圈。日本平安时期开始使用，直至江户时期一直盛行。花押也称为判或书判。

此外，店主还拿出金泽文库旧藏《画一元龟》卷之二十一古抄零本、《白氏文集》卷子零本、弘法大师所持五岳真形图等。

兰轩认为，《画一元龟》是唐人所著。这部书传本不多，输入日本更为罕见，极其贵重。早年，德川家康曾见僧人引用该书，于是，向林罗山询问："可知此书？"罗山回答："未闻有之。"可见，不论学问多么渊博，也不能轻易回答世间书之存否。但是，后来经棭斋考证，该书并非唐版，而是赵宋之书。

《白氏文集》，兰轩并不陌生，他曾经收藏一部活字本，后来不得已卖掉了。不过，面前的卷子本更当另眼看待。

可是，世上万物有机缘，1813 年春，兰轩长病初愈，怡情赋诗。"时节顷来好，抱疴倦日长。晴山鸠谷谷，春社鼓镗镗。盃酒将忘味，药汤频换方。花期看自过，昏梦绕池塘。"茶山读后，称其诗妙。

某日，书商英平吉前来探视兰轩，其实是来售书，见面慰问数句，直接进入正题。英平吉打开包裹，拿出一部书。兰轩一眼看去，好眼熟啊！这不是我数年前卖掉的

《白氏文集》吗？二话不说，就买下了。送走英平吉，兰轩仔细翻着书，心中自愧，如同丢失的孩儿归来，遂拿起笔，记下喜悦之情。"物归所好不关贫，得失从来如有神，富子藏书都记印，奇书自属爱书人。"兰轩马上在书上按捺"酌源堂藏"书印。

最令兰轩感兴趣的是元龟年间（1570—1573）的古抄本医书一卷，卷末落款"耆婆宫内大辅施药大医正五位上国撰"。

这些稀世珍品突然展现在眼前，令兰轩目不暇接，完全陶醉其中，不知不觉午时已过。午后他去参拜智恩院，路过祇园，先到名店中村屋歇息，店中料理不仅味美而且精致，这是典型的京都料理。兰轩尤其喜欢豆腐，他用小勺大口大口地吃着豆腐，对其他小菜都不下筷。饭后他到店外树荫下乘凉，心情极其愉悦。

他们继续前行，到达清水寺。这里酒店连排，家家用杆子挑挂着灯笼，灯笼上写着各种酒肴，准备迎接夜晚的酒客。一行人今日行进九里，当晚入住七兵卫家。旅店老板娘笑颜相迎，备上美酒佳肴，随后喧闹声四起。

初访京都，古色浓郁沁心，书屋大开眼界，客栈大饱口福，兰轩对这座千年古都抱有极大好感，情不自禁赋诗一首。"入京。家家栉比且丰饶，千载皇京属圣朝。仙署客鸣珠履过，青云路向紫宸遥。东西双寺金银阁，上下长桥三五条。观得都人风化好，陌头来往不相骄。"

兰轩行至大阪，停留两日。访友之外，逛书市是必不可少的。兰轩来到心斋桥古书街，这里有三四条街，书屋密集，类似东京的神保町古书街。兰轩在两家书肆购买了几种书，太阳下山时，心满意足地返回住所。

行程的第26天，来到备前国（现冈山县），这里盛产陶器，俗称"备前烧"，是日本六大古窑之一。其他五窑，爱知县的濑户烧和常滑烧、福井县的越前烧、滋贺县的信乐烧、兵库县的丹波立杭烧。兰轩一行先在豆腐店歇息后，在街上浏览了陶器，后直奔吉备神祠，朝拜吉备公，并且到吉备公墓前献花。吉备公，即指吉备真备，公元717年作为第九次遣唐使，随同阿倍仲麻吕、玄昉等入唐留学。18年间，学习了经学、史学、天文学、音乐、兵学等各种学问，735年归国时带回大量书籍，其中包括重要医书。752年再次赴唐学习，3年后回国，担当大宰府的监理。76岁隐退，81岁逝去。

离开吉备寺已经是下午了，他们走进一家荞面店，老板兵右卫门一边擀面一边招呼贵客。外面突然阴云骤起，雷雨交加。"终于下雨了，数日来干热难挨啊。"老板望着窗外，欣慰地笑着。外面瓢泼大雨，店内客人不多，兰轩啜着荞麦面，心里希望雨快些停下来，好继续赶路。暴风急雨渐渐平息，天空晴朗起来。兰轩沿着长堤行走，看见三名牧童在聚精会神地观察雨后混浊的河水，徒手捕鱼。几头牛自由自在地吃草，慢慢地向河岸走去。牧童们专心抓鱼，突然发现牛不见了，慌张地去寻找，大声吆喝河中的牛。

生长在城市的兰轩，见到这如诗如画般活灵活现的田野情景，无比兴奋，边走边吟诗。"轻雷雨霁暑初微，数辈牧童行浅矶。昏暮捕鱼犹未去，不知牛犊已先归。"

他们大约走了三里，来到七日市，今夜留宿于藤本作次郎家。这家大门上贴着从吉备宫请来的神符，"寒言神尊利根陀见"，兰轩看着神符，不知何意，反复念叨，突然拍手大笑，原来是仿效八卦"坎艮震巽离坤兑乾"的发音而成。

雨后天气凉爽，夜空清辉。兰轩在院内仰望天空，等待着菅茶山的到来。晚七时左右，茶山来访。江户分别一年后的再相聚，"酒逢知己千杯少"，二人欢谈至天明，茶山告别离去，而且邀请兰轩明日到神边家中做客。翌日，兰轩造访了茶山夕阳黄叶村舍。后来，兰轩这样描述茶山住居："访菅先生。柴门茅屋，茂园清流。入其室则窗明轩爽，对山望田，甚潇洒矣。"

7月6日，一行人终于到达了目的地长崎，长途跋涉46天。

新官上任，长崎民众夹道欢迎，长官一行进入官邸。

初到长崎的兰轩，满眼新奇。当时的长崎，是日本重要对外港口，引进世界先进文化和物品。兰轩兴趣极浓，考察了外国人居住地，中国商馆、荷兰商馆，看到的是一片活泼景象。兰轩赋诗数首。

"长崎。隔岁分知两镇台，满乡人户有余财。繁华不灭三都会，都赖年年舶商来。"描绘了长崎贸易兴盛，百姓生活富裕的情景。镇台，指长官。

"清商馆。入门如到一殊乡，比屋通街居舶商。西土休夸文物美，逸书多在我东方。"清代中国是日本最大贸易国，而且文化人、医生等各种技艺者往来频繁，或长期居住，或与当地人通婚，繁衍子孙后代，或归化日本。中国被日本人营造出异国风情，是当时知识人向往交流之地。可是，此时，兰轩仍自负于收藏了丰富的中国书籍，而且大多是中国已经亡佚的珍本。

不久，八月中秋，正是思乡之时。长崎的中秋节，果然与江户不同，蛮有中国特色。虽然远离故乡，但人们是能够体验别具风格的节日，也是难能可贵的机会。兰轩作诗描述此景此情。"各处欢歌风里传，云收幽岫月皎然。一千里外家山远，应照团栾内集筵。"中秋期间，兰轩作诗数首，分别寄给千里之外江户的友人。

九月初，兰轩生病了。病中戒酒，令他身心不悦。"病余休酒怯秋风，佳节登高兴政空。想得萱堂抱稚子，买花乱插小瓶中。"身在他乡，患病最令人伤感，使他倍加思念亲人。此时，兰轩想见母亲怀抱自己的幼子。母亲已经57岁，自己的二儿刚刚两岁。他心中有些不安。即使喜爱花草的兰轩，也无心插花了。

其实，兰轩是有一些预感的，当时他的母亲已经病卧在床，两个月后的11月22日，母亲伊泽曾能病逝。然而，祸不单行，半年后，5月28日，父亲信阶去世，享年64岁。离开江户不足一年，父母不幸双亡，不能为父母尽孝送终，这对于兰轩来说是无比悲痛的事情，但他正在为国家尽忠。

在长崎的这段时间里，兰轩除了自己的医务之外，他最感兴趣的是与中国来客交流。当时长崎人一般把清朝人称为唐人，中国来的商人和随行人员都要居住在一个限定的范围内，叫作"唐人馆""唐人坊"或者"唐人屋敷"。那里有严格的管理制度，唐人生活在这里，不能随便外出，也不允许日本人进入。不过，如果受到政府许可，唐人可以外出或参加各种活动；或者得到唐人邀请，日本人可以入内进行交流。比如，政府有时会聘请唐人馆内的医生按规定的日子，到馆外寺庙中为平民治病。有时日本人会请求允许到馆内，向名人求教等。有时日本人也会带领游女到馆中寻欢作乐。如果未经许可而带游女进馆,要受到惩罚,游女脸面会被涂黑驱除。但是,游女上门服务,可以得到巨大的经济收入,如果受到豪商的宠爱,获得当时最值钱的白砂糖上千斤都不稀罕。游女的收入要经各级政府管理,游女得到其中一部分,游女创造的财富,对长崎以及幕府经济起到支撑作用。

总之,唐人坊内是另一番景象,生活比长崎百姓丰富多彩,物资充足,而且文化方面也优于日本。日本文化人向往与擅长诗画书法的中国文人和医生接触。由于语言不通,有时会请中日混血后代担当翻译,有时利用汉字笔谈,至今日本仍然留存着各种笔谈记录和书画,描述当时清人服饰、饮食习惯等生活情景。

兰轩在长崎曾经与刘梦泽、张秋琴、程赤城、陆秋实、江芸阁、刘云台、林仁寿等文人、商人有过交往。

到长崎两个月后的一天,兰轩参加了一次古董古书贩卖会,他兴致很高,期许着获得宝物。有一位书商,手持一部书来到兰轩面前兜售,兰轩一看题名"赵淞阳医案",没犹豫,立即买下。赵淞阳,何许人也?何时输入之书?兰轩开始调查,他到明伦堂学塾查阅"舶来书目",上面仅清楚记录着赵淞阳1726年来日,并带来以下21种书籍。

《唐诗鼓吹》《唐诗韵汇》《韵府群玉》《诗韵》《字汇》《证治准绳》《济阴纲目》《医药镜》《本草纲目》《愿体广类集》《医衡初集》《类经》《伤寒论》《右宝密录》《景岳全书》《医说》《汇聚单方》《医方集解》《医门法律》《寓意草》《医贯》。

现今,经过详细调查,他已经大概搞清楚了赵淞阳的来历。他是苏州昆山一名民间医生,祖上三代为医,在当地颇有名气。受江户幕府邀请，1726年，63岁的赵淞阳随商船来到长崎，一边从事诊疗，一边与日本医生、文人交流。在日本滞留三年时间，留下了有价值的医案、问答录等资料和诗画，谱写了中日文化交流的佳话。

1807年元旦刚过，兰轩受邀造访唐人坊，他非常高兴。由翻译陈惟贤引见，兰轩在唐人坊与张秋琴会面。那一天，馆内设置了戏台，观众很多，热闹非凡，大概是中国人在庆祝节日。

兰轩被引领到张秋琴的房间，关好门窗，肃静多了。二人相对而坐，面前摆着笔墨，开始了学问之谈。陈惟贤虽然是一位资深翻译，但是有些专业内容，还是需要通过笔谈的。兰轩提出考证学问题，与张秋琴探讨。"汉儒专于训诂，宋儒长于论说。而晋唐者汉之末流，元明者宋之余波也。至贵朝则一大信古考据之学涌然振起，注一古书，必雠异于数本，考证于群籍。以仆寡见，且犹所阅，有《山海经新校正》《尔雅正义》，明道板《国语札记》《大戴礼补注》《古列女传考证》《吕览》《墨子》《晏子》《春秋》等校注，是皆不以臆次删定一字而雠异考证，所至尽也。不似朱明浇薄之世，妄加杀青，古书日益疵瑕也。只怪未见古医书之有考证者，近年有枫桥周锡瓒所刻《华氏中藏经》，全据宋本，而其脱文处，由吴氏本补入，每下一'按'字以别之，不敢混淆。虽未得考据之备，盖信古者也。其他似斯者，亦无见矣。谨问贵邦当时医家者流，于信古考证之学，其人其书，有何等者欤？"

张秋琴是一名商船主，擅长诗文书画，与日本著名文人有密切交流，曾与大田南亩有过频繁交往，和诗挥毫，遗留了很多作品。但是，兰轩向他询问中国医生考证医书情况，或许无法获得满意的回答。

不仅如此，兰轩还访问了民间商人刘芸台，也提出了类似的问题。"近世贵国考证之学盛行，极其精密，匡正前人谬误，阐明先圣遗言，其功殆出于唐宋诸家之上，诚堪钦仰。儒学如此之盛，医家尚无一人变化其风习，考稽古之学，未见著述，怪哉！或有而未传入我邦乎？"

兰轩向刘芸台提出如此深奥的学问，不是他太高估了来长崎做生意人的水平，就是他故意在清人面前炫耀自己的渊博。"逸书多在我东方"一句，足以表现兰轩内心对于中国文化的自负。

但是，兰轩也从清客中获得不少信息。他曾经遇到一位清人，互相通报姓名。清人叫林仁寿，福建人。他对兰轩说，福建附近有厚朴林，大树几千万株。嘉庆帝有兄弟叫林发枝，是一名匪首海盗，横行海上，极其富有，世呼为海帝。海帝战火之余延及厚朴林，林皆烧光，已不存一株。现正在培养小树，仅数尺高，非经百余年，则不足采用。兰轩马上意识到，今后日本输入厚朴将会出现困难。果不其然，十数年后，日本汉方药厚朴质量和数量都在不断下降。

1807年秋，兰轩自长崎返回江户。当即被推荐为幕府医官。这是难得的机会。可是，担任幕府医官，就要辞去福山藩医的职务，兰轩不忍离开藩主阿部家，决然辞退幕府聘用，终生以藩侯侍医为己任。

独特的处世观

兰轩赴长崎期间，居住江户的双亲相继逝去，对于兰轩无疑是极大的打击。他返回江户家中后，立即叩拜父母遗像，默述长崎见闻，告慰在天之灵。

兰轩的归来，使家里如同有了顶梁柱。主仆皆笑容满面，家里出现了好久不见的轻松祥和气氛。此时兰轩有两个儿子，长子榛轩4岁，次子常三郎3岁。兰轩与两儿玩耍，妻子在一旁说起不久前发生的一件事情，令兰轩感到后怕和庆幸。

事情是这样的。8月19日，深川八幡宫举行隆重的祭礼，今年是时隔十二年的一次活动，老百姓期待已久。本来预定8月15日举行，因为连日下雨，延期至19日。这天万里晴空，民众情绪高涨，背儿抱女、扶老携幼涌向八幡宫。兰轩家中的奶妈夫妇，渴望观看祭礼豪华队伍，兴致勃勃地带着孩子混在人群之中，缓慢向桥头挪动。突然榛轩大声哭叫起来，嚷着回家，奶妈夫妇无法哄住榛轩，只好怏怏不乐地带着孩子返回了。

从江户城西去八幡宫，要经过墨田川上的永代桥，这座桥是德川纲吉将军1698年建造的，此时已经一百余年了。由于财政匮乏，无法维修，1719年曾决定废桥，可是市民请愿保留，桥梁维修由街委会负担，于是政府同意继续使用。这一天，蜂拥而来的人群，喧声鼎沸，桥梁吱吱作响，根本无人介意。桥梁终于不堪重负，深水附近轰然坍塌，桥上的人们纷纷落水，死伤失踪者共1400余人。这就是被载入历史的"永代桥断塌事件"。

兰轩听完，倒吸了一口冷气，摸着榛轩的头说："托榛轩的福，逃过一劫啊。"

兰轩自长崎返回江户不久就生病了，为了治疗和休养，他去了农村，农村的温泉和自然环境使他恢复了健康。回到家中，朋友们前来看望他，兰轩总是诚意地挽留客人一同饮酒话诗。这一天来的是源士明、木村骏卿、赖子善三人。久别相聚，兰轩讲述长崎所见所闻，三人聚精会神地听着，时而捧腹大笑。源士明不久将赴大阪，兰轩随即赠养生诗一首，"濒海浪华卑湿乡，为君将道避痾方。酒宜微饮鱼无饱，食饲案头不撤姜"。浪华指大阪。但讽刺的是，兰轩自身养生术并不高明，壮年时已是疾病缠身，行动受限。

翌年3月13日，兰轩在家召开诗会，宴请诗友，前来参加的有犬塚印南、赖杏坪、铃木良知、木村骏卿、赖子善、石田梧堂、诸葛氏共七人。虽然兰轩比铃木小16岁，但他们是同门，师从目黑道琢学医，继承了目黑的医学考证学问。兰轩在《千金方标记》中，多处引用目黑道琢的见解。

兰轩一生著述不多，没有大部头著作。汉诗《蕤斋诗集》之外，有笔记、杂录、文集、随笔数种。如《居家远志》一卷、《兰轩遗稿》一卷、《兰轩医谈》一卷、《医方干支》一卷、《诸书杂考》一卷、《诸书抄录》一卷、《千金方标记》和《千金方记闻》等，有兰轩手稿，或者榛轩笔录，也有弟子森立之编辑本，都以抄本留存，未曾刊行。

兰轩做学问的态度与多纪家迥异。多纪父子有等身之作，流传于世，影响极大。而兰轩父子不善著书，身后未留下令人刮目的著作。有后人推测，如弟子山田业广回忆恩师时说："平生不喜苟著述，二卷随笔身后传。"柏轩的门人松本道夫认为："著述之事有功有过，言自口出，文落笔上，即便博闻达识，亦难免醇中有疵。兰轩先生读多纪之书后，感悟善书亦往往有误人之处，因此兰轩不立文字。"兰轩对汉诗具有极大兴趣和灵感，擅长用诗文记述所见所闻所想，与友人交往多以诗体为媒介。

兰轩与元简的地位、势力相差悬殊，前者是一名藩国侍医，主要为驻在江户的藩侯等人诊疗，由福山藩侯赐予俸禄和土地房屋等待遇。后者是江户幕府医官，最高学府医学馆主管，汉学造诣深厚，精通文献，是公认的学术权威，而且对幕府的医疗政策和人事任用都具有影响力。而且兰轩一族始终与元简家族保持一定距离，两家虽然有交流，有共同的研究取向，但互不执弟子之礼。即使在兰轩逝世之后，其子榛轩、柏轩及弟子涩江抽斋、森立之、山田业广、清川玄道、冈西玄亭等，皆遵照恩师遗嘱，参加多纪元坚主办的《伤寒论》等医书讲习会，但不列入门人，而另设"二七夜会"，保持兰轩学派传统。

总而言之，伊泽父子从事医疗，收藏古籍、研究文献，形成独立的汉医名门，但对于著书立说，却缺乏建树。直至榛轩养子伊泽棠轩，在江户末期与明治时代相交之际，以极快的速度编成《素问释义》和《金匮玉函要略私讲》两部考证著作，才打破了伊泽家"述而不作"的传统。而且兰轩的得意弟子森立之、山田业广、涩江抽斋等人一改恩师学风，都编著了大部头著作。可惜在明治汉方医学黑暗时代，这些著作都以稿本形态处于封存状态，直至一百五十年之后，才逐渐由中日两国学者整理出版。

兰轩一生对汉诗情有独钟，将他的所思所想浓缩于诗句中。此外，他将自家资金用于收藏、研究古籍方面，同时以所学知识应用于临床治疗上。

兰轩不仅自己恪守医生职责，而且要求弟子有奉献精神。

曾经有一人请求兰轩收留儿子学医，并直言："此儿天生虚弱,难以练就其他武艺,我想他若能成为医生,懂得药理,对自己的健康有益,拜托收为弟子。"

兰轩听后,顿时眉头一皱,面带愠色,大声叱责:"你的想法是错误的,医乃司命之职,人之死生所系,其任重大。医之学问源深博大,穷其极必须有超强体力。贵公子若为病身,不必学医,当选择其他职业为妥。"来者无言以对,愧谢而归。

兰轩虽然常年受疾病困扰,眼力体力不支,但是他性情乐观洒脱,不拘小节,磊落大方,讨厌窃窃私语。42岁的兰轩,健康每况愈下,常常因病请假,他担心由于自己不能及时出诊而耽误病人,于是,向藩主阿部正精提出,将自己奥医师职位降至表医师,以减免医务。正精不得已,同意了兰轩的要求,允许他在家中保养身体,听候召请,但所有待遇不变,俸禄不减。正精的特殊优待,令兰轩感恩不尽。不仅如此,翌年正精又赐予兰轩新居,新居就在阿部家的宅地之内。这样一来,兰轩不仅不用排班出诊,还可以在宽广的宅邸疗养。

兰轩的宅邸究竟有多大?据榛轩后人保存的平面图得知,房屋构成是"玄关三叠,药室六叠,座敷九叠,书斋四叠半,茶室四叠半,居间六叠,妇人用室四叠半,食堂二叠,净乐院屋四叠半,幼年生室二个,各二叠。女佣屋二叠,男佣屋二叠,裁缝室二叠,塾生室二十五叠,浴室一个。另构建正宗院屋二个,四叠五叠,浴室一个,土藏一栋,薪炭放置所一个。"净乐院是榛轩的妻子,正宗院是兰轩的姐姐。总共二十间房屋,大约有一百叠左右。日本房屋面积多用叠计算,一叠大约等于1.6平方米,那么,房屋约有150平方米左右。房屋前后有宽广的庭园,栽种芳野樱树八株,每当三月樱花盛开季节,兰轩都会招待亲朋好友到园中赏花。兰轩的妻与女佣制作豆腐等食品,招待客人,犹如一场游园会。

1816年元旦,兰轩以诗寄情。"朝贺人声侵晓寒,病夫眠寤日三竿。常惭难报君恩渥,却是强年乞散官。"兰轩自疚本来年壮却求得闲职,无法报答君恩。

入秋之后,兰轩又获新职"医术申合会头",大约相当于医术研讨会负责人。兰轩的医学水平和研究古籍的能力,获得同仁赞誉,鉴于他尽职尽责,翌年受到奖赏金五百匹。

这一年冬天,江户异常寒冷,身体虚弱的兰轩极少出门。有一位商人,向阿部正精献上荷兰制毛织外衣。正精想起兰轩腿弱,活动不便,无力抗寒,于是将外衣赐给兰轩。兰轩感激之余,赋诗一首,"今岁寒威殊栗烈,病夫况复及衰躬。抃忻恩赐防冬服,奇暖赛春锁幅绒"。

1819年11月,阿部正精任命兰轩兼任儒官,赐下任命状的当天,兰轩因脚痛不能行走,便派皆川周安去承接,此后兰轩医儒兼职。据森立之回忆说,当时凡写序跋等文章,阿部藩主都命兰轩加以删改,之后方可定夺。

本来兰轩提出降职,希望过平静的隐居生活,可是兼任儒官之后,拜见藩主的机会多起来。虽然他可以乘轿前往,但是入门后仍然需要行走,有时兰轩盘坐在棉垫子上,由数人将他抬到藩主面前,诊病或者讲书。有时兰轩会匍匐爬行到藩主座席,每当此时,阿部家的女佣们互相挤眉弄眼地掩口而笑。藩主得知后,训斥女佣们说:"兰轩虽失去两足,但他有二人之腹。"藩主认为兰轩满腹才华,非平常人可比。这是对兰轩的最高褒扬。

还有一次,兰轩在藩主面前做了一件非常难堪的事情,不但没有受到惩罚，反而获得了同情。兰轩严重近视，而且不喜欢穿内裤，也不扎腰带。在拜见藩主时，裤子脱落，阴部露出，他自己毫无察觉，众人哗然，他才惊慌知错。藩主却心平气和地将自己的膝盖毯子赐给了兰轩，使他解除了尴尬场面。

兰轩病重成痿躄证，外出困难，只能在屋内接待友人，作诗饮酒品茶，教授弟子。他将书斋称为"芳樱书院"，每月5、10、15、20、25、30日讲读《本草纲目》《千金方》《外台秘要》，晚上讲解《伤寒论》《金匮要略》《温疫论》等。除门生之外，医生也纷纷聚集而来听讲。另外，经常与兰轩交往的有狩谷棭斋、大田南亩、市野迷庵、木村骏卿、龟田鹏斋、辻元崧庵、冈本况斋、冈了允等骚人墨士。

藩主对兰轩特别宽容，举办宴会召集群臣，唯独兰轩可以在家静养休息，不赴会场作陪。对此，兰轩心存感激，赋诗云："君恩优渥满家财，况赐新居爽垲开。公宴不陪朝不坐，沈痾却作偷闲媒。"兰轩不仅获得不菲的俸禄，还能够自由地利用时间，为校勘古籍倾注了极大精力。为了全神贯注考校医书，避免来客打扰，兰轩经常吩咐家人将自己的坐轿藏在房后，如果有人来访，就说出门了。有时客人到访，兰轩会让弟子回答说"不在家"，可是兰轩的声音高昂，往往同时传入了弟子和客人的耳中。

有一天，兰轩嘱咐家人谢客，可是不久，来一客人敲门，正巧小女儿阿长在玄关玩耍。

"请问先生在吗？"

"不在。"

"去哪里啦？"

"去书斋了。"

客人听后哭笑不得，心里已经明白了，满脸无奈地离去。之后，他对朋友谈起此事，大家心照不宣，一笑了之。

兰轩常常闭门自居，大多时间盘坐书几前校书、抄书，考证医学。

抱病校书考证

兰轩喜欢外游，乐于会友，可是寒冷的冬日不便外出，只能在家中读书研究，偶尔接待好友，讨论学问。

1817年的年末至翌年初春，兰轩校读了《苏沈内翰良方》，考证版本，撰写跋文，为后人留下了文献依据。"此本享和壬戌十二月平安伊良子氏所藏，殊为佳刻，但脱林灵素序及沈括原序。是书乾隆中所刻凡三。其一程永培《六醴斋医书》中本，称从旧刻印本授梓，盖与此本同种。有灵素序，补刻沈氏原序。其一吴省兰《艺海珠尘》中本，系武英殿《永乐大典》采辑本，从聚珍版重刻者，厘为八卷，乃非完帙。其一鲍廷博《知不足斋书》中本，参合程本、殿本以刊其误，最为精善。"

文中提到的伊良子氏，即京都朝廷典药寮医师伊良子光通，世代名医，藏书丰富。

鲍廷博本《苏沈内翰良方》有日本刊本，多纪元简曾撰文记述刊刻原委。元简20岁时，曾向朋友借抄过《苏沈内翰良方》，但是讹误脱简较多，虽然经过数年补遗，仍未成完帙。元简每次阅读此书，都会感到闷闷不乐，遗憾其残缺不全。直至二十余年后，他才终于获得全卷。

1799年春，林述斋购得《鲍氏丛书》十八集，其中包括《苏沈内翰良方》。述斋早知元简渴望这部方书，立即借给他看。元简迫不及待地翻阅，同时赞不绝口，道："校订精蘡，实为善本矣。"二人兴奋之余，开始商量刊刻事宜。鲍本是巾箱本，字小行密，不便阅读。元简认为读者多人老眼花，建议大字刊行，得到述斋赞同后，翌年刊行，广传域内。

兰轩详细校读，仍发现鲍本之误。

试举兰轩考证一例："神圣香薷散"注。

鲍本注云：程本作"香茸"，方中同。疑误，今遵馆本。

兰轩按：《图经本草》曰：香薷一作香菜，俗呼香茸。程本茸即薷之讹。宋版书中有作香茸者，其讹体亦从来已久，则改作薷者，妄断耳。

兰轩在文中批评鲍廷博妄改古书，同时慨叹道："呜呼！无皇国本则不能见其旧式，无吴本则不能校其字句，无鲍本则不能知二家之别。三本各成其用，无复遗憾也。宜矣，藏书所以贵多也。古人曰，天下无粹白之狐而有粹白之裘。余于此书亦云。"

正月初二，兰轩妾所生庶子良吉夭折，兰轩的心情当然不会好。但是，江户时期婴幼儿死亡率高达70%左右，再加上迷信的说教，使父母容易得以释怀，不至于过度悲伤。

兰轩自从病重之后，已戒酒三年，而今年正月虽有丧子之哀，他却重新端起酒杯自斟自饮，酒助诗情，吟道："君恩常觉官途坦，园趣方添吟味滋。椒酒一醺歌一曲，三年独醒笑吾痴。"也许他是在以酒消愁，驱散失子之痛。

正月初七，俗称人日。兰轩仍然在家中抄书。他找出一本小册子，是父亲早年从《千金方》中摘录的内容，封面题名"医范"，内容是如何做一名伟大的医生，医生的戒律和品德操行。这部书一直作为伊泽家的行医规范，勉励子孙谦逊勤奋。兰轩重抄此书，写了跋文。"医范九章，家大人所撮写《千金方》中，每旦诵读以自戒也。夫孙真人世以为仙医，固应无所拘束，而有如斯戒律，则凡为医者，岂可不谨慎勉励邪。家大人直取以为我家医范，其有旨哉。恬今手抄，以与信厚、信重二儿，尔辈谨守之。文化十五年（1818）戊寅人日伊泽信恬记。"兰轩抄书不仅为留给榛轩、柏轩二儿，而且以"医范"教育门人，门人也互相抄写，传颂继承孙思邈的医德。

抄完"医范"后，兰轩开始琢磨着为友人大田南亩写一首诗。3月3日，南亩将迎来古稀之年。对于兰轩来说，作诗与研究医学同样重要，诗文是他表达感情的方式，医学是他追求科学的手段。他很快完成了一首贺诗，"寿南亩大田先生七十。避世金门一老仙，却将文史被人传。诙谐亦比东方朔，甲子三千政有缘。"

70岁的大田南亩，本应居家安度晚年，可是，他每天仍然要行走1600米路去官府工作，赚得俸禄养家糊口。南亩有一独生子，名定吉，生有一孙，名镰太郎。近来，定吉精神异常，经常男扮女装，行为怪异，沦为废人。

南亩唯一能依靠的亲人是18岁的嫡孙镰太郎，祖孙二人经常一起去看剧或观赏风景，相依为命。不幸的是，2月18日这一天，南亩上班途中跌倒，又因常年酗酒而至胃溃疡吐血，不得已在家中休养。身体逐渐恢复后，南亩仍然继续工作。与自己深交的朋友相继去世，使他倍感寂寞，幸好有镰太郎相伴，外出观剧赏花，及时行乐。

1822年3月3日，是南亩74岁生日。这一天，他不慎从自家二楼跌落摔伤，卧床十数日，身体渐渐衰弱。翌年4

月6日，南亩逝去。

现今，在上野公园有一座"蜀山人之碑"，刻着纪念大田南亩碑文。碑正面镌刻着南亩墨迹，书法飘逸，笔力遒劲，字如其人。

大田南亩，1749年出生在江户御徒町一户下级武士家庭，自幼突显文才，成年后在狂歌、狂诗、汉诗、通俗小说方面大放异彩，遗留了大量随笔，是江户后期具有极大影响的文人，号称蜀山人。人到中年的南亩曾被选录为幕府官僚，为官府工作，1804年奉命赴长崎政府任官，滞留一年余。其间，他与中国客人有频繁交往，而且对于清医胡兆新有清楚的记忆。

1804年7月，南亩自江户出发，9月到达长崎。一路上舟马劳顿，再加上年事已高，他病倒了，病得不轻，卧床月余，随身看护推荐中国名医胡兆新为他治疗。此时胡兆新获得幕府许可，在寺庙为百姓治病，评价很高。可是，南亩却推辞说，妇人百姓接受治疗无碍，身为官吏岂可服用异国药物。因为胡兆新是他国的医生，南亩担心有借公行私之嫌。当然，他已有耳闻，知道胡兆新是具有才能的医生，自己对其抱有好感。他还戏作一首诗："室积泊船风雨过，小仓上陆引风多。檀那寺是不间合，胡兆新其奈我何。"

不久，江户幕府接受多纪元简的建议，派年轻医官游学长崎，亲身受教胡兆新，一同诊病，笔谈交流。南亩积极促成笔谈内容编辑成册，并为"笔谈"撰写跋文。

有趣的是，南亩虽然婉谢胡兆新诊病，可是当他的儿媳生镰太郎之后，乳汁不足，他却给小川文庵写信，请小川求胡兆新处方下奶。四天后，收到胡兆新的亲笔处方，南亩直接将处方寄给儿子定吉,希望儿媳照方服用,而且嘱咐要将这份方子保存好。可见南亩对胡兆新的信赖和重视。

年末,南亩获得了访问唐人馆的机会,在小川文庵的陪同下访问清客,主要是想见胡兆新。南亩和文庵来到胡兆新的房间,只看到桌子上放着展开的书和笔墨,而不巧胡兆新去了寺庙,不在屋内。二人颇感遗憾,南亩不甘心离开,他写了一首诗请文庵转交胡兆新,并希望胡兆新和诗。后来,南亩写道:"冬日过唐馆,不见胡兆新国手,怅然赋示小川文庵,次胡国手题漂客奇赏图韵。"

翌年2月2日,唐馆举办戏剧表演,邀请南亩参观,这天是他第一次与胡兆新见面。此前有书信和诗文交流,还有上一次的失之交臂,今天二人终于相见了。当时在场的还有山水画家江嫁圃,彼此客套一番,举杯言欢,胡兆新赞美南亩的诗文深得汉诗精髓。

为了应和南亩上次留下的"医国余芳溢九州,鸿胪奇会钦名流。案头寂寂残书卷,人向深江古寺幽"诗,胡兆新做了一首诗。"一雨生凉思,羁人感岁华。蝉声初到树,客梦不离家。海北人情异,江南去路赊。故园儿女在,夜夜卜灯花。"

不久,胡兆新结束旅日生活,归国返乡。南亩完成幕府任务,返回江户。数年后,不仅在江户流传着"清医胡兆新传来秘法",还在江户附近的武藏国野火止,发现有药商贩卖"清胡兆新制精神汤"这种药。胡兆新远在长崎行医,而名声传到关东乡村地带,一定与幕府医官,以及大田南亩的宣传有关。

1819年的冬天特别温暖,无雪无霜。兰轩很久没有出门了，盼望春暖花开去外游。这几天他在研读《儒门事亲》，手里拿着元版的抄本。这部书也是伊良子光通的旧藏，早年多纪元简曾借抄一部收藏，后来兰轩请高岛信章摹写了多纪家本，珍藏至今。

兰轩翻阅着张子和的《儒门事亲》，似乎想起什么，慢慢挪动身体，到书堆中翻出了多纪元简的《医賸》，查看"儒门事亲"条。

据元简回忆，曾经听恕公（目黑道琢）讲过，《儒门事亲》一书，前三卷议论精确，文亦俊逸，后八卷乃体裁殊异，必是另一种书，或出于门人之手。后来，元简读《心印绀珠经》，书中记载"子和，金宛丘人氏，张戴人是也。有《儒门事亲》三十篇，《十形三疗》一帙，《治病百法》一帙，《三复指迷》一帙，《治心要》一帙，《三法六门世传方》一帙"。元简又查阅《医统正脉》中收录本，发现自第一卷至第三卷，恰好共三十篇，即是《儒门事亲》，而第四卷以后则是三种不同的书，证明了目黑道琢的推论是正确的。不久，元简向京都伊良子借来元版《儒门事亲》，抄写完毕，感到欣慰的同时，慨叹道："恕公逝去十余年矣，惜不见此书焉。"

此时，元简已去世近十年，兰轩也许同样感到悲凉。他写下识文："素问者论医之源，其道也大，可以比老子。仲景者定医之法，其言也正，可以比孔子。金张从正者，究医之术，其说也权，可以比韩非矣。"

三月春日，天气温暖，新绿成荫，兰轩曾三次出游，驱除了长冬的苦闷，精神轻松愉快许多，而更令他期盼的是妾将生产。

1820 年 4 月 12 日，兰轩的妾又生一女，取名阿顺，失子得女，兰轩多少受到一些安慰。兰轩因病不能正常出勤，可是却不妨碍生儿育女，周围有人羡慕有人揶揄。菅茶山得知兰轩女儿出生的消息后，写了一封有趣的信。信中首先祝贺兰轩本为藩医，又受命儒官，获得医儒殊荣，近日又喜得千金，可庆可贺。最后还不忘加上一段话："正如王百谷70岁得子，袁中郎称其为老勇，兰轩当称病勇可畏也。"

不愧是墨客文人，书信也少不了引经据典戏谑调侃。王百谷即王稚登，袁中郎即袁宏道，二者是明代晚期颇有名望的文人。

五月，进入梅雨季节，空气湿重，开始闷热起来，待在屋里也会觉得疲惫无力。兰轩仍然不急不火地读书，今天他准备了朱墨，打算校阅珍贵的藏书《医心方》。

1817年，兰轩向多纪聿修堂借来《医心方》，请朋友岛武氏影抄一部，大约经过三年，终于抄完全部二十册。这个抄本有多纪元简的标注，是用蓝色文字书写，此次校读，兰轩用红色文字做了旁训，而且在人名和书名右侧涂上红线，便于查阅，并写下这样一段文字评价《医心方》。

"康赖编此书，其所引用百余家，皆六朝及唐代之书，而且有《经籍志》不录者，王氏书不载者数十家。而其见存之书，亦体裁字句间有大异。按皇朝往昔，通信使于唐国，留学之徒，相继不绝，二百有余年。而所赍来载籍，即当时之抄本。所直得于宫库或学士，非如赵宋而降，假工贾之手，以成帙者也。康赖盖资用于此，故皆是原书之旧，而所以异于见存者也。"

1827年12月初，大雪纷飞，兰轩腿痛不减，数日未曾出门。12月3日，终于雪停天晴，窗外白雪耀眼，阳光照射着兰轩苍白的面颊。今天他摹写《千金翼方》完毕,心情格外轻松。他委派弟子提上礼物,将《千金翼方》原本归还多纪聿修堂。

弟子回来后,向兰轩传达了一个消息说,眼下医学馆正在筹划募款影刻《千金翼方》。兰轩听后,非常欣慰,赞扬这是嘉惠后人之举,崇文盛化之致,可是转念一想,日后善本刊刻,容易购得,恐自家子孙忽视所藏抄本。于是,他拿起笔来,写下跋文以训后人。

"藏书宜务铨择,始为有识见也。而铨择有二派,好逸书,爱奇文,世所绝少者。虽兔园稗史,必搜得之,是好事藏家所铨择也。其所藏不过紧要必读之书,然皆古刻旧钞,审定真本而藏之,是正学藏家所铨择也。要之,虽有醇醨之别,非有识见,则不能为铨择矣。"

兰轩已经藏有元版《千金方》,与新摹写的元版《千金翼方》合订为一帙,堪称合璧之作,珍藏书库中。此外,还有一件令他兴奋的事情,上个月榛轩妻生一女,取名阿莲,这是兰轩第一个孙辈。

转月到了1828年,他在新年元日贺诗中写道:"满城晴雪映朝暾,恰是丰祥属正元。笑语熙熙春自返,风烟软软意先暄。家贫犹爱新增帙,身老尤忻初举孙。别有闲游宜早计,梅花香发遍林园。"看来,兰轩实在难以忍受闷在家里了,期待着游园赏花的日子快快到来。

七年前,兰轩带着18岁的榛轩去拜谒阿部正精,因自己足疾不愈,请求今后由榛轩陪同或代替出诊。可知,兰轩已经开始考虑世代承袭的事了。

兰轩对长子榛轩很中意,父子性情相投。兰轩有洁癖,他的房间只允许榛轩帮助清理,偶尔榛轩忙于应酬,无暇顾及老父,兰轩宁愿忍受零乱,也不信任其他人。如果让柏轩打扫房间,肯定会掀翻四周物品,反而添乱。有时榛轩还要为老父配膳,兰轩最喜欢的下酒菜是青鱼子,每次洗青鱼的活必须由榛轩承担。

兰轩非常爱猫,伊泽家中有这样的口传趣事。兰轩养了一只宠物猫,白色毛中有一条红色毛,爱称桃花猫,主人与猫形影不离,朝夕相伴。由于兰轩长期患病,经常有弟子或朋友送来慰问品,堆放在枕头旁边。有一天,桃花猫蹲卧在兰轩身旁,兰轩抚摸着猫头,自言自语地说:"别人给我送来这么多食物,你什么也没给过我啊。"过了一会儿,桃花猫叼着一条比目鱼跑了进来,把鱼丢在兰轩身旁。兰轩正感到莫名其妙,突然从厨房传来叫骂声。原来是卖鱼的主人,发现桃花猫偷了他的鱼,追过来向女佣告状了。

比目鱼,多用于日本料理高级寿司,价格不菲。兰轩立即向鱼店老板询问了价格,付了鱼款,打发他回去了。然后,他又摸着猫头,嗔怪地说:"拿人家的东西是不行的啊。"可是,第二天又发生了奇怪的事,桃花猫一直蹲在兰轩家后庭草木丛中窥视着,突然出击,捕捉到一只小野鸡,拖曳着回来了。

接连发生的两件事,让家人十分震惊,难道猫真的通人语吗?此后,家人对桃花猫反而有些畏忌了。

兰轩逝世后,榛轩继续豢养桃花猫,十三年后它死去。榛轩的妻子委托兰轩的弟子盐田杨庵,把猫埋葬在附近的长泉寺内,并且包了一枚金二朱钱币向寺院布施。

杨庵提着猫的尸体,揣着钱币,摇晃着肥胖的身体,向本乡菊坂的长泉寺走去。心想着马上能见到担任长泉寺住持的叔父了,葬猫的事也没有那么沮丧了。很快来到了寺院，出迎的是寺院僧仆。

"哦，好久不见了，请进。"这位僧仆与杨庵很熟。1823 年，17 岁的杨庵从老家山形来到江户，投奔叔父，就住在寺院，与僧仆结下友谊。杨庵立志学医，寻求名师，后入兰轩之门。

"住持身体安好？"僧仆引导杨庵向堂内走去。

"嗯，尚康健。今日外出了，不在院内。"

"哦，真不巧。"杨庵略显失望。

杨庵向僧仆说明了来意，并且拿出钱币施舍寺院。

僧仆双手接过纸包，"经常受到关照，感谢感谢。"接着，僧仆又说："这钱币必须交给住持吧？"杨庵说："应该吧。"脸上呈现出微妙的笑容："即使不上交叔父，也能为猫祈祷吗？""那没有问题。"僧仆自信地回答。

二人心照不宣地开始行动，僧仆煮饭，又向附近的天妇罗店定了两份菜，一起将猫埋葬在院内，恭恭敬敬地施礼。

店小二送来刚炸好的天妇罗，喷发着油腻与清香混杂的特殊气味。米饭配天妇罗是日本的一种高级料理，至今仍然人气极高。杨庵的饭量极大，二人很快狼吞虎咽，吃掉了所有饭菜，杨庵满足地告辞。

杨庵回到伊泽家，向榛轩妻汇报。

"桃花猫已经埋葬，也拜托叔父为猫祈祷了。可是，我不能对你说谎，那金二朱送给了为猫挖坑的僧仆，他买了天妇罗，我和他一起吃了。"榛轩妻也没有追究，总之为猫送了葬，可以慰藉兰轩公在天之灵。

第三节 兰轩的子孙

兰轩生育嫡子六人、庶子六人,共十二名子女。可是,庶子大多早逝,最终继承家学的仅有长子榛轩、三子柏轩和养孙棠轩。

兰轩逝后,26岁的榛轩成为一家之主,仍然住在老房子里。此时家庭成员有榛轩夫妇、弟柏轩、妹阿长,共四人。榛轩夫妇的长女阿莲,不幸于1828年12月4日夭折。至于如何安排兰轩的妾,榛轩很快做出决定,分给她一些钱财,让她另嫁他人了。家庭内的事情顺利处理完毕,接着是兰轩门下弟子去留问题,门人名录记载当时有八十余人。不论学问才能,还是人格品行,兰轩都深受弟子们爱戴。恩师突然去世,大家如同失去了支柱,悲伤惋惜之余,考虑今后的道路,也是情理之中的事。不仅榛轩学识无法与父亲媲美,而且优秀的弟子大有人在,即使改换门庭也是无可厚非的。可是,大多数门人选择了留下来,接受榛轩的指教,并且同样尊称他为"先生",共同维持福山学派的昌荣。

榛轩努力维护父亲生前声誉,发扬伊泽家学,光耀门庭,聚集学子。当时民间流传着"若想当医生,首当入兴盛的伊泽之门五六年,读书三年,实践三月,刲药制丸,互相取信,临证察脉,磨炼医术,成功方可乘轿笼",是说只要进入伊泽门下,修学数年,就能够成为名医。

榛轩福山归来

文政十三年改元天保,1830年即天保元年。可是这一年，仁孝天皇和德川家齐将军都还在位，为何改元呢？历史上改元大致有四个理由，一是君主继位，开始新年号；二是喜逢吉事，称祥瑞改元；三是遭遇凶事，称灾祸改元；四是三革之际，称革年改元。三革，指甲子年革令、戊辰年革运、辛酉年革命。

此次属于灾祸改元。1829年3月，神田佐久间街大火蔓延江户大半城区，翌年8月19日京都发生大地震，波及京城周边地区，民死屋塌，民不聊生。为了使国民安宁度日，使国家摆脱凶恶国运，政府自《尚书》"钦崇天道，永保天命"中，选出"天保"为新年号。

榛轩已支撑伊泽一家平安度过了一年，新年伊始，他在"天保庚寅元日"一诗中写道："妍妍旭日上疏棂，影入屠苏盃里馨。梅自暖烟生处白，草追残雪泮边青。读书择药宜精思，射利求名岂役形。唯宝侬家传国玺，明堂针灸宋雕经。"

诗后自注：余家旧藏北宋椠本《明堂针灸经》，是架中第一珍书，故及之。

榛轩诗文中的《明堂针灸经》，正确书名应该是《黄帝明堂灸经》。

伊泽家收藏的贵重书籍，大多是兰轩手泽抄本，而这部宋刊本《黄帝明堂灸经》，正如榛轩所说，是伊泽酌源堂书库最宝贵的一部。

《黄帝明堂灸经》成于唐代，后收入《太平圣惠方》第100卷中，北宋时期曾将"太平圣惠方"五字删除，刊行了《黄帝明堂灸经》一卷单行本。据文献记载，江户多纪医学馆、伊泽酌源堂各藏一部宋刊本，宝素堂藏抄本一部。《经籍访古志》记载酌源堂版"纸墨颇精"，捺"吉氏家藏"印。吉氏，即前文所述的吉田意安，两次赴明朝留学，带回大量中国书籍，世代传用"称意馆"斋号，但是，至今三家藏本皆下落不明。

新年春日，榛轩共作诗十八首，其中五首是福山第六代藩主阿部正宁赐题。与当年兰轩侍奉阿部正精相同，榛轩侍医侍文，深受藩主重用和恩宠。

1830年10月，榛轩奉命随从阿部正宁归藩参勤，大约数月之后返回江户。榛轩第一次长期离开江户，对妻阿勇和家里的事情有些担心。出发前几天，榛轩经过反复考虑，叫来弟弟柏轩，向他嘱咐了几件事。一是要经常书信联系，以便他掌握家中情况。二是好好照顾阿勇，注意观察她的情绪和行踪。三是妹阿长的疾病，委托清川玄道治疗。四是组织门人读书会，及时汇报学习体会。可见，榛轩是谨慎周到、爱家人、关心弟子、有担当的人。

其实，榛轩与柏轩兄弟，不论相貌还是性格都相差甚远。哥哥身体单薄，行事慎重，寡欲忍让，弟弟身材高大，粗犷豪放，逞强好胜。哥哥此次远行，忧心家中的日常和弟子的学业，可是弟弟拍着胸脯，保证按哥哥的要求办理。临别时，榛轩再一次叮咛柏轩说："如果遇到困难，多与盐田杨庵商量。"杨庵比榛轩小3岁，比柏轩大3岁，三人如同兄弟。此时杨庵独身一人，经常出入伊泽家中，对大小事情都了如指掌。

果然，五六天后柏轩收到了榛轩来信，信中询问阿长的病情如何，狩谷棭斋的感冒是否痊愈，还转告森立之，给予歌舞伎"市川团十郎第七代三升"好评等。柏轩收到信后，特意去拜访棭斋，看到他已经恢复了健康，回信如实汇报情况，使榛轩稍事安心。

按照榛轩制定的计划，弟子们要定期召开学习会。十月下旬，涩江抽斋、森立之、冈西玄亭、山田业广、盐田杨庵、伊泽柏轩等人聚集在伊泽家中，开始轮读《伤寒论》，轮读概况要向身在福山的榛轩汇报。这种学习方式，至今仍然保留在日本学界，就是成立一个组织，每次由一个人宣讲读书心得体会，与其他同学共同讨论。

10月20日，参加学习会的抽斋带来一个不幸消息。抽斋本来性格平稳和蔼，可今天却满脸乌云，一进门就沮丧地说："17日英平吉暴死，太痛心了。虽然50岁了，但来得太突然，难以承受。"在25岁的抽斋眼中，50岁已经是老人了，可是这个为出版事业奉献精力的长者逝去，无疑对学者们来说是不小的遗憾。接着，森立之也说，今天在木挽町居住的大木斋兵卫死了。可是，在座的几位同学并没有什么惊异的反应，因为大木斋兵卫是谁，大家并不清楚。24岁的森立之，不善于迎合他人，我行我素，显得有些不合群。

森立之和盐田杨庵同龄又同门，二人才能和性格迥异，当时被称为伊泽门下两个怪癖弟子。立之早晚人静之时，模仿优伶咿咿呀呀，手舞足蹈，令人诧异。杨庵经常独自一人，避开人群，将竹竿立在手指肚上，徘徊路旁。

学习会结束后，柏轩提出给榛轩写信，汇报情况，按顺序每人写数句，大致是问候先生身体，祝福一路平安，或者汇报研究《伤寒论》的各自观点。总之，是请先生放心，专心公务。最后，抽斋和立之分别附言英平吉、大木斋兵卫死去的消息，认为有必要向榛轩转达。

每隔数日，榛轩都会给柏轩写信，询问妹妹和亲友的病情，嘱咐他照顾家人和弟子。为了让榛轩放心，表示自己逐渐成熟，正在努力读书，于是柏轩写了一封长信。

"俗情险涉千层波，时事危登百尺竿。赖有西窗书一架，暖风晴日闭门看。前句比喻大兄所处境遇，后句描述小弟现状。察知大兄所忧无安身之地要事，然而小弟不仅暖衣饱食，且外有朋友亲信，内有姐妹安和。又如所愿无病人，得以十分清闲，充分读书，暇时与雪堂轻读于书房。足下火炉取暖，安坐床褥之上，品尝茶果，诚无尚之欢乐。宇宙之中有如此之享受，实在令人恐惧受天罚，乃所担忧之处。以上是小弟胡言乱语，愿妄听无须介意。

"大兄身为先父之子，弱冠登用。凡遇事正直明言，即便定罪罢归亦无妨。可是，此次侍从之任，若遭返还，仍有后任忠臣，故诸事特别谨慎，成为优秀忠臣。小弟愚案，真正的忠臣正如大兄所具有之能力，无论受到如何批评攻击，即使犹如地震、落雷，仍坚韧不拔不灰心。纵令有损父名之事，亦当忍受诟病，以主君玉体为重，精心照料，即为心腹忠臣。如此道理，或许千百年前既已明了，恕我赘言。"

柏轩这封信用汉诗开篇，后文混用汉文、日文书写，语涩难懂，信中大致说明家中平安，自己每天生活愉快充实，赞扬榛轩才能非凡，但应回避世俗的烦扰，忠君报国。这封信表明了柏轩对现实生活的满足，以及对世间的理解，对榛轩的敬佩和体谅尽在情理之中。看到弟弟富有真情的来信，除了安心之外，免不了有些疑惑。

榛轩脑海中浮现起儿时的情景，他作为长子，一直受到父母精心培育，尤其与父亲性情相合，经常一起谈论诗文，研究医学。弟柏轩自幼好学，乖巧敏捷，深得长辈喜爱。可是，长大后逐渐懒散放纵，甚至学业荒废，经常受到父兄的训诫，但不见悔改。老父晚年曾经发出慨叹，说柏轩"颇异于常年"，榛轩亦曾寻找各种机会引导柏轩回归正道，不辜负父亲的培养。

榛轩感到，最近柏轩发生了变化，一改粗心大意的性情，遇事能够妥善处理了。此时，榛轩回忆起两年前发生的一件事情。从那时起，他对柏轩开始另眼看待了。

1828年春，多纪元坚聚友集会。去年元胤病逝后，虽然医学馆由元昕主管，但是多纪家的大小事情都少不了元坚的协助，而且元坚的医术和名声日益提高，能受邀参加集会是一件乐事，榛轩和柏轩应约而至。

来访的友人很多，大致是按着声望和年龄分别入座，元坚居于主人之位。由于父亲生前极力推举，25岁的榛轩作为藩主侍医候补，与幕府医官及医学馆学员交流自如。而19岁的柏轩，仍属尚待成熟的后生，只是跟随兄长见见世面。

起初，大家彬彬有礼，互相恭维，与元坚关系密切的人上前敬酒。酒正喝在兴头上，突然传来喧哗声，柏轩仔细一听，是榛轩与人争论起来了。吵架是江户人的特点，不仅在民间，在知识分子中也是常见的情景。此时有人担心，哥哥与人争吵，弟弟帮忙，或者大打出手，就太煞风景了。可是，柏轩做了出乎预料的举动，他从怀中拿出一卷书，向榛轩走去，指着手中的书，好言相劝说："《灵枢经》中有年忌论，是气血大动之年，与俗间所谓厄年相同，大兄今年正当其岁，气血扰动所致，望谨慎度过。"然后，柏轩翻开手中《灵枢经》第64篇"阴阳二十五人"，读到"岐伯曰：凡年忌，下上之人，大忌常加。7岁、16岁、25岁、34岁、43岁、52岁、61岁，皆人之大忌，不可不自安也。"周围的人开始静下来听柏轩读书，榛轩吃惊地盯着柏轩，一时不知如何是好。柏轩的言行，使混乱尴尬的场面稳定下来，还起到了意外的效果。榛轩万万没有想到柏轩如此冷静地解围，同时开始反思自己不该在集会上冲动，使元坚等同仁扫兴。

数日后，榛轩发出邀请函，招待友人举行宴会，柏轩在一旁作陪。

榛轩端起酒杯，面对诸友郑重宣布："今天有劳诸位光临寒舍，乃吾家有一喜事相告，愿与诸君分享。家弟近年行为不检，怠慢学业，然前日鄙人饮酒过度，言行失态，家弟以《灵枢经》谏言，令鄙恍然醒悟。自此始信柏轩志向节操已非昔比，当刮目相看，其前途已无须忧虑，吾愿与诸君共同期待家弟进步成才。"

榛轩将在元坚家中发生的事情，向来宾简单讲述一遍，随之，响起掌声和笑声混杂着碰杯声。

起先，柏轩对此次宴会的用意丝毫不知，听了榛轩肺腑之言，他赧颜汗下，不知所措。此时，榛轩温情地对他说："把你那部《灵枢经》送给我吧，永远不忘忠言。"同时，榛轩从书架上拿下一部书赠给柏轩："这是家父手校本《灵枢》，留作纪念吧。"客人们再次鼓掌，柏轩向诸位鞠躬致谢。榛轩为此作诗，题曰"赠柏轩"，副题"柏轩来谏过酒"。

柏轩受到激励，自此之后，变得像父兄所希望的那样，勤奋读书，体谅家人。其实，为了使柏轩回归正轨，榛轩真是煞费苦心，在众人面前褒扬、鼓励柏轩，使他增强自信。

厄年的观念起源于阴阳道，是东方和西方普遍存在的风俗。现代中国除占卜时使用厄年说法之外，普通民众已经很少相信了。但是在日本，重视厄年的人不在少数，每逢厄年，人们会到寺院进香布施，祈愿除厄。

正如《灵枢经》所记载的，厄年有固定年龄，也包括前后一年，男女厄年不同。如日本男性厄年是25岁、42岁、60岁，女性厄年是19岁、33岁、60岁，此外，前一年称前厄，后一年称后厄。大约每人总计有九个厄年，着实令人烦恼。

1831年，榛轩在福山迎来了元旦。福山的正月比江户温暖，无雨无雪，晴天居多。榛轩奉陪阿部正宁生活在藩府中，相当舒适。元旦，榛轩向江户亲人好友发出贺信，在给柏轩的信中写道："来函得知狩谷病愈，甚喜。又知其女俊病瘥，甚安。"去年末，狩谷棭斋的女儿阿俊患病，由柏轩主治，现已痊愈，令人欣慰。

阿部正宁参勤结束，将于二月返回江户。

2月6日，榛轩奉陪阿部正宁一行自福山出发，26日回到江户福山藩邸。榛轩告别阿部正宁，急匆匆返回久别的家中。

柏轩和阿长在门口迎接风尘仆仆归来的兄长，脸上流露着生硬的愉悦说："大兄辛苦了。"柏轩和阿长向榛轩鞠躬问候。可是，最想见的妻阿勇不在，令榛轩有点诧异，心想或许病卧在床？他径直向卧室走去，"阿勇、阿勇"招呼着，无人应声，只有佣人向他道声"先生辛苦啦"，都溜到屋外干活去了。

柏轩一边吩咐佣人烧洗澡水，备餐，一边拉着榛轩坐下，低声地对榛轩说："大兄离开不久，阿勇就开始出现行动异常，情绪不安定，时常外出。年末时出门，至今未归，去向不明。小弟对不起大兄,未能照顾好阿勇。"柏轩伏跪在榛轩面前。榛轩紧锁双眉,一声不响地陷入沉思,如果没有福山之行,或许阿勇不会离开。他想起,阿勇在失去幼女阿莲之后,出现精神恍惚,所以去福山之前,再三叮嘱柏轩观察阿勇行为。去年柏轩的那封长信,或隐喻着阿勇已经出走未归。

榛轩镇静下来,入浴,与弟妹举杯进餐,往日柏轩都是豪言壮语地高谈阔论,今天平心静气地向榛轩请安,之后各自回睡房歇息了。榛轩的房间里,不见阿勇的行囊,"也许她是有备离家出走的",榛轩思考着。结婚四年以来,榛轩为阿勇耗费了心力,最终她却离他而去,伤感之余,似乎有一丝解脱。

木讷宽容的榛轩

阿勇擅自出走后,榛轩也没有兴师动众地去寻找,自然而然地视为离异。翌年又娶。新妻姓饭田,名志保,年龄比榛轩大4岁,此时已经33岁。志保出生于京都,身世复杂,生母是一女佣,生父不知何人,她随外公姓饭田。年轻时,她以做艺伎为生,后从良结婚生子,但不久离婚,将儿子托付给练马村内田家,自己寄身于浅草善照寺。

某日,志保患病了,经介绍来伊泽家求治,正值榛轩在家,为她诊病开药。志保的美貌和温柔,使榛轩产生好感。阿勇出走后,榛轩单身一人,正在考虑再婚。志保更是迫不及待地想嫁人,以有一安身之处。很快,榛轩决定娶志保为妻,志保将6岁的儿子带到伊泽家,一同生活,取名饭田安石。当时,虽然有传闻说,志保是京都典药头嫡子之女,而榛轩对志保的身世无心追究,只要能安心过日子就好。

可是，随着年龄的增长和生活的安定，志保萌生了寻找生父的念头，她对家里人说出了自己幼时的记忆。小时候她曾经从母亲那里得到一个印笼，那个印笼是用梨木制作的，上面刻着家族花纹，还系着一根悬绳，绳头串着一珊瑚珠。当时妈妈对她说："这是你生父的纪念品，如果你是男孩，可以带着印笼去京都家宅认亲。可惜你是女子，只能隐姓做一个平民了。"后来，印笼丢失，花纹的模样也不记得了。

印笼，是长方形小容器，本来是用来装印章的，后来多用于携带常用药物，挂在腰间。有纸制、木制、金属制，表面涂漆，描画各种图纹。江户年代的特定时期，印笼作为一种装饰，是地位和权力的象征。

志保的回忆，引起家人和榛轩友人的同情，默默地记在心里。

数年后，1842年9月，小岛宝素受命随从舜仁法亲王赴京都，出发前他到榛轩家告别，志保一如往日地准备了丰盛的酒菜。榛轩有一个特点，他虽然喜欢饮酒，但是平时菜肴简单，即使出门诊病，也只是薄茶一杯。可是，如果有朋友来访，他都要盛宴款待，有时甚至请来阿部家的厨师烹调，招待客人。

榛轩与宝素边饮边聊，志保出出进进地伺候着。

临别时，宝素说："此次去京都，夫人希望我带回什么礼物吗？"

"谢谢费心，并无特别需要。"

"夫人出生京都，一定有留恋之物吧？无须客气。"

"恭敬不如从命，我念念不忘的是吹田盛产的名物慈姑，能给我带回一些，不胜感激。"

"这件小事，一定照办。还有更重要的事吗？"

志保沉思着，没有马上回答。经宝素再三追问，志保凑近宝素耳边，低声说："如果有可能，请帮我寻找生父。"宝素用力点点头，心想一定尽力。

宝素带着两个私人任务，奉陪舜仁法亲王赴京都。公事和寻书之外，他托人搞到一大盆慈姑，准备带回江户培育。可是，关于志保的生父，他只能自己暗中寻访。

年末，宝素从京都归来，再访伊泽家。宝素身后跟随几个人，抬着一个大花盆，里面栽种着一簇慈姑。自京都至江户，他们一路上不停地给慈姑浇水，终于成功运到伊泽家。志保感激不尽，精心照料。可是，关于生父的调查，宝素没有带来结果。

榛轩自幼在父亲的熏陶下，珍爱植物。兰轩生前，院内种植各种树木，有吉野樱、梅树、木槿、芭蕉等，而樱树是兰轩最爱，因此将斋号称为"芳樱书院""芳樱轩"。榛轩细心呵护父亲的遗爱，伺弄得花木郁郁葱葱。

春天，是樱花烂漫的季节，阿部正宁派人到伊泽家，要求折一枝吉野樱花插在花瓶里观赏。可是，榛轩觉得这是父亲所爱，虽然是阿部侯的要求，也不能违背父亲遗愿，任意折断树木。来者显得很为难，不知如何是好。于是，榛轩与来者一同回拜阿部侯，亲自向侯叩头谢罪，说明缘由。

榛轩特别喜欢鲜花，书斋和客厅陈列各种插花，花店每隔一两日便送来大量花束。他尤其酷爱莲花，园内放置着数十大盆莲花盆景，他使用的砚台是莲花叶型，酒器、茶具都是莲花图案。

受父亲的影响，榛轩对于本草不仅限于文献研究，而且在森立之的建议下，栽培了各种药草。奉阿部侯之命，还种植了人参。

榛轩性情嗜好，乃至不拘小节的作风都与父亲有相似之处。兰轩有独特的处世观，榛轩有独特的人生观。

兰轩曾在阿部侯面前脱落裤子现过丑，不仅未受训斥，反而获赐毛毯。同样，榛轩也在阿部侯面前有过失礼之举。

事情是这样的。榛轩随从阿部侯前往福山，途中乘轿摇摇晃晃，尤其下午困意袭来，在轿中午睡时，常常流出口水，渗透衣襟。于是，他用白布制作围嘴，每当乘轿时就挂在腮下。有一天，阿部侯紧急召见榛轩，他忘了摘下围嘴，当时在场的人哄堂大笑。榛轩虽然有些尴尬，但是他若无其事地摘下围嘴塞进怀中。

还曾经发生过这样一件事。

有一天，榛轩侍奉阿部正宁侯读书。正宁侯突然对身边的少年递了一个眼神，说："他的头发长了，帮他剃一剃。"少年马上拿来工具和水盆，在侯的面前为榛轩剃头。榛轩只觉得剃头花费了很长时间，终于剃完了，榛轩告辞归宅。回到家中，家人大笑，志保拿出镜子给他，照镜子一看，才发现头发被剃成三条线，像一只蝙蝠，榛轩也忍不住大笑起来。剃头刀异常地推动，榛轩居然毫无知觉。

榛轩时常做出令人啼笑皆非的事情，足以体现他率直木讷的性格。当年榛轩的俸禄是百五十石，属于最高水准，可是他经常因缺钱而惆怅，甚至有时要举债。主要是他对管理财产没有兴趣，缺乏精打细算的能力。另外，榛轩也有出入酒肆、游荡妓馆的嗜好。他在家中是一副正派的面孔、严肃的先生，可是在酒妓那里是相当放肆的，经常是出手不凡的豪游。

1847年晚冬，榛轩写了一首岁末诗。"迩来量灭病醒频，孤枕小屏日相亲。囊物常无半文储，盆梅赖报一分春。家中长短宜封口，世上嘲讥足省身。远大思怀灰烬了，遂为卖药白头人。"诗文表述了榛轩不仅精神孤寂，而且经济拮据，只好尽力看病卖药，维持生活。

年末，他患了重感冒，直至大年三十仍卧床不起。这天，石川贞白来访。他一副慌慌张张的样子，也来不及问候榛轩的病情，苦着脸向榛轩诉说家里的窘境，请求榛轩救助。

榛轩勉强坐起来，志保将被子围在榛轩腰间，让他舒服一些。榛轩没有马上回答贞白的请求，而是让他书写一组歌贝。贞白虽然完全没有心思写歌贝，但是，榛轩的要求难以拒绝。他不得已拿起笔，一气儿写了上下句卡片二百张，放下了笔，心气终于稍微平和一些。

榛轩起身从匣子里拿出金三十两递给贞白，贞白又惊又喜，千恩万谢，奔回家中。

歌贝，是一种室内游戏，江户初期民间开始盛行，一般是二百张卡片。把和歌写在卡片上，只写上句或下句，然后二三人竞相找出对句，以获得张数多少判胜负。

三十两金，是榛轩的家庭积蓄，一旦遇到灾害，可作为急救资金，可是为帮助友人摆脱困境，他毫不吝惜。

贞白比榛轩年少7岁，名义上属于伊泽门人。他相貌英俊，性情机敏，好学不倦，特别爱好文学，擅长诗歌，为养家糊口，剃发为医。为了抚养父母、妻子、兄妹这个八口之家，他一直处于贫困之中。开诊之初，榛轩将自己的数十人患者介绍给他，以维持他的收入。然而，贞白酗酒成性，经常因醉酒误事，榛轩对他屡次劝说，仍不见悔改。某日，榛轩终于忍耐不住了，痛斥贞白："你是在毁灭自己，那就彻底毁灭好了。"此时，贞白如梦方醒，感到无比羞愧，决心痛改前非。他跑到汤岛天满宫发誓戒酒，此后，果然生活检点，专心医疗，品性发生极大变化，后来他一直忠于伊泽兄弟。

晚饭后，榛轩一般要到夜市转一转。某天，他进了一家古董店，看中了一件器具，当即买下带回家。其实，他并不知道这种器物有什么用处，只是随便放在家中，也不再去过问了。

他还经常买一些不知所用的东西，有的很大很重，请人搬回来，然后随便送给弟子。弟子拜谢之后，不知如何处置先生的赠品。有一弟子曾经得到一件大礼物，一直苦于无处安置，有一天终于向榛轩开口了。

"曾受先生所赐珍品，感谢万分。然而，舍下狭小，无法安置，不知如何是好。"

"既然是这样，那就扔了吧。"榛轩毫不介意地回答。

门人总算松了一口气。

榛轩的学塾大约有生徒四十名左右，年龄在 12 岁至 16 岁之间，正是食欲、精力旺盛的年华，外藩的塾生居住在榛轩家宅内，榛轩对他们学习和生活都关爱有加。

有一次，榛轩到宿舍检查，发现生徒的食具沾有污渍，他沉默地回到家中，对志保说："你要告诉女佣们，把生徒的碗筷清洗干净。以后这些孩子学成回家，都是优秀的户主啊。"

当时，津轻藩的子弟有涩江恒善、须川隆白，还有一名叫渡边昌盈的学生。对于昌盈的身世大家虽然不太了解，但是，榛轩看重他的能力，指定他当塾头，负责管理学塾事务。这样，榛轩专心讲学和督察学生的成绩，可以轻松一些。

榛轩每月1、6、11、16、21、26、31日到医学馆讲课，同时他还领自己的学生到医学馆听课，每个学生都带上午饭，一直陪先生到放学。受榛轩关注的学生，如柴田常庵、清川安策等，经常与先生同行。

某日，榛轩在医学馆与小岛宝素、辻元崧庵相遇，三人找一处无人的地方坐下，谈话内容当然是藏书之事。

宝素和崧安询问榛轩家藏书籍近况："本家藏书由塾头负责管理。"榛轩随口回答。

宝素和崧安相互看了一眼对方，宝素先开口了："近来坊间出售有酌源堂印的书籍，贵文库的出纳应该严格一些为好。"崧安也点头迎合着。

榛轩虽然有些震惊，但是他不动声色地检查了书库，发现缺失了数部，无疑是塾头昌盈所为。

昌盈很快感到事情已经败露，非常恐惧，紧急求救亲戚帮忙。亲属得知书仍在书商手中，马上买回来，归还伊泽家。

榛轩感到昌盈有悔改之意，也没有惩罚他，继续留他在塾中学习，只是换了塾头。

后来，昌盈成为津轻藩医师，俸禄不菲。可是，安政大地震那天，本来是须川隆白在津轻家值班，因有事请假，由昌盈替班。地震造成房屋倒塌，使昌盈死于瓦砾之中。

柏轩妻阿俊在记录安政地震时，写道："地震中榛轩门人渡边昌盈亡。"

榛轩身染嗜酒爱烟习俗，他经常预备十几根黄铜烟管，每当去病人家出诊时都带一个烟管。有人问他为什么使用这种烟管？他回答说："带银制烟管外出，要小心保管，以免丢失，颇费心思。这种黄铜烟管，如果忘在哪里，可以去找回来，或者询问是否被拾到，能否找回来都无所谓。"可见，榛轩虽然不善于算计，但是他心里还是有一杆秤的，可以衡量轻重缓急。

受森立之的启发，榛轩定时带领弟子们去近郊采药。

有一次去采药，归途遇到一卖甜酒的老汉，身上挎着几个酒坛。年轻的弟子们饥渴难耐，争着去买甜酒喝，解渴又充饥。走着走着，到了岔路口，老汉没有分别的意思，仍然跟着榛轩一行。榛轩感到不解，问道："老兄，你究竟要去哪里呀？""嗯，嗯，就去前面。"老汉支支吾吾地回答。又经过了几个路口，榛轩又问老汉去哪里，"嗯嗯，马上就到了。"老汉依然如是说。同行数里，一直走到板桥站附近，老汉的酒坛已经空空如也，才轻松地扬长而去。榛轩苦笑着摇摇头，似乎恍然大悟了。

榛轩与志保结婚两年后，生一女，取名伊泽柏，又两年后，再生一女，名久利。久利未成年而夭折。榛轩终生只有阿柏一女，后来为阿柏招来女婿，袭名伊泽棠轩，继承伊泽家业。

数年后，志保的儿子安石长成一少年，12岁时被收入榛轩门下，作为一名弟子接受教育。

榛轩非常喜爱阿柏，稍大一些，每天早上给她讲解《古今集》，又让她学习绘画。每当榛轩乘轿去医学馆讲课时，会带上阿柏，顺便送她去画师家学习。可见，古今父母之心无大差别。榛轩对阿柏虽然关爱有加，但是他常说："不能给阿柏留下金钱，若有所遗留，绝非我所望。遗留金钱，等同于遗留祸害，要为下代积阴德。"志保对阿柏要求也很严格，督促她学习，阿柏幼时就会作短歌。

每到岁末，榛轩会受到幕府和阿部家的奖赏。他用大部分奖金购买书籍，送给弟子和友人，更忘不了给爱女买手镜和《女大学》《女孝经》等书。

有一次，他领取了藩主所赐奖金，在回家的路上，经过一家烤鸡串店，看到一男子用手拧着一只暹罗鸡要杀，榛轩急忙上前制止。男子盯着穿着黑色织锦外套的榛轩，不知何意。榛轩把刚刚得到的钱全部给了男子，抱着鸡回家了。

志保一边为他清理外套上的泥土，一边问："如何处理这只鸡呀？"

"明天把它放到浅草观音院内吧。"

榛轩不是素食者，也不是动物保护者，对于食物没有特殊禁忌，放生暹罗鸡或许是他悲悯之心使然。榛轩家里发生过这样一件事，可以成为佐证。

某一天，萨摩宅邸的翻译官送给榛轩一块猪肉，不巧榛轩不在家。志保招待了来客，接受了猪肉。可是，志保是一个忌讳吃猪肉的人，立即叫来儿子说："赶快把这肉扔掉。"志保命令安石。安石拿起肉出门了。

不久，榛轩回来了，听说猪肉被扔了，惋惜损失了珍馐美味。其实，榛轩是嗜好猪肉的人。

看到榛轩闷闷不乐的样子，志保后悔自己做事太草率，赶紧追问安石："肉扔到哪了？""是不是先生想吃啊？"安石反问道。"是啊，快说扔到哪里了？"安石得意地卖起关子，说："是这样啊，请放心吧。您说赶快扔掉，我照您说的，丢在楸树底下的垃圾堆了。我没有错吧？可是，那么新鲜的肉太可惜了,我就把一堆款冬叶铺在地上,把肉放在叶子上,然后又蒙上大量款冬叶。"

榛轩在一旁听着,渐渐露出笑容,迫不及待地说:"快,快去取回来。"

天色已经暗黑了,安石拿起提灯快步出门,很快把肉拿回来,丝毫没有被污染。

榛轩体谅志保的忌讳,他亲自将肉拿到院子,在院内支起灶台,烹煮鲜肉,香喷喷的气味散漫院内外。榛轩招集塾生到院中吃肉。学生们还是第一次尽情吃猪肉,一会儿工夫,连汤带肉一扫而光。

"谢谢先生的款待。"学生们吃完肉,把现场收拾干净,向榛轩道了晚安。

榛轩看在眼里,乐在心上。

本来日本人是喜欢食肉的,牛羊鹿熊猿犬狐等无所不食。然而,第五代将军德川纲吉发布"悯生类令"之后,以犬为代表的动物受到极其严格的保护,动物肉食品被禁用。但是,偏远地区百姓为了生存和健康,仍然暗地里食肉。

江户时期虽然忌食猪肉的人很多,但是和宗教信仰没有太大关系。只是因为猪吃粪便,被认为是不洁的动物,而且早年日本没有家庭养猪的习俗,大约在明代,才自中国传入饲养小型猪的方法。养猪主要发起于琉球,当时琉球人不仅吃猪肉,而且还以牛肉为重要补给。受中国的影响,以牛为农耕家畜之后,开始禁止食用。如此一来,猪肉成了主要肉食之一,大力提倡饲养。后来,萨摩藩出兵侵略琉球,琉球的食猪生活习惯传入萨摩。萨摩就是现在的鹿儿岛,鹿儿岛饲养一种黑猪,其肉美味,闻名全日本。

另外，江户时期长崎是对外交流的窗口，在长崎出岛生活的荷兰人喜欢制作火腿和香肠，而养猪的事多由中国人承担。萨摩藩士及兰学者，积极向江户推介用猪肉加工食品的方法，江户人对于猪肉的禁忌意识逐渐淡薄。幕末时期，猪肉食品流行，将军德川庆喜酷爱肉食，民间戏称他为"豚将军""豚一殿"。

江户时期猪肉虽然是一种珍馐，但饲养有限，供给不足，烹调远比烤鱼或者做生鱼片费时费力，所以百姓多疏而避之。如今，长崎的南蛮料理、卓袱料理、豚角煮仍是酒席上的朵颐珍品。

避富趋贫敬长者

榛轩对钱物坦然视之，对权贵敬而远之，他尽量回避为大名和豪商诊病。但是，救治贫穷困苦，或地位低下的人，他向来不犹豫，不计较得失。

福山藩士稻生的妻子难产，派仆人请榛轩出诊。

榛轩马上提起药匣，迅速与仆人出门，马上又转身返回来，对志保说："把阿柏的衣服都拿出来。"志保将阿柏的换洗衣服收拾一大包裹，递给了仆人，由他们带到稻生家。

榛轩对稻生的家境心里有数，稻生虽然身为藩士，俸禄不算少，可是有三个孩子，生活并不富裕。其实，当时阿柏也是个婴儿，衣服都被送人了，志保也不多说什么，另为阿柏准备衣物。类似的事情，榛轩做过多次。

当时，医生会热心诊治地位高的群体以受到提拔，或者有钱的商人以获得重赏，或者著名的艺人而得以扬名。但是，榛轩曾直言："不为大名及富商治疗。"作为福山藩医，为福山侯效力之外，即使是伊泽本家宗族，他也从未访问过。

优伶等艺人属于一种特殊职业，原本是作为"河原乞食者"，社会地位低下，属于贱人，官医是不能为他们治病的。但是，一般医生为了通过艺人宣传而扩大名声，往往欣然奔赴病人家。

在这种社会风俗限制下，榛轩不接受艺人求诊，但只有一人例外，那就是歌舞伎名门市川团十郎家。团十郎父子生病，榛轩义不容辞地前往诊治。市川团十郎第七代三升，有教养，识文字，与榛轩有情谊之交。市川团十郎一族至今已经延续到第十二代，现在是歌舞伎名优市川海老藏。

榛轩到市川家出诊时，乘轿先到附近的弟子家，将轿子寄放在那里，然后步行到市川家诊病，以免引起风言风语。

榛轩与市川家相交始于他继承家主之时。榛轩书斋里放置着三位神像，关帝、菅原道真、加藤清正，其中关帝像的来历就与市川家有关。

本所五百罗汉寺供奉着关帝像，榛轩曾命雕工摹刻一尊，后觉得刻工有些粗糙，听说市川家藏有精致关帝像，于是，他借来模仿仔细加工，刻成一尊满意的关帝像。然后，他打算为关帝像制作橱柜。友人川村听说榛轩要制作橱柜，主动提出由他操办，请长崎的工匠制作，同时铸造了青铜香炉、花瓶、烛台和酒爵，刻上"酌源堂"字样。制成之后装船运向江户，不幸途中船翻物遗，川村和榛轩都非常遗憾。

一年过去了，橱柜的事已经被二人忘却了。

突然有一天，川村抬着橱柜来到榛轩家，进门就兴奋地说："太离奇了。"

榛轩莫名其妙地看着大箱子，问："何物？"

川村仍然很兴奋，"这是去年落海的关帝柜啊！数日前，漂流到品川口岸，被拾上岸后，有人发现了送货地址，故搬到我家。"

榛轩拍手称奇，两步跳到箱子前抚摸。二人小心翼翼地打开箱子，里面四件器物毫无损伤。榛轩虔诚地将关帝像请进橱柜中，把器物摆好，恭恭敬敬地跪拜。

每年五月十三日是祭拜关帝日，榛轩都要先到本所五百罗汉寺去拜关公原像，然后回到自家摸着关公像祭拜。

另外两座像，一座是菅原道真，日本平安时代的贵族、学者、汉诗人、政治家。该像是用大宰府天满宫的神木飞梅雕刻的。一座是加藤清正，安土桃山时代至江户时代初期的武将，肥后熊本藩初代藩主。该像来自熊本。

榛轩对病人或仆人，都以平常心相待，能够体谅他们的境遇，但是如果对方有不正确的行为，他也会毫不留情叱责惩罚。

一次，榛轩带着仆人吉藏到金轮寺，拜访父亲的老友混外和尚。傍晚登道灌山观月，榛轩回头看着吉藏说："好明亮的月色啊，你觉得如何？""嗯，是啊，像白天一样。"吉藏又说："先生，月光下，如果在路上发现一个包裹什么的，拾起来一看，里面包着百两金，那该多好啊！"吉藏眉飞色舞地说不着边际的话。榛轩本以为吉藏见景生情，能说几句文雅词句。吉藏的话，让他很扫兴，沉默起来，第二天，他便让吉藏回家了。家人很吃惊地问榛轩为什么？"观赏洁白的明月之际，仍然生发利欲之念，这样的男子不可留在此处。"榛轩想起昨晚的情景,满面不悦。

当吉藏知道被辞退的原因之后,更是惊异,他想起此前发生的一件事。他曾经不小心将榛轩喜爱的青瓷大花瓶打碎,心想肯定会被辞退,做好了回家的准备。可是,榛轩却不以为然,好像什么都没发生一样。

今天只因几句话,就遭辞退,仆人吉藏的确不能理解先生处事标准。

榛轩在给弟子讲治病用药分量时,经常举一个病例,告诫他们严格遵守剂量的重要性。

他曾经给一位失眠患者开了药,并且告诫其妻:"这种药作用强烈,请千万不要搞错分量。"可是,患者服药后兴奋难眠,妻子暗想,大概药量不足,于是加大药量。没想到,服药后,患者更加亢奋,喊着:"身上有针刺",逃到外面。妻子感到不妙,迅速到榛轩家求救。榛轩仔细听了叙述后,面带愠色,叱责道:"我已预料会发生此事,再三嘱咐不要过量,你不信任我的医术,今后另请高明吧。"妻一边哭一边道歉,榛轩不忍心放弃病人,又跟着她去家中诊察病人了。

汤岛附近住着一名叫中井肥后的银器制作工,他技术精湛,制品特供幕府使用。中井生病时,得到榛轩的细心治疗。病愈后,他带着各种精美银器到榛轩家致谢,榛轩拒绝接受。他不解地说:"表达救命之恩而已。"没想到榛轩推辞说:"这样精致的物品,是引起下人贪心的恶意之源。"也许这是他拒绝接受贵重礼物的托词。

富商细木香以患病,特请榛轩诊治,起初被榛轩推辞。再三请求之后,榛轩便派得意门人石川甫淳去治疗。石川是榛轩门下最早的弟子,治病经验丰富,数日后,治疗见效。

为表谢意,细木香以通过石川邀请志保观剧。石川没有立即答应,回去问了榛轩,榛轩没有表示反对。于是,细木买了特等座位,请志保看剧。

细木不仅请石川招待志保,开演前还亲自到志保面前寒暄致谢。

名声享誉江户的富商都企望攀附名医,而榛轩并不是完全拒绝富豪求治,对于忠厚善良的富人,榛轩也愿意为他们解除病痛。像细木这样骄奢的豪商,则避而远之。

榛轩继承了父亲家业,统帅伊泽学派,可以说是一帆风顺,担任福山藩侍医,而且汉医重镇与江户医学馆的关系良好,虽然学术上没有出色的成绩,但是在汉医学界占有稳定地位。

新年伊始,各门派举办迎春宴会,弟子及友人欢聚一堂,是一年中最热闹的行事,也是一笔相当大的开销。

榛轩家的宴会相当豪华,大约有百余人来访,而且从上午一直喧闹到夜晚,要准备午晚两顿酒席。年少的生徒们竞相啖饮,厨房接连不断地提供大量食物。天黑下来时,年长者会一边大声喊叫:"天黑了,快快结束啦!"一边将门户关闭,点燃蜡烛,不再让厨房供应酒菜。可是,宴席撤下后,年轻人酒兴大作,又疯狂般地跳起舞,甚至将地板踏破。见到这样场景,榛轩回想起元坚迎春会时,与友人吵架、柏轩劝架的往事,无奈地摇摇头,悄悄离开。

一年一次的狂欢,象征着门户兴旺与凝聚力,开销亦在所不惜。

兰轩生前曾经计划举办"尚齿会",并且拟写了邀请名单。齿是年龄之意,"尚齿"指尊敬高龄人。但后来兰轩突然逝去，尚齿会未能实现。

榛轩切记父亲的遗愿，决定于1836年9月10日举办尚齿宴会，他按照父亲留下的名单，邀请了数位长老，其中父亲的挚友狩谷棭斋去年病逝了。榛轩与柏轩联名向恩师松崎慊堂、75岁的汉诗人馆柳湾、72岁的画家横田汝奎，79岁的国学者屋代弘贤发出邀请函。

9月5日，柏轩到慊堂石经山房呈送邀请函，不巧，慊堂外出不在，门人收下请柬。两天后，小岛成斋特地拜访慊堂，得知他同意出席尚齿宴会，兴奋地说："近来多雨，当日派肩舆迎接先生。"

当时慊堂66岁，体弱多病，药不离口，身常灸艾，日迎数客，教授弟子，官府讲学，异常繁忙，能快诺参加宴会，可见与伊泽家的情谊之深。

"不敢当，不敢当。美意可感。雨中行走，无非浸湿鞋袜，而肩舆往返辛苦，万不可为。"慊堂婉言谢绝了。

10日这一天，果然下起雨来，榛轩担心慊堂行走不便，派狩谷怀之和清水玄同去接慊堂。途中大雨倾盆，两位年轻人搀扶着慊堂在泥泞的雨水中前行，到伊泽家时，雨也停了。

三名老者到会，屋代弘贤因公事未能出席，榛轩兄弟之外，福山画师和小岛成斋在座陪同。

宴席相当丰盛，美酒珍味俱全。他们首先缅怀兰轩和棭斋，祝福在座长者康健。榛轩提议由最年长者馆柳湾为宴会赋诗。"雨晴枫叶菊花天，招集高堂开绮筵。尚齿漫夸头似雪，延龄共酌酒如泉。新诗吟就徒为尔，旧事谈来已惘然。不见当时卢与狄，衰颜惭对两青年。"延龄，备州酒名，是日席上侑之。卢狄谓兰轩棭斋，二人皆少于余十数岁。两青年指兰轩子榛轩、楸斋子怀之。

尚齿会结束后,榛轩柏轩兄弟跪拜兰轩遗像前,双手合十默念"尚齿会终得实现",告慰父亲在天之灵。

兄弟扶掖

兰轩逝世后,榛轩成了一家之主,他对弟弟柏轩、妹妹阿长有长兄如父的关怀。榛轩曾有三个妹妹,生存下来的只有阿长一人,而且阿长身体较弱,常常生病,榛轩对她格外关心。父亲去世数年后,榛轩为阿长主办了婚事,嫁给了幕府的警备官,生育一子二女。

柏轩少年时曾有不良行为,成年后逐渐向善,尤其父亲死后,与兄和睦相处,二人性情迥异,可互补不足。

1835 年,榛轩家发生了一喜一丧两件事。

榛轩与志保的女儿出生,这是阿莲死去八年后的又一个孩儿,对于 31 岁的榛轩来说真是一件大喜事。志保的儿子安石已经 10 岁了,此时她又生一爱女,夫妇心满意足。夫妻为孩子取名伊泽柏。

这一年的七月,榛轩家有一男儿死去,家人将他埋葬,先灵名簿上写着名字"疏桐禅童子"。

这个男婴名义上是榛轩的养子,其实其生父是柏轩。

数月前的一天,柏轩抱着一婴孩回来,榛轩不解地问:"谁家的孩子,快快送回去,免得父母惊慌。"柏轩低声说:"是我的儿子。""母亲是谁?"榛轩显得有些着急。"嗯,母姓藤田。"其他情况,柏轩支支吾吾说不清。"让志保喂养吧。"榛轩也无心继续问了。不管怎么说,柏轩尚未婚娶,无法养育孩子。哥哥领养弟弟的儿子,义不容辞。不幸的是,不久婴儿夭折了。

狩谷棭斋的次女名俊，与柏轩同龄，小的时候两个孩子经常在一起玩耍，感情较好。后来每当阿俊生病，都由柏轩治疗。27岁时二人结婚，婚后十三年之间生了三女一男，可是健康成长的只有一女。

阿俊是一个有才华、遵守妇道的女人，不仅善于读书写诗文，而且有一手精巧的裁缝技艺。每逢招待客人，她都会应酬敬酒，与宾客欢谈。可是她身体并不健壮，生育四个孩子，已经相当疲惫。40岁那年，阿俊担心自己不能照顾丈夫和孩子，建议柏轩纳妾。妻子主动提出纳妾，是不多见的事情，丈夫当然心中暗喜。于是，柏轩选中了24岁的佐藤春为妾。阿春是父亲兰轩妾佐藤小代的同族。阿春进入伊泽家后，第二年生了一男儿，之后接连又生一男两女。

柏轩纳妾数年后的深秋，阿俊生病了，抽斋每天到柏轩家为阿俊治病。不久前，阿春又生一女儿。家中又是婴儿又是病人，还有多数生徒来听柏轩讲书，家人一片忙乱。为了照顾阿俊和婴儿，森立之的母亲前来帮忙，哄孩子、看护病人，晚上就住在柏轩家二楼。

10月2日，发生了安政大地震，阿俊卧病在床，情况十分危急。柏轩立即派轿将阿俊和儿子送到义兄狩谷怀之家中，森母也随同前往，继续照顾阿俊。毕竟怀之家经济富裕，生活优渥，可以躲避震灾后的困苦。

地震平息之后，阿俊返回家中，精心调养，病情时好时坏，令人担忧。

如此继续一年多，1857年10月，柏轩拜谒将军，被任命幕府御医。亲族及弟子、友人纷纷上门祝贺，阿俊也很兴奋，打起精神款待宾客。

可是，两个月后，阿俊疾病加重，自知恐难治愈，于是写了一首辞世歌，交给涩江抽斋的夫人，夫人和一首诗表达对她的安慰。

有一天，抽斋从柏轩家回来，对夫人说："阿俊大概不行了。此前她一直说，要死了要死了，可是今天却说，等病治好了，要如何如何。这是不祥之兆啊。"果不其然，两三天后，48岁的阿俊病逝。阿春继而成了柏轩家主妇。

柏轩自责道："阿俊为了迎客，喝酒过量，伤害了病体，实在可怜。"

榛轩、柏轩师从椒斋，椒斋与慊堂交往密切，相互敬重，由椒斋引见兄弟二人拜慊堂为师。

椒斋43岁时，将家业移交长子怀之，隐居浅草，设立"常关书院"。大致同一时期，慊堂45岁退休后，修葺了石经山房，招收弟子。榛轩与怀之同岁，大约十三四岁时从学于椒斋和慊堂。

柏轩幼时随父读书，颇显文学才华，曾受到福山侯阿部正精赞赏，12岁时入椒斋门下，修治儒学，椒斋待他如同自家孩儿。同时，柏轩又列席多纪元坚的讲座，属于多纪家准门人。

柏轩第一次拜访慊堂，是在1832年初春。

3月6日，天气晴朗温暖。椒斋提着雁笼，带着伊泽柏轩和涩江抽斋，造访慊堂的石经山房。三人走进深林中，新绿花香，清新扑鼻，椒斋指着远处的小楼，对两弟子说："那就是慊堂师的书斋。"二人兴奋地加快脚步，经过近处的菜地，绕过七八间草房，来到小楼前。年少的学童在池塘前戏水，年长的生徒在高声读书，犹如世外桃源。

椒斋向慊堂赠送一只幼雁，两弟子分别敬上美酒。今天还有数名客人来访，山房显得格外热闹，慊堂精神爽快。

柀斋向慊堂介绍了柏轩和抽斋，拜托他为二人讲经。四人小酌之后，约定数日后再访，柀斋等匆匆离开。当走到小丘上时，忽听身后叫喊大火，三人回头望去，看见慊堂与孩童一起焚烧园中陈草，且大声笑着。三人也会心地笑起来。

这一天，慊堂还接待了汉学者阴山量平和弟子志村宗安医生，一直到傍晚，又与阴山两人一起喝酒聊天。

按照上次的约定，18日上午，柏轩和抽斋来到石经山房，聆听先生讲经书。昨天柀斋已来到山房，与慊堂欢谈，并且留宿山房。今天讲李如奎《仪礼释宫》，直到傍晚山钟敲响时，柀斋才带着两名弟子离开。

此后，每隔数日，柀斋都会带弟子来听讲，有时阴山量平和志村宗安也一起参加，交替讲解《仪礼》和《说文》等。

柀斋特别督促柏轩努力学习，除了因为与兰轩的旧情之外，还因为柏轩已被看作是未来的女婿。

涩江抽斋比伊泽柏轩年长5岁，两人关系融洽，抽斋像大哥一样关爱柏轩。

慊堂患有严重的痔疮病，用尽各种办法治疗，效果不佳，严重时肛门脱出，痛苦不堪。平时生病，他就按照医书或本草书自己配药，或请人帮助艾灸，可是三十年的痔病难以根治。有一医生提议试用水蛭吸血法，于是，他托朋友买来十数匹水蛭，啜吸痔血，如此反复治疗，稍觉缓和。为了缓解疼痛，慊堂以读书分散痛觉，他拿起了《汉书》，全神贯注地阅读并忘却疼痛。

柀斋比慊堂小4岁，看上去身体不错，而且家境富足，衣食无忧，心平气静，然而寿命似乎和这些没有太大关系。1835年7月3日，慊堂到佐仓讲课，突然来人对他悄语，他马上停止讲课，乘轿奔向棭斋家。前些时，得知棭斋因天气炎热而患泻痢病，身体很虚弱。慊堂一直没能去探望，今天听说棭斋病重，便匆匆来访。

慊堂来到棭斋的求古斋，看到倚卧着的棭斋，眼前的老友已经是骨瘦如柴，呃逆不止。据家人说，他十几天前就吃不下饭了，最近几天水饮不下。可是，慊堂的到来，使他精神振作起来，二人像往日一样，谈起了石经校文和淳化帖等问题。天气已晚，慊堂准备告辞，他紧紧握着棭斋枯瘦的手，不忍放开。当他走出房门时，听到棭斋嘶哑近乎号叫的哭声，仅三声则戛然而止。这声音令慊堂心痛欲裂，肝肠欲断，他确定这不是对痛苦的愤怒，而是对生命的渴望。四日夜，狩谷棭斋病逝，仅耳顺之年。

体弱多病的慊堂，晚年更是药不离口，榛轩、柏轩、抽斋、玄亭等弟子时时造访石经山房，为先生诊病，赠送营养食品。1844年，年逾古稀的松崎慊堂病故于石经山房。

柏轩和抽斋一边向慊堂求教汉学，一边向池田京水学习痘科，同时还到医学馆听课，曾经放纵任性的柏轩，变得勤奋好学，特别是造访慊堂之后，感奋不已，还将当时的心情记录下来，表达自强不息的决心，甚至克服嗜好，立志钻研。柏轩喜食甜品，点心不离身旁，为磨炼意志，研究经籍，他首先戒掉甜食。

访问慊堂的第二天，柏轩到池田京水家听讲《痘科键》，顺便打算向先生述说拜见慊堂的情景。柏轩心想，京水师常年患齿病，牙痛难忍，一年之中半年卧床，但读书讲课从不间断，不知今日先生病状如何。可是，当天先生外出观剧，学习会取消。看来今日先生牙不痛，心情舒畅去看戏了。柏轩怅然而归。

翌日，他赴医学馆听元坚讲授《伤寒论》，可是，这天元坚参加山崎宗运茶会，原课程停讲，由榛轩代替讲授《外台秘要》。榛轩虽然在医学馆讲课，但还不是正式讲师。大约十年后的1843年，26岁的阿部正弘出任幕府老中。入秋，榛轩被提拔为医学馆正式讲师，公开面向下级医生及街医讲课，主讲《外台秘要》。

晚年的榛轩荣禄无忧，内心惦记着弟弟柏轩的前程，还有独生女阿柏的婚姻大事。

柏轩虽然少时曾一时误入歧途，但是父亲对他的爱，榛轩深有所感，明白自己辅助柏轩出人头地也是对父亲的报恩。榛轩极力筹划推举柏轩升任幕府医官，又受命参加医学馆医书雕刻事业，向幕府势力范围内的医学组织迈出了第一步。

柏轩参与幕府事业，有了稳定的收入，而且娶妻纳妾，要独立做一家之主。他带着妻妾和孩子搬出榛轩家，在中桥构筑了新居。翌年四月，妾佐藤春生一男儿，取名伊泽磐，后称伊泽德安。同时柏轩成为医学馆正式讲师。这真可谓双喜临门。榛轩和柏轩为伊泽家的兴旺而高兴。

柏轩在汉方界开始崭露头角。此后，他也没有辜负父兄的期待，奋发努力，克服各种阻力，不仅出任福山医官，而且拜谒将军，成为幕府奥医师，一步步实现了榛轩的愿望。

柏轩的痘科先生池田京水有两个儿子，长子瑞长，次子全安，二人随父学习痘科。1836年池田京水逝去，终年51岁。长子嗣后。次子全安12岁，已经初步掌握父亲痘科学，而且对于小儿科颇感兴趣。

全安25岁时，榛轩和长老商量之后，决定将其收为养子，与14岁的阿柏结婚，继承榛轩家业。这个婚姻完全由父母和长老包办，目的是为伊泽家选择有能力的后继者。亲友同门纷纷送上祝福，榛轩夫妇为独生女找到归宿，可以传宗接代了。

可是，结婚不久，榛轩却将全安遣返池田家，实际上是迫使离婚。其原因是榛轩与全安的医学主张相违，榛轩希望全安广泛研究汉方内科，而全安却偏重痘科和儿科。榛轩对全安感到失望，感到不宜托付家业，故劝其离开。然而，可怜的阿柏已经怀有身孕。

抵制荷兰医学

阿部侯与伊泽家保持着良好的信任和忠诚的主从关系，阿部侯接连提拔任用伊泽父子，使父子荣登高位。伊泽世代感怀阿部侯的恩德，以忠相报。

父兰轩承蒙阿部正精侯恩宠，经常受到特殊待遇。兰轩不仅伺候医药，而且与侯切磋诗句，斟酌文章。

兰轩死后，榛轩、柏轩、棠轩相继侍奉阿部正精侯、阿部正弘侯，直到二侯逝世。

正精侯去世后，正弘继任福山侯，榛轩仍任侍医。正弘生于江户、长于江户，是一个有智有谋，勇于改革的精英。正弘比榛轩年少15岁，榛轩对年轻的福山侯有深厚的敬爱之情。

正弘19岁时患头疮病，在家疗养，一个半月过去了，仍未痊愈。有一天，医生来诊，打算将正弘移到诊室，可是不小心触及他的头部，正弘突然呜呼大叫起来。医生非常惊恐，虽然正弘平时宽仁大度，可是今天一定会大怒，医生默默退出去，等待处罚。可是，正弘却召来榛轩，对他说："刚刚吾大叫疼痛，其实并非痛也。医生必然会忧心忡忡，汝告知医生不要介意。吾平生告诫自己沉着，今日发生了意外。"

榛轩转达了正弘的传言，大家感激涕零，正弘不仅不惩罚过失，而且反省自己。

可知阿部家对榛轩的信赖已超过其他侍医。

榛轩去世后的第五年，1857 年，39 岁的阿部正弘得了重病，此时虽然荷兰医学等西洋文化已经形成势力，兰医师相当活跃。可是，正弘的治疗由柏轩一人承担，拒绝兰医参与。柏轩深知责任重大，不仅关乎正弘侯的生命，也担负着汉方医名誉和国威的发扬。正弘虽然排斥荷兰医学，但他热心学习西洋兵术，而且主张向海外派遣人员考察技术。

正弘病日渐危笃，柏轩心中焦急，同时忐忑不安。

某日，他招集亲近的弟子，大家匆匆聚于柏轩宅邸，静静地听柏轩说明。"此次主君大患，当初已知不可救药。然而，由鄙人担当主治，绝不可与他人相谈，若咨询二人、三人，则兰方医必然参与。今主君病革，数日后或问责鄙人。鄙人有辱日本医方，使国威扫地，但心中毫无愧疚。不知诸子所见如何，今后去从自择，在籍门下亦无妨。"柏轩已知正弘得了不治之症，自知责任重大。

柏轩无回天之力，六月阿部正弘逝去。正弘的死，轰动整个社会，乃至流言蜚语四起，或说正弘嗜酒好色致死，或说攘夷国策之恶，或说因反对开国条约，伊泽医师投毒害死等。

其实，正弘的病即使西洋医也难以治愈，自发病到死亡仅三个月左右。他身体急剧消瘦，膈中有痞块，大致患的是癌症。

依据常规，主君病故，主治医当遭受贬黜，柏轩心里已经有准备。然而，正弘病死后，柏轩仅受到降级处分，从奥医师降至表医师。到了十月，柏轩却受命拜谒将军，晋升为法眼。

后来，每当回忆起这段经历，柏轩都会深情地说："我少时曾是一无赖汉，气血刚烈，不拘小节。然而，一朝拔擢为幕府医官，阁老正弘大患之时，只身担任治疗，虽遭外间诟病，后叙升法眼，全托家兄长年激励所致。"

阿部正弘死后，由正弘兄正宁的儿子正教继任福山藩侯，柏轩仍为正教侍医。两年后，柏轩受到幕府重用，又升晋奥诘医师。柏轩如此迅速得到提拔的原因，是1857年3月多纪元坚、辻元崧庵先后去世，医学馆的馆主尚年轻，而柏轩早年出席元坚讲堂，与医学馆教师一同校书，才华和魄力受到元坚首肯。

柏轩任奥诘医师后，俸禄增加到二百俵。不久，全家从中桥搬迁到玉池新居。乔迁之喜，必有宴会，朋友数人前来庆贺，最活跃的是抽斋的儿子和柏轩的女儿，他们用歌声舞姿为宴会增添色彩。遗憾的是，柏轩的挚友抽斋已于年前病逝，他没有看到柏轩的荣光时刻。柏轩是幸运的人，他深受父兄的关爱、友人的相助，以及多纪一家的力荐，成为江户后期汉方界的佼佼者。

住进玉池新居之后，家中设治病所，称"明诚堂"，每日前来就诊的车马不绝，有富贵显赫，有平民百姓，约治千户病家，被称为江户医中巨擘。西洋医药日渐强盛的时代,不知不觉之中,柏轩担当起汉方医学存亡的重任。

伊泽兄弟有一共同特点,就是疏于理财,永远处于拮据状态。柏轩俸禄二百俵,官职报酬二百俵,总共四百俵,是相当丰厚的收入。可是,柏轩家一直处于经济艰难的境遇,必须依靠借款维持生活,常年借款,返还一期,再借下一期。借钱给柏轩的是狩谷家,或者阿春的弟弟。狩谷家是正妻阿俊的娘家,经营一个传统老店津轻屋,生意兴隆,富甲一方。据说狩谷的故乡津轻藩曾经出现财政困难,由狩谷怀之替津轻藩向幕府还了债。阿俊去世后,柏轩又向侧室阿春的弟弟借款,弟弟在浅草经营米店,有富足的财力。当然,由于柏轩有充足的收入和较高的社会地位,因此还债付息都不会拖延。

为了凑钱建筑玉池新居,柏轩煞费苦心。有一天,他派盐田杨庵的儿子良三去海运桥商家借钱。良三怀揣着借来的金六十五两返回。可是,当路过绘草纸店时,看到店前挂着新演员的宣传画,良三喜欢看剧,他停下脚步观赏一会儿,马上又加快脚步回家。走过一两条街道后,他突然发现怀中的钱不见了,急忙返回寻找,却无影无踪。此时他感到是被偷了,空着手不能去柏轩家,于是他回到家中,向父亲杨庵求救,父亲拿出赔偿金。良三平静地将钱交给了柏轩,使建筑新房的计划正常进行。

阿部正弘排斥兰医学,曾发出命令:"风土相异,禁用兰方"。这种主张,主要受榛轩等汉医影响。榛轩认为,汉方医学历史悠久,适宜日本人体质,而新医学肤浅粗陋,地域风俗人情与日本相差甚远。尤其对于西洋解剖,他提出各种疑问。

为了抵制兰医学,榛轩从三个方面指出兰医学的弊端,上书阿部正弘等当政者，促使政府阻止兰医学普及。

第一，批评解剖学。榛轩并非反对解剖，而是认为兰医学过度重视解剖。本来人体是由阴阳二气主宰的神机体，因此，解剖失去神机的死体，对于治疗人体疾病并无意义。神机一说，不仅见于《素问》，也受到西洋古代医学的重视，而兰医解剖学破坏了神机的作用。

榛轩反对重复解剖，主张要尊重遗体。他认为"一次解剖，明了内藏状态，现地描绘实物，详细记述即可，不必要反复实施解剖"。并且认为外科不应该利用尸体进行练习。

榛轩对于解剖的态度，源于他的儒教思维。他在上书文中写道：刑法依据罪之大小，实施不同处罚。既然受到惩罚，尸体则已无罪，所以死后不应暴露尸体。若任意割裂，是受二重惩罚，乃仁人君子所不为也。其不堪忍受之事，如屠杀鸟兽一般，嬉笑谈论，公然毫无忌惮，其不仁之恶习会自然地染着日常行为。

第二，反对兰医使用烈药。榛轩指出"兰医使用逆天的猛烈酷毒药"，认为"天命乃人工所得，并无强夺之理"，正如《史记·扁鹊仓公列传》所云"越人非能生死人也，此自当生者，越人能使之起耳"。榛轩的生命观与自然关系密切，指出人体的自愈能力的重要性，而使用药效猛烈的药物，对神机的人体有害无益。

江户时期兰医学自长崎传入，逐渐东进。大阪医师绪方洪庵是兰医学崇拜者，他在大阪开设私塾，教授兰医学。日本著名的教育家、思想家福泽谕吉，曾在该塾中学习荷兰语和西洋炮术，成绩出众，后来受聘至江户，向江户学界传播荷兰文化。他认为日本落后于西洋国家，罪在实施汉学教育，必须将江户的汉学彻底消灭。庆应末年，他设立庆应义塾，教育学生，编办报纸，极力引进推广西洋文化，成为日本近代史上具有影响的人物。当今他的最大魅力，无疑是印有他头像的一万日元钞票。

那么，一百五十年前，绪方洪庵使用了什么药物呢？他晚年的两个药箱一直保存至今，有一个药瓶盖上写着"甘"字，瓶中残留着白色粉末。最近，大阪大学研究团体利用素粒子技术，通透玻璃瓶，根据 X 线分析出瓶中主要是水银和氯。当时称"甘汞"，主要作为泻下剂，或者与数种药物配合，可以治疗中风。甘汞也用于农业杀虫剂、防腐剂、涂料等，具有毒性。

榛轩等汉方医学者对于西洋医药抱有疑虑，洋药与汉药相比，虽然时见显效，但是经过炼制的药，远不如天然植物药适合人体。

第三，排斥种痘法。榛轩主张痘疮是一种胎毒，当胎毒与时节邪气相接触时，就会发生痘疮，而且胎毒是性欲的产物。胎毒应该向外发泄，若不适时宜或者人工强行引发，毒气仍蛰伏体内，种痘法实属苟且之术。

榛轩的说法，与痘科研究者池田锦桥观点相符，池田认为"天行之疹气，与蕴藏之遗毒相触激而发"，胎毒属于主要内因，时节戾气为次要外因，痘疮是由内而发，余毒残留最为险恶。西洋种痘是炫耀奇想，欺瞒国人。

继而，榛轩以中国清朝深受鸦片之害为例，痛斥蛮夷的恶行。他撰文警示政府："人间上下贤愚一同，爱惜子孙，忧惧痘疹。若出于爱惜忧惧之心，不顾后患，一时苟且种痘，其洋法难以去除，不能忘记，乃至倾慕蛮夷之法。祸乱始于凡愚下民，既如清朝下民嗜好鸦片，皆心智迷惘，而招道光变乱。下民倾信异教，和汉历史昭昭明明。蛮夷于僻远之地，产物不具，号称天下融通交易，窥伺外国，贪婪无度。往日耶稣天主教引诱愚民，先给妇女小儿命名，送世间罕见的砂糖，赠耀眼的彩帛，获得妇人小儿欢心，迎合其夫及亲属的心意。获取千百人信任，煽动叛乱，是蛮夷窥伺掠夺他邦的主要计策，以至大害。二百年来，禁止诸蛮夷的神智，至今国定邦安。"

可见，榛轩是锁国攘夷、排外主义的赞成者，小则反对种痘，大则排斥洋医、洋药、洋法。即使自家女婿偏重痘科学，不符合他的医学观，也会被毫不留情地赶出家门。

阿柏离婚后的翌年三月，生下一个女儿，取名阿梅。母女俩一直住在榛轩家中，生活也算无忧无虑。

1850年四月，阿梅满月，榛轩初得外孙女，不胜欢喜。中旬，榛轩受命奉陪阿部正弘参拜日光山，大约经十日而归。家中有喜，官中有荣，榛轩家庭事业都达到了人生顶点。

1617年，为了祭祀德川家康，政府在日光山建筑了东照宫。此后，将军、大名、公家，乃至一般百姓络绎不绝地到日光山参拜。4月17日，是家康的忌日，将军以及大名率领众多家臣，向日光山行进。这一参拜过程大约需要十天左右，随行医官是必不可少的，幕府和各藩要支付一笔庞大费用，财政压力较大。后来，渐渐改变形式，缩小规模。

现在，日光山隶属栃栃木县日光市，是关东地区著名的游览胜地，深受旅行者喜爱。

相州之行

1847年六月，榛轩获得休假的待遇，他决定带着家属游相州，轻松地度过假期。

24日早上6点左右，榛轩带着妻志保和爱女阿柏出发了。随行的有门人须川隆白，田中屋忠兵卫，还有仆人吉藏。

听说榛轩要去游山度假，好友纷纷前来送上一程。

天气暑热，汗湿衣衫，起初阿柏兴奋地蹦蹦跳跳跑在前面，不久就开始喊累，脚步慢了下来。榛轩让阿柏乘轿，自己步行，后来父女俩交换着乘轿。到了中桥柏轩家，大家停下来小憩，在柏轩家等候的有石川贞白、涩江抽斋、山田业广和森立之。森立之自14日来江户，今日将返回相州，特为榛轩做向导，介绍相州游览圣地。

数人陪伴榛轩一家前行，途中两次躲进酒店避暑，进餐饮酒。傍晚，住进旅店，免不了大家热闹一番，并招来四名妓女，嬉笑喧闹至夜半。妓女白昼休息，夜晚工作，此时正兴奋不已，而榛轩一行已疲惫不堪，各个无精打采。将要入睡时，妓女德子忸怩地要求与抽斋同枕，抽斋见状惊慌失措，狼狈逃避。抽斋、业广平生严谨，对于赌博狎妓行为嗤之以鼻。年轻的隆白更是羞涩，不敢正视嬉笑的妓女。

当晚，森立之独自入住名古楼。此时的立之失去了福山藩俸禄，流落相州已经十余年，名誉和地位完全无法与榛轩、柏轩、抽斋相比，他只是一个失意的民间郎中。森立之虽然自恃清高，年轻时行为轻佻，但是，师门同仁仍然敬佩他的才华和学识，何况已入不惑之年的立之，历经十余年的乡间磨炼，不论学问和人情世故都精进成熟许多。近年，经过榛轩、柏轩兄弟和抽斋的斡旋，森立之有可能重返江户学界。此次榛轩的相州之行，也是立之表达谢意的好机会。

第二天一大早，榛轩一家离开旅店继续前行，途中午餐、酒后，柏轩、抽斋二人在此告别，各自返回。

榛轩正式开始了相州之游。

相州又称湘阳，属于相模国，包括现在的神奈川县大部分地域，包括金泽、镰仓、江之岛、小田原、箱根等游览胜地，也是著名的温泉乡，古今都是休闲养生的好去处。

此次榛轩的行程预计半个月，主要是游览和拜访友人，品尝珍味，温泉洗浴，目的地是箱根。

森立之在相州生活十年之久，对这里的山山水水了如指掌，是最合适的向导。两位本草专家一边领略风景，一边鉴别花木，榛轩显得格外愉快。

来到驿站，看到前面是一条弯曲的山路，榛轩有些畏怯了，于是，他们租了两台驾笼，乘坐而行。坐在轿中，人居高处，清风徐徐，观赏着路两旁瞿麦和绽放的红白两色百合花。森立之指着前方山上的建筑说："那就是能见堂。"榛轩努力地向山上望去，但是，榛轩、柏轩都有父亲近视眼的遗传，大约仅是看到模模糊糊的建筑而已。

能见堂，自古是相模国名胜，建筑在山丘之上，居于堂中可俯瞰金泽一带全景。据载，明代亡命僧心越禅师登上能见堂，领略山下景色，引发思乡之情，他模仿故乡潇湘八景赋诗八首，赞美所见金泽景致。八景即小泉夜雨、称名晚钟、乙舻归帆、洲崎晴岚、濑户秋月、平泻落雁、野岛夕照、内川暮雪。后来，画师歌川广重，以心越禅师汉诗八景为题材,描画了八幅浮世绘,自此流传甚广,江户百姓掀起金泽八景的观光热潮。

"前面就是町屋村",立之指着前方,榛轩看到村口有垂柳,便问:"这一带少见柳树啊。""相州人家地少,忌讳栽柳树。"立之回答。

中午,立之提议到东屋酒楼午餐。走进酒楼,香味扑鼻,楼中风凉如水,环视楼外风光,美如水墨图画。榛轩很中意这个酒店,看着菜单,挑选了新鲜鱼、肉各种菜肴和美酒,慢慢地品尝起来,准备多休息一会儿。

隆白提出要去拜访一位长者,榛轩说:"我们在这里等你,快去快回。"

酒饭后,榛轩在店里小睡。

过会儿,隆白返回,榛轩也养好了力气,他们再次出发了。

进入镰仓一带,他们先到庙堂拜了"健脚神日荷上人",求得保佑旅途顺利。

涯间清泉流响,道边野葛繁盛,一行人前前后后漫步而行,经过苰柄天神祠时,已经是日落天暗,众人体惫神疲,只好遥拜祈安。

当晚一行人留宿大泽旅店,打算早些入睡,修顿身体,明日继续前行。可是,汹涌的涛声搅得榛轩整夜不眠。

翌日,立之仍陪着榛轩游览,今天主要拜访江之岛附近的寺庙神社。夜晚他们住在藤泽马入村,距离平冢驿站很近,旅客杂沓。下一站就是箱根,榛轩将在那里逗留数日后返回江户。

27日早,在驿站出口,立之与榛轩告别。立之的生活完全靠自己行医、制药、写作等赚钱维持,没有稳定的收入,不可能像榛轩那样闲游两周。临别时,立之恭恭敬敬地给榛轩鞠躬行礼,说:"祝旅途愉快。今后还请多多关照。"此时,立之将重任江户福山医职的希望,寄托在榛轩身上。榛轩也期待立之早日返回江户,与他共同推进汉方医学事业。

当晚,榛轩下榻的根宫下奈良屋旅店,是位于箱根火山中央火口丘神山东侧斜面的温泉地,是著名的"箱根七汤"之一。箱根七汤历史悠久,是将军的专用温泉水。七汤,指汤本、塔泽、宫下、堂岛、底仓、木贺、芦汤七处温泉,水质纯净。泡洗温泉可以治疗疾病,特别是对于关节病、中风后遗症,以及慢性疾病有效果。

温泉冒着白色热气,空气中充满着刺鼻的硫磺香,栈桥石路、林壑溪流、鸟语花香,使人犹入神秘仙境。榛轩入浴后,酌饮冷酒,降温体热,香甜地睡了一夜。

28日早,盐柏氏来访,说古岛夫妇住宿木贺松阪屋,而夫人阿久患病,欲请榛轩高诊。榛轩毫不犹豫地同意了,临走时对隆白和吉藏说:"你们在这等候,行李用品仍放在这里。"

榛轩随着盐柏向木贺温泉地走去。

古岛名叫村片相览,是福山藩士、御用画师,与伊泽家相知,曾为榛轩祖父和父亲兰轩画过肖像。此次陪夫人来温泉疗养,正巧遇榛轩前来游山,遂请为妻子诊病。

榛轩诊察病状之后,开了沉香降气汤、左金丸合方,另外又开芍药甘草汤加羚羊角。依据榛轩的处方,可以推知阿久的病是肝胃不和、气滞不疏而导致腹部疼痛。

看完病后,村片相览挽留榛轩一起喝酒,二人好久未见了,愉快地交谈起来。聊到很晚,榛轩索性住了下来,体验一下木贺温泉和宫下温泉的异同。

榛轩在箱根逗留至7月8日，先后住入了宫下、木贺、堂岛、芦汤等泉汤，参拜了名寺。7月4日，是狩谷棭斋逝世三周年纪念日，榛轩特地在寺庙为恩师拜祭，于8日返回江户，拜谢福山侯恩典。

年末，在阿部正弘的举荐下，榛轩第一次拜谒德川家庆将军，荣升幕府将军御医。随后，榛轩又拜访老中等各级权力者，叩谢提拔之恩。藩医受到幕府任用，为福山藩主阿部正弘增光添彩，之后阿部家给予榛轩最高待遇。

榛轩第一次登城侍奉将军，无疑非常紧张。他平时不太重视行装，可是今天梳洗干净，穿上织锦和服，乘轿驶向将军奥。拜见顺利结束，榛轩紧绷的神经终于放松了，返回阿部府邸。当他走进通用门时，门卫突然平伏跪下，榛轩大吃一惊，以为是有贵宾驾到，马上环顾四周，不见人影，此时他才意识到是在给自己行迎接礼。继续向里面走去，到了中门口，左右伫立的警卫同样平伏跪礼。

仅仅时隔数日，礼遇如此不同，榛轩着实感到惊异。

不久，阿部家又任命榛轩担任福山藩府监察官，榛轩与阿部正弘的关系更加密切。随着官职的晋升，他的俸禄从120石增加到150石。而且每次御医登城值班，所需费用也由阿部家提供。

尽管官位提高、收入增多，但是榛轩心情并不愉快，经济也不宽裕。1848年初春，榛轩赋诗一首，可知其清贫窘境。"去岁漫蒙债鬼窘，囊中拂尽半文无。先生私有游春料，柑子一双酒一壶。"这首诗大概写于援助贞白三十两金之后，榛轩确实是身无分文了。没有钱的日子虽然很难过，但是榛轩或许并不介意陷入如此困境，或许他自信"千金散尽还复来",何况他也没有遗留财产的打算。

翌年五月,森立之结束了十二年浪迹生活,重返江户,回归阿部家侍医地位。

神祇与医学之间

柏轩是一个崇尚神灵的人,凡事先祈祷神助。在升任奥诘医师后,搬到玉池新家,他竟然在每个房间中设置神棚。棚是白木做的,显得朴素圣洁。但是,神棚中不供奉神像,也不陈列神符,只点燃一盏神灯。他规定每天早晨由一名塾生供上神酒,然后由柏轩领头,生徒逐次行拜。

柏轩每次拜神时间拖延较长,有的学生心里不满,觉得老师太迷信,甚至有的学生直接指出老师的做法不妥,但柏轩无动于衷,仍然虔诚地跪拜,闭目祈祷。

有一天清晨,轿夫来接柏轩出行,弟子说:"先生在拜神,请稍候。"可是,左等右等,柏轩就是不出来。轿夫急了,大声对着弟子喊道:"喂,喂,家主大人还没拜完啊?"实际上轿夫是故意想让柏轩听到。但无论别人如何反感,柏轩毫不介意。

柏轩不仅在家里拜神,而且走在街上每逢经过神社也必拜。即使因公事外出,顺路也要遍访神社,向社主捐香钱,而且详细记述参拜感想。凡是祭日,他都要郑重朝拜,进香施舍更是出手阔绰。他深信神灵能保佑虔诚的信奉者,并且经常讲述自己曾屡受神明加持的体验。

每年8月25日,柏轩都要率领弟子去龟井户的天满宫参拜。他们乘船渡过神田川,奔向天满宫,是一年中盛大的游乐活动。可是,1856年的这一天,弟子们以为先生去参拜了,一整天不会回来,于是,大家就在宿舍玩起来了。

过午时，先生突然从书房里走了出来，弟子们大吃一惊，灰溜溜地回书堂学习，窃窃私语地说："先生今天没去参拜？实在是太意外了。"

自两天前一直下雨，到了25日这天傍晚更是突然狂风暴雨，顷刻间房倒屋塌，道路陷落，其受害程度不亚于去年的大地震。特别是龟井户一带的房屋大多被冲垮流失，溺死者多达三四千人。柏轩一改往年习惯，没有去参拜，据说是受了神灵忠告。

如前文说过的，榛轩幼小时，因为他无缘无故的哭闹，避免了永代桥断塌一劫。这也许是偶然的巧合，也许是信者则灵。

柏轩晚年随从家茂将军赴京都，在家书中叮咛儿子和门人，要遵奉大小神祇，同心合力，祈愿一切灾难不侵害正直忠信之人，唯一方法是诚心诚意奉神、奉先人、奉邻人，至关重要。可见，柏轩敬神信念之坚定，心中无时无刻不祈祷神力。遗憾的是，同年柏轩病倒在京都，神的力量终究没能拯救他的性命。

江户是一个具有灿烂文化且民间活动丰富的社会，一年中举行的各种各样的节日庆祝，给百姓带来欢乐，激发人们生活热情，同时也能促进经济繁荣。柏轩尤其喜好凑热闹，凡是大小祭奠活动他都兴致勃勃地观看，而涩江抽斋也有同样的爱好，二人志趣相投。

有一年，为了观看神明祭的山车，前一天柏轩和抽斋就住进了附近的旅馆等候，第二天还派人去察看山车行进方向和距离。过会儿，探察者返回来说："山车已经发出来了，很快会通过这里。"二人兴奋地穿上草履向外面奔去，迎接山车，然后跟在山车后面行进，仔细观察车上的各种装饰和人偶，还品评着喇叭的节奏。祭祀活动结束后，二人回到旅馆，叫来几个弟子一起喝酒，二人兴致勃勃地议论今年的山车和往年的不同之处，与去年相比哪些胜哪些劣，并且分析原因所在。弟子们静静地听着，插不上话，只是大口吃菜，为两位不失赤子之心的先生而高兴。

　　山车，是日本祭祀活动的重要看点，也是最吸引观众的一景，对山车评价的高低，代表着祭祀活动是否成功。山车，是高大的木制架子，形状如山，上面装满人形和花束，色彩绚丽，美轮美奂。由身强力壮的男子们推拉或者肩扛，喊着号子，在大街上有节奏地摇摆着前行，鼓声喧天，相当震撼，人群前呼后拥，热闹非凡。时至今日，日本各地每年都有各种祭祀，山车仍不可少，民间组织竞相攀比，尽力装饰豪华。可是，自从新型冠状病毒疫情爆发以来，日本连续两年中止了祭祀活动，百姓的生活中少了些许热闹。

　　柏轩与抽斋也有完全不同的一面，从相貌上看，柏轩身高健壮，面呈赭色，一身霸气。抽斋高挑清癯，面色白皙，仙人风貌。

　　从品行而言，二人更是大相径庭。柏轩年少时行为放纵，成人后仍嗜酒好色，酒兴大作时会戏称："第一喜欢女人，其次是酒，再次是谈，最后是饭。"酒癖色欲，不只柏轩肆意不拘，榛轩也毫不逊色。但兄弟行径不同，榛轩豪游酒屋妓院，而在家中则举止严谨，有良师慈父的庄严；柏轩常在家中痛饮狂言，任意调戏身边的仕女。抽斋虽然与伊泽兄弟是至交，但却没有沾染不良习气，他年轻时滴酒不沾，也不抽烟，后来为了交际，少量饮酒，并无酒后失德行为。尽管他有过数次婚姻，但都是明媒正娶。

另外，二人教授弟子的态度也截然不同。柏轩的患者很多，受病家邀请出诊，常会耽误讲课时间，返回家中时，弟子已经在等着上课。他叹一口气，坐在桌几前，翻开书问："上次讲到哪里了？"塾头回答某卷某章，他便粗枝大叶地讲一讲。有时坐在桌前，没精打采地翻着书说今天太累了，不讲书了，一起喝酒吧。于是，让家人备酒菜，款待学生。学生们虽然酒足饭饱，但是心里却空荡荡的。而抽斋每月设定六天或九天讲课，一定按时上课，从来不耽误。有时看到学生困倦了，就稍微休息一会儿，他还拿出茶水和小点心，为大家提神。所以有的学生在柏轩那里下课后，又直接去抽斋学堂听课。

有一天，柏轩的弟子请求抽斋的学生介绍自己去听课，这事被柏轩知道了，他非常愤怒，大声斥责说："去抽斋那听课是极其好的事情，可是我的门人去我的朋友那听课，为什么要通过别人介绍呢？"弟子马上向柏轩先生道歉，以后就堂堂正正地去听课了。

在诊病时，如果症状复杂，百思不得其解时，柏轩就会向神祈祷，决定方药。

柏轩治病处方主要依据《观聚方》，一般再加味五六种，大致一个方子由十味药物组成。

《观聚方》是多纪父子编著的方书，最初由多纪元德发起，共编辑八十卷，收录中国唐宋明清历代古医籍中的方剂。可是元简认为，八十卷浩瀚巨帙，既不易刊行而难以传播，又不便检索而无益临证，于是便删繁取精，增补遗漏，选择简捷有效方剂而成十卷，名《观聚方要补》。然而，1810年末，元简正欲将重加修订公之于众之时，不幸溘然逝去。之后，元胤、元坚兄弟四次校订父亲遗稿。元胤逝世后，元坚带领医学馆致力于校勘宋版《千金方》《外台秘要》，以及多纪祖先的《医心方》，并依据新校本补充《观聚方要补》。直至1857年元坚逝去后，由元昕和元琰协力校订，终得刊行，实现了祖孙三代的愿望。

伊泽家崇尚《内经》学说，受父亲的影响，榛轩与柏轩都热心研读《素问》《灵枢》，至今仍有伊泽父子手泽本留存。当时日本汉方界有废阴阳，斥五行，弃"灵""素"，直接讲授张仲景书的学派。但是，伊泽学派始终崇尚《内经》之学，以《内经》为基础，采纳各个时代《内经》体系的治疗方法。

柏轩在读《医学入门》"阴骘篇"中一段，"至于祸福感应，一毫不可先萌于心，乃气机自然而然之妙也。吾之未受中气以生之前，则心在于天，而为五行之运行。吾之既受中气以生之后，则天在吾心，而为五事之主宰"时，感悟良多，大有所得，自号称天心居士。

《医学入门》为明代李梴著述，本于《素问》《灵枢》的阴阳五行之说继承了金元李朱医学，内伤引入李东垣，杂病采用朱丹溪。《医学入门》与虞抟的《医学正传》传入日本之后，引起医界重视。曲直濑的门人古林见宜，极力推举《医学入门》，江户时期曾八次刊刻。《医学正传》由今大路家购入，后亦广为流传。

显然，柏轩与《医学入门》"祸福感应"产生了共鸣，似乎为自己的崇尚神灵找到了医学证据。

当时柏轩身为幕府御医，并晋升为法眼，在江户汉医界名声很高，藩侯、名人求治者络绎不绝。与柏轩关系密切的津轻家，更是世代招请柏轩诊病配药。柏轩殁后，由盐田杨庵继任津轻家侍医。

柏轩有众多门人，其中最令他中意的大致有十人左右，比如有松田道夫、盐田良三、志村玄叔、平川良荣、清川安策，还有福山医冈西玄亭的次子冈西养玄、成田元章、斋木文礼、内田养三。这几名弟子，从性格和能力区分，用于内事和外事。清川、志村、盐田三人多协助处理内务，而外事全权委任松田应酬。

盐田杨庵和良三父子对伊泽兄弟虽然执弟子之礼，但是相处和睦，亦师亦友。

1862年，江户麻疹流行，柏轩一家和仆人都打不起精神来。不幸的是，柏轩22岁的长女阿洲感染发病，于7月7日死去。阿洲发育障碍，身材矮小，面貌丑陋，言语不清。盐田良三也感到发热头痛，但是他还是承担了埋葬阿洲的事。

良三穿上黑色正装，又披上一件外套，跟在灵柩后面，向长谷寺走去，将阿洲埋葬在那里。黄昏时，良三摇摇晃晃地返回了柏轩家。此时他已经体力不支，刚刚脱下外套，觉得眼前一黑就倒下了。

大概凌晨时，良三清醒了，他听到隔壁有人对话，听声音是柏轩和父亲杨庵。

"这种重症，很棘手啊！"柏轩忧心地说。

"要不然，用'下剂'试试如何？"杨庵试探着问柏轩。

"不行，'下剂'是好方法，可是此前为了泻下湿毒，用了'下剂'，身体尚未恢复，所以不能再施泻法。"柏轩没有采纳杨庵的建议。

天色变得灰白，杨庵告辞。柏轩拜神灯，为良三祈祷后，困倦不堪地睡了。

天亮时,仆人端来了一碗药。良三身体甚热,十分苦闷,他决意冒险服用"下剂"。命令仆人再送来一碗热水,自己去药房取了一撮大黄,放进热水中,一口气吞下,又睡下。一会儿的工夫,去了数次厕所,身体衰弱无力,只能匍匐前进,又昏昏入睡了。

不知过了多久,良三醒来,发现全身出现粟状疹子,看着一簇簇红疹,他非常兴奋,忍不住大声喊叫:"先生、先生。"柏轩穿着睡衣跑进来,查看症状,得知大黄起了作用,既高兴又担心,告诫良三:"以后辨证用药,不可轻举妄动。"

弥留之际

1852年元旦,榛轩照例写了贺新诗。"喜鹊声声对旭飞,陶然醉美弄晴晖。赖依信友悌弟力,不待来年知了非。"这不幸成了榛轩的绝笔诗。

十月下旬,榛轩病了,而且病得挺严重。家人感到病来得突然,但榛轩自己心中有数,去年他已经开始觉得身体不适,拖延至今,病情恶化了。

去年,榛轩的独生女阿柏的女儿阿梅2岁了,他看着可爱外孙女,开始担心她娘俩今后的日子,盘算着给阿柏找一女婿,以嗣家业。于是,榛轩与同行友人商量,选中了一位名叫田中镠造的青年,当时18岁。镠造的父亲田中淳昌,是因幡国鸟取藩医,母亲是兰医杉田玄白的女儿,名八百。镠造6岁时,父亲去世,孤儿寡母,相依为命,居住在松川街,距江户有一段路程。镠造的外祖父擅长兰医学,如果镠造受外祖父的影响而学习兰医学,无疑不能入赘伊泽家门。当时汉医家认领养子,一般要与医界重镇多纪家相谈，得到认同后，方可顺利过门户。榛轩选中镠造，大致得到了多纪元坚的同意。镠造作为榛轩的养子，更名为伊泽棠轩，继嗣伊泽家主，随即将他送入山田业广的门下，学习汉方医学。

月初，柏轩刚刚被任命为医学馆的正式讲师，榛轩无比欣慰。胞弟和爱女都有了令人安心的未来，可榛轩却一病不起。

听说榛轩生病了，各家名医轮番来诊，最勤奋的当然是柏轩，几乎每天来探视榛轩。

起初，榛轩的病状是发热、呕吐。山田业广和柏轩一同来诊，开方药。翌日，干呕更甚，柏轩深夜来诊，服药，呕吐稍缓解。过了两天，榛轩呕吐虽然减轻，但出现高热。榛轩病情加重，令医学馆大医多纪元坚和辻元崧庵担心，分别前来诊疗。当时江户的汉方名医都大显身手，可是病情时好时坏，并不稳定。症状减轻时，榛轩招来森立之、山田业广，共同分析症状，拟定方药。

月末，榛轩出现高热烦闷，心下硬满，病情加重。

11月3日，榛轩将棠轩和柏轩叫到床前，将家传宝刀分别赠给棠轩和柏轩。并且拿出一首诗，递给棠轩。棠轩展开，轻声读起："医家稽古在求真，千古而来苦乏人。万卷读书看破去，应知四诊妙微神"，深感榛轩对他的勉励。

第二天，榛轩家准备了宴席，是夜为阿柏和棠轩举办婚礼，由清川玄道做证婚人。此年棠轩19岁，阿柏18岁。自此，田中镠造正式更名伊泽良安，号棠轩。

爱女婚事告成，榛轩了却了心事，稍微感到轻松一些。

翌日，多纪元坚来访，一是探望榛轩病状，二是祝福榛轩迎婿。榛轩立即唤出棠轩，对元坚千恩万谢，毕竟是当初得到元坚认可,才有今天的婚事。

可是,由于近日处理各种事情,榛轩病状加剧。每天都有名医来诊,有时一天数人来探病问安,反而使榛轩疲惫不眠。

11日夜晚,榛轩自知将命归西天,他开始述说遗嘱,要求死后将旧账本沉入大海,以免发生纠纷。又因为医师最了解病人的隐私,特别是尊贵患者的病例,记录着大量不为人知的秘密,因此他要求将病人簿册全部沉入河中,不准留给后人。

13日,阿部正弘命厨师调制饭菜,派冈西玄亭送到榛轩家中,可是榛轩昨晚心胸满痛,呕吐,哪能吃得下美食。

14日,榛轩低声唱诵"繁华四十九年梦,化作寒风一夜霜。""天地即我心,草木亦我心,樱花莲花开,乃祭我之时。"弟子贴近榛轩身旁,记录了他的遗言。

16日,榛轩辞世,终年49虚岁。

17日,伊泽家传出榛轩逝去的消息。虽然没有公布葬仪日程,可是,22日在长谷寺举办葬礼那天,却来了很多人,其中一半以上是医生,有束发的,有剃发的,一行人向长谷寺移动。大街上的民众看到这个气势,窃窃私语:"哎呀,是为大名送葬吧。"长谷寺依照阿部家的命令,在寺门前拉起黑白横幅,俨然如同高阶位逝者的葬仪。其墓地与父亲兰轩墓并列。

前来送葬的人群中,比较显眼的是歌舞伎名优市川海老名父子,他们挺拔的身材,规范的举止,吸引众人目光。父子献上用高级布料制作的莲花,并特意向榛轩夫人志保赠送糕点,表示深切哀悼之意。榛轩生前十分欣赏市川的演技,常年以来,不顾世俗对艺人的歧视,而为市川家人诊疗。市川父子敬重名医榛轩平易近人的风范，对于榛轩的突然病逝，悲痛万分。

在榛轩灵前，供着一把普通的小刀，刀鞘上刻画着莲花，刀柄画着一片莲叶，可见刀主人爱莲之情。

江户时期的武士，一般在腰间佩戴大小两把刀，大刀称"本差"，小刀称"胁差"。小刀长30至60厘米，起到辅助大刀的作用，不属于正规武器。一般民间人也可以携带，既是一种装饰，又象征着一种威严。但毕竟是金属刀具，有时也会发生意外。

当时，医家年轻弟子有"胁差"的习惯，榛轩的门人也不例外。有一年，按照惯例，森立之带友人及弟子到江户近郊采药，一般是当天去当天返回。在回归的路上，大家要买一些茶叶，又要在途中吃荞麦面。年轻的弟子非常期待采药活动，不仅可以学到本草知识，还可以吃到美餐。这一天，大家准备出发时，榛轩的继子安石突然也要一起去，忙乱中，他找不到自己的胁差，于是，就把前几天在伊泽家演剧时，狩谷怀之用的道具木刀佩戴腰间，冲出塾门，随着大家去采药了。傍晚，采药的塾生纷纷回来了，只是不见安石的踪影，志保和榛轩起初不太介意，可能晚些时候会回来。但是，当榛轩听说安石佩带着木刀时，忽然脸色大变，志保也为儿子担心起来。当时的制度是：佩戴木刀的人，如果死在大街上，会被按照无家可归的流浪汉处理。榛轩马上派人四处寻找，最终在板桥车站附近的妓楼发现了他。

木刀，至今在日本仍作为礼物、道具、装饰品等贩卖，但是大街上挎刀行走的人，只有在万圣节时能够见到。

灵前这把小刀，是榛轩生前为自己准备的。他曾经对家人说，待退休后，将用小刀切断与权贵的关系，佩戴小刀，与年轻医生一起为贫苦人治病。可见，榛轩为幕府、为藩侯治病是何等无奈。

伊泽家准备了盒饭，发给前来送葬的人，有赤饭、奈良渍、味噌渍。总共准备了一千人份，最终所剩无几。

赤饭，是用红豆、粳米、白米煮成的红色米饭，现代一般在祝贺吉日吉事时煮赤饭。而江户时代，遇到丧事凶事时也有煮赤饭的风习，认为红色有驱邪作用，期待仿效吉事吃赤饭而转凶为吉，还有以赤饭上供的风俗。

奈良渍，是一种腌制的咸菜。最早见载于奈良遗迹平城京出土木简，属于一种贡品，主要用酒糟腌制白瓜、胡瓜、小西瓜、生姜等，一直是上流阶级的珍贵膳馐，也称"香物"。江户时期，居住在奈良中筋町的汉方医糸屋宗仙，腌制白瓜咸菜，起名"奈良渍"，受到好评。后来他将其献上德川家康，家康称赞其味道可口。不久，糸屋宗仙放弃医业，来到江户，专门担任幕府"奈良渍"的制作和商业活动。"奈良渍"具有特殊的美味，时至今日也是餐桌上少见的高级配菜原因，一是价格不菲，二毕竟是咸菜，不宜多食，属于少而精的菜肴。

味噌渍，顾名思义，是用味噌腌制蔬菜、肉、鱼等，利于长时间保存，方便即时食用。起始于京都一带。

榛轩去世十年后，1863 年，柏轩奉命随从德川家茂将军赴京都。此次拜谒朝廷，距上次 1634 年家光上京，足足经过了 229 年之久。江户到京都有陆路和海路两种途径，陆路需要一个月左右的时间，支付庞大的费用。海路仅需数日，即可到达。因此，按照老中水野的建议，家茂将军计划乘西洋式汽船，自海路赴京。

出发之前，发生了两件麻烦事。

第一，预计乘船同行者中有三四名兰学奥医师，汉医只有柏轩一人。水野知道柏轩排斥西洋技术，难以忍受与兰医一同乘坐西洋汽船，却偏偏提出这一方案。

柏轩深感受到刁难，如上次受命治疗阿部侯疾病一样，他又招来门人，商量如何应对乘船问题。门人中分为软硬两派，软派主张先生悄悄乘船，不要声张为妥。否则，与将军唱反调，是大逆不道的，若遭革职，官医中汉方医的势力会更加薄弱。而硬派则认为，坚决不能妥协，即便忤旨免职也无妨，仍可在民间振兴汉方医学。

柏轩当初就反对老中水野的方案，正与硬派意见相符，冒着丢掉奥医师地位的风险拒绝乘船。

可是，多纪元琰和其他医师商议，此事不能鲁莽，要提出适当的理由，证明柏轩不能乘船。于是，写了一份请愿书，说明此前有人乘船出现呕吐眩晕症状，如果此次船上出现相同情况，由兰医治疗，药物反而有害。柏轩走陆路先到京都等候将军，万一船上发生病情，下船后可以立刻得到治疗。

其实，后来幕府决定改为从陆路赴京，汉医们的担心也是多余的了。原因是，前一年在神奈川生麦村发生了杀害英国人事件，即"生麦事件"，日本政府支付了巨额赔偿金。不巧，此时英国军舰正驶向横滨港，万一海上与英舰相遇，幕府担心会发生意外。于是，幕府急速变更为陆路赴京。

第二，关于带哪位弟子同行，柏轩有些犹豫。毕竟此次是汉医与兰医共同侍奉将军一行，有关治疗方针双方或将发生争执。一直生活在江户的柏轩，只身一人在京都，恐怕难以应酬，甚至会陷入孤立无援的境地。松田道夫建议志村玄叔随行，玄叔是山形藩医，与幕府老中水野忠精同藩，容易沟通。柏轩听后，未置可否。其实，柏轩对盐田良三比较中意，良三一直侍奉柏轩左右，对于柏轩的意图心领神会。

出发的日子越来越近，松田道夫心急如焚。

"先生，带谁去京都？"松田终于忍不住，追问柏轩。

"带良三去。"柏轩平静而坚定地回答。

"嗯，是啊，良三能够很好地照顾先生，但愿一切顺利。可是，我还是请先生考虑带玄叔一起去，玄叔没有去过京都，这个机会很难得。"松田执着地推荐玄叔。

"玄叔啊，这次就算了吧。"柏轩仍不动心。

松田十分了解先生的性格，此时不可继续劝说，便告辞而归。可是松田深信，玄叔是陪伴先生赴京都的最有利人选，必须说服先生。

第三天一大早，柏轩还没起床，松田来到先生榻前，先道早安。接着说："再次请求先生，务必带玄叔同行。"

"什么？不带玄叔就不行吗？"先生满面怒色，从榻榻米上跳了起来。

松田有些害怕了，退出房间。

翌日，松田再一次来说服先生，以为先生会更加怒斥他，可是没想到，先生凝视他说："你也太热心了，让我想想吧。"

松田拜谢而归。

2月13日，先生一行将出发，松田前来送行。来到玉池柏轩宅，阿春在为丈夫准备行装，松田凑到阿春身旁，低声问道："谁陪先生去啊？""良三和玄叔"，阿春回答。

松田这才放心了，认为即便与兰医发生争执，先生也不至于孤军作战。可是，半年后，虽然松田所担心的情况没有发生，但却传出了令人悲痛的消息。

此次京都之行，医官大致带领一位门人或者一名童仆，而柏轩则带了两位弟子，还有一名年轻随从和轿夫四人，因此途中的开销超过他人数倍。

柏轩一行，路经名古屋，探望名古屋藩主德川茂德，并且与藩主御医分析藩主的病情，讨论药方。事后，不仅受到五菜二汤的膳食款待、点心和茗茶赠送，还赐下白银十枚。可见茂德对汉医相当信任。

京都的三四月，是旅游的好季节，痴迷拜庙敬神的柏轩，稍有闲暇，就带着良三和玄叔游览名寺，参拜神社，登比睿山。像庐山寺、稻荷神社、石清水八幡宫、新日吉神社、佐女牛八幡宫等名胜，柏轩在数周内都一一参拜了，费时不少，花费香钱数量可观。

这次京都之行，良三与玄叔二人商量分工负责。良三主要掌管财会出纳，玄叔担当诊疗。当时病人主要分为两类，一是同行的家臣等，二是各地的平民。进入京都之后，柏轩每天早上要拜谒将军，结束后还有其他诸多应酬，所以诊病处方或者夜间出诊，多由玄叔代理。

4月5日，柏轩和另一位医师替换了值班日。6日，棠轩赴福山经过京都，为了与棠轩见面，柏轩提前一天值班，6日这一天，请假去京都伏见，与棠轩相聚。柏轩选了京都特色料理店，叔侄品尝着美酒菜肴，聊起此次棠轩赴福山的安排，以及江户家中妻儿的情况。柏轩妻阿春怀有身孕，近期将临产。当晚，二人住在旅馆，第二天惜惜分别，各自返回。然而，这也是叔侄二人的最后一面。

四月下旬，柏轩又陪同家茂赴大阪数周，五月中旬返回京都。

　　进入六月，梅雨季节的京都开始闷热起来，柏轩时常感到疲倦心悸。也许是不适应京都的气候吧，回到江户就会好了，柏轩心里暗暗琢磨着，仍然照常出诊、值班。可是，他越发感觉气力不足，身体每况愈下。良三和玄叔十分焦急，可是先生缄口不言，弟子不敢多问。此时，柏轩心生愧意，本来是奉命照料将军贵体，而自己要是病倒，不能尽职尽责，有失汉医威信。

　　柏轩病卧家中，不能外出诊疗，如有病家招请，则派玄叔代诊。

　　有一天，玄叔应邀出诊。他沿着一条壕沟，迂曲向病家走去。六月多雨，午后感到天空乌云厚重起来，中途突然雷声轰鸣，大雨倾泻而下。玄叔一边奋力向前走，一边想，这么远的路，这样的天气，自己不辞劳苦前往诊病，回去一定会受到先生的夸奖。

　　看完病，玄叔返回柏轩身旁，向先生简单汇报了情况。先生表情冷漠，毫无悦色，反而开口说："你真是个无情汉啊，我讨厌雷声，你应该是清楚的，而且我卧病不起，在雷声响起时，你不论在哪里，都应该迅速返回来，为什么慢腾腾地刚回来。"

　　听了柏轩的埋怨，玄叔既委屈又内疚，虽然熟知先生惧怕雷声，可是自己雷雨中丝毫没有想起先生。先生平时豪爽，如今畏惧胆怯了，而且对自己是百般依赖，深厚信任。玄叔流下了惭愧的眼泪。

　　柏轩惧怕雷声，是有缘由的。在担任医学馆讲师时，有一天课后，在休息室和抽斋等人闲聊。当柏轩去厕所时，突然雷电落在前院，正在小便的柏轩被雷轰倒，磕断了两颗门牙。抽斋也被雷声吓得不知所措。此后，柏轩、抽斋、森立之都非常惧怕雷声。

七月初，柏轩自感不妙，认为自己所患大概是要命的病，于是，他开始安排身后之事，写下遗嘱：以国魂为吾魂，吾身终后，诚意祭吾之时，首先朗读《古事记》，其次诵读《论语》，此乃真情所在。其余则可随俗行事，七七日、月忌、年忌，可请高僧念佛经。每次祭吾之时，先读《孝经》，次为《论语》。若欲广行祭祀，则当读《内经素问》《内经灵枢》《甲乙经》，后可随俗，请僧诵佛经。吾平生所好所知《普门品》，其次为佛祖三经。七月七日病中卧书。

柏轩将写好的遗嘱塞在枕头底下，似乎完成了今生最后一件事，痛苦的表情缓解了一些。

一周后，他的病情愈加严重。负责治疗的五名医生联名，向江户报告病状："小腹硬满，滴滴淋漓，量不足两勺，竹筒已无用，始终用绢纱布铺垫。食欲不振，仅勉强饮少量冰饼汤。"

冰饼，是用糯米做成的年糕，干燥后可以长时间保存，食用时，水煮即可。

数日后柏轩病笃。

17日，尿量极少，一直昏睡。

18日，疲劳无力，终日昏睡，小便一日六次，点滴漏泄。

19日，凌晨，呼吸短促，五时左右，柏轩停止了呼吸。

1863年7月19日，伊泽柏轩客死京都，享年54虚岁。

自从柏轩卧床不起，良三就和玄叔轮番照顾。近日，身在江户的弟子清川安策急速赶来，共同护理。昨夜预感先生病危，三人一直守护身旁，片刻未离。

棠轩得知柏轩去世的消息，立即向福山藩请假奔丧，当他26日赶到京都时，丧事已经结束，皆由良三、玄叔等人操办。

柏轩在京都驻留百余天，一直留宿玉屋伊兵卫家。江户时期，自江户幕府至京都朝廷，共设置五十三个住宿据点，玉屋伊兵卫家是第二十八家。

柏轩去世后，需要支付各种费用，可是柏轩生前是入不敷出的，没有留下余钱。无奈，良三只好请求大阪的亲戚，借金三百两，为先生办了后事。

8月21日，人们公开为柏轩举办葬礼，在京都宗仙寺建了墓碑。9月19日，柏轩的后事处理完毕，棠轩返回福山时，已经是10月3日了。

后来，弟子们又在江户长谷寺为柏轩另建墓地。

伊泽德安嗣后。

棠轩从军著书

榛轩去世后，棠轩继承了岳父的福山侯侍医职务，汉方医学拜于山田业广门下，地位和学业都稳步推进。

1854年正月，棠轩和阿柏的女儿诞生了。孩儿将出生，棠轩无比兴奋，整夜难眠，直到清晨5点，女儿顺利出产。棠轩在日记中详细记录了女儿的出生，取名阿长，与榛轩的妹妹同名。

翌年10月2日，江户发生大地震，当时棠轩正在阿部侯宅，他目睹四处起火，屋舍倒塌的惨烈情景。幸亏当天阿部正弘夫妻不在宅邸，没有遭遇危险，而夫人的侍女七人，在这场灾难中丧命。震灾后，正弘搬进丸山宅邸内的诚之馆。这个诚之馆，是两年前建成的，主要用作教学场所，而福山藩学校的诚之馆，是晚于丸山诚之馆一年后落成的。

此后，棠轩受聘在丸山诚之馆讲授医学，并被任命为阿部家奥医师。

1863年，29岁的棠轩和28岁的妻阿柏已生有一子二女，儿子棠助4岁，长女阿长9岁，次女阿良7岁，还有阿柏和前夫全安的女儿阿梅13岁。

13岁的阿梅，俨然一稀世美女，人见人夸，可是美貌并没有给她带来幸福。阿梅少女时期，被送给加贺藩主夫人当女佣，因为与男人私通，被辞退回来。之后，阿梅一直寄身在柏轩家中，棠轩感到阿梅有些棘手。年末，棠轩正式认定阿梅为养女，将她嫁给门人冈西养玄。养玄是冈西玄亭的次子，一个有才学的青年，只是因为患痘疹之后，面容毁坏，很难娶妻。年轻美貌的阿梅，是否甘心嫁给丑陋的冈西，由不得她选择，把她嫁出去，继父免除了责任。可是三年后，阿梅返回了生父全安的身边，1865年6月7日死去，年仅16岁。短暂的一生，令人悲叹美人薄命。

进入江户终末期，内外政情相当紧张，社会治安混乱，城中放火暗杀掠夺频发。地方政权，尤其是萨摩（现鹿儿岛）、长洲（现山口）、土佐（现高知）等藩倒幕气势汹涌，幕府的权势岌岌可危。

1868年正月，尊皇攘夷的大本营长州藩，派兵袭击幕府重要据点福山城，此时，棠轩随军驻扎福山城，耳闻目睹了长州藩兵攻城失败。

八月，棠轩一家搬到当时福山管辖的深津郡吉津村，将妻儿安顿下来。九月，福山藩派遣军兵援助津轻藩，棠轩与其他四名医生一同作为军医奔赴津轻藩。津轻藩位于东北地区，寒冷的冬季雪虐风饕，环境比温暖的福山和四季分明的江户恶劣得多。军医虽然不亲自上前线参战，但难免遭受流弹冷枪之险。家人和朋友对棠轩的出征都心存担忧，然而为赡养家眷，为国效力，他出征是义不容辞的。

临行前夜，棠轩为儿子赋诗一首。"数百精兵护锦旗，顺风解绕到天涯。分襟今日吾何道，应记二翁垂示诗。"这里的二翁，指兰轩和榛轩，他们生前都为孩子留下了诗文，这似乎是一种传统。兰轩曾为榛轩和柏轩留下了《示二儿》诗："富贵功名不可论，只要儿辈读书繁。能教文种长无绝，便是吾家好子孙。"榛轩病卧中赠棠轩《示良安》诗："医家稽古在求真，千古而来苦乏人。万卷读书看破去，应知四诊妙微神。"

棠轩虽然不是第一次出征，但是局势越来越严峻，而且队伍还要继续北上至函馆一带，不能不使棠轩做最坏的准备，因此他仿效祖辈，也为自己的儿子留下嘱托，希望他们牢记太祖父兰轩和祖父榛轩的教诲。

1868年9月，棠轩乘英国汽船随军北征，直达北海道函馆，后转至津轻藩青森。前线战况基本顺利。1869年6月12日平安归还福山。

祈盼棠轩归来的妻儿，看到他身体无恙，只是眼睛有些红肿，一直悬挂着的心终于落下了。众多亲朋好友纷沓而至，庆贺棠轩凯旋。其中有64岁高龄的森立之和森约之父子，志保的儿子饭田安石，门人石川贞白等十数人之多。还有阿梅的前夫冈西养玄也在众人之中，大概对于阿梅的离去和死亡有些内疚,他默默地不作声。但棠轩似乎并不介意,也无人提起阿梅的事。

众人相聚,女佣们忙里忙外准备酒菜,棠轩与客人一边聊一边碰杯,大家不停地打听前线战情。棠轩不知从何说起,因为他也没有亲见枪炮交战的场面,主要是在后方关照福山侯和官兵的健康及管理药材,如果有重病者或伤兵,他就协助送到当地医院治疗。

"可是",棠轩有些尴尬地说:"5月12日那天,外面下着小雨,早饭后,我骑马去了一个村子看病,却途中落马,左胁部跌伤,下午勉强返回军营。而这一天官兵炮击函馆地方政府机构五稜郭,屋瓦四散,郭内将士多死。五稜郭遭到袭击后的第三天,官兵取得胜利,占领了五稜郭,这是我最受震撼的一次战斗。"

棠轩三言两语就把整个过程说完了,大家还希望他再介绍其他战况,可是棠轩忽然改变话题,得意地说:"这次出征,还另有收获。"说着,从行李中拿出数册写本说:"这是在行军中抄录的,题名:金匮玉函要略私讲。请大家指教。"书末记录"明治庚午十二月四日一校读毕。明治己巳正月十三日于奥州油川驿阵营中抄录卒业"。可知,年初这部书已经抄写完毕。

大家都把注意力转移到这部书上,各自拿一册翻阅起来。稿本书面工整,几乎无涂改痕迹,大字和双行小字分明,字体娟秀,偶有眉批,令在场的人赞叹不已。

"何时开始编写的?"不知是谁问了一句。

"嗯,出发前筹备资料,打起了草稿,出征中完成誊写修订。"棠轩不打算详细说明。

这部《金匮玉函要略私讲》,是对《金匮要略》的注释考证，有四五十万字。内容是引用中国和日本的历代古籍，对《金匮要略》原文加以校勘，又分条排列中国和日本历代医家注释，棠轩本人的见解用"淳按"标注。日本医家引用多纪元简、元胤、元坚父子最多，其次是恩师山田业广，还有小岛宝素、祖父兰轩等观点。

"应该刻板刊行啊。"有人提了建议。

明治之初，社会动荡不安，汉医与西医在殊死搏斗，出版汉方医书简直是异想天开，很多学者的稿本都封存在书斋中，比如多纪家的《医籍考》、森立之的三部《考注》等名著，皆无力出版。

伊泽家的学风是搜集古籍，研究考证，唯独不提倡著书立说，所以兰轩、榛轩、柏轩都没有著作出版，仅有一些零散的手稿留存。直到森立之晚年，整理了恩师伊泽兰轩手稿，编成《兰轩遗稿》一卷和《兰轩医谈》，刊行于世。

棠轩虽然继承了伊泽家业，可是他有独立的思考，并且常受业于山田业广门下，而业广是一位勤奋编著考述的人。也许受其影响，棠轩一改伊泽家风，在短短数年中编著了两部大作。第一部《素问释义》，起始于1866年8月，成于翌年8月，所用仅一年时间。而且1864年、1865年这两年，棠轩曾奉命两次随军出征长洲，返回福山数日后，不顾从军之旅的疲劳，立即投入著书之中。这一年的生活看似平静有序，其实家中连续发生了不幸。9月2日，12岁的女儿阿琴病逝。第二年五月，3岁幼女死去。棠轩忍受着丧女的悲哀，于八月完成了百万字巨帙《素问释义》。

《素问释义》中收录了伊泽父子及中日两国有关《素问》研究的内容，堪称近代以来《素问》研究杰作，书中不仅凝聚了前代的研究成果，而且展示了棠轩的独特见解。

《素问释义》与《金匮玉函要略私讲》一样，手稿极少涂改，给人一种文不加点、一气呵成的印象。这两部书的完成速度及社会背景，给后人留下了谜团，被称为奇书。

如果心怀善意追究其原因，可以认为，伊泽父子生前虽然没有编撰大部头著作，但是保留了大量藏书和考述内容，这些文献为棠轩的著书立说提供极大参考。另外，安政大地震之后，棠轩曾经在江户丸山诚之馆担当医学讲师，充分利用了馆内医书。1865年返回福山后，他被任命为福山藩校诚之馆医学助手，这都是他充实知识和专注研究的好机会。而且给学生讲课，必须准备讲义，精炼的讲义极可能成为一部著作，这正是教学相长的体现。所以说，棠轩的两部著作看似短时间内完成，其实与借鉴前人及家族的成果，以及平日精心积累是分不开的。

棠轩结束军旅生活，返回福山，受命为福山藩医。6月14日，轮到棠轩去衙府值班，可是他眼疾尚未痊愈，森立之见状，主动提出代替棠轩值班。此时森立之恢复了福山藩医职务，一家都回到福山居住。

虽然汉医同行对森立之的品行褒贬不一，但是，伊泽父子欣赏这位才气非凡的门人。榛轩仅比立之年长3岁，却一直抱有呵护与栽培的责任感。立之也感恩在怀，难以用口头表达，在力所能及之时，总是默默地奉献。他曾经在文中写过"知我者宝素，爱我者榛轩"。

棠轩被长者森立之的体谅所感动，同时让他想起岳父榛轩曾经提到的一件事。

某日，榛轩在阿部宅邸值班，次日早晨九点应该由森立之来替班，可是快到晌午了，还不见立之的影子。榛轩也不能擅自离开，只好在阿部侯家吃了午饭，继续等待。直到下午三点，立之才匆匆忙忙赶到了，径直走到榛轩面前，深深鞠躬，为迟至而道歉。

榛轩简单地向立之交代了昨日值班情况，怏怏不乐地离去。

当榛轩走在路上时，听人说上午因为德川将军出巡而阻断了交通，他才恍然大悟，原来立之是被迫不能通行而迟到的。可是，立之只是一味道歉，丝毫没有强调客观原因。这件事之后，榛轩逢人就讲："立之确实是才子啊！当时如果立之强调，因将军巡行道路不通而迟到，那我一定会说，你为什么不在将军出行之前出发呢？所以说，立之认为不能争辩的事，绝不争辩，不愧为才子。"

当时，将军的面孔是不允许百姓仰望的，只要将军出行，街道全部封锁，而且临街的门窗也要关闭。如果有人窥伺将军容貌，就要受到严厉惩罚，因此，历代将军在百姓心中只是一幅伟人画像。

听了棠轩的回忆，立之若有所思地说："这事我还第一次听说，可惜不再受先生鞭挞矣。"

棠轩决意不再返回江户，定居福山，以福山藩医身份效忠福山侯。他向藩政府申请购地建房，很快得到批准，并获得资金补助。

棠轩仍选择在深津郡吉津村构筑新居，与家人平安度日。医疗之外，还担任诚之馆讲师，同时为教育培养子女倾注精力。

棠轩除有时伴随藩侯出行江户等藩外之地，其他时候多基本生活在福山藩。

1875年元旦，吉津村的棠轩一家欢庆迎新，此时棠轩和阿柏已生育了二男二女，下个月阿柏又要生产。棠轩新作诗文："家家腊尽时，内感岁华移。安识乡人羡，全依祖考慈。"细读各句，首字四字连成"家内安全"，可见棠轩多么渴望妻子平安。

2月15日，阿柏顺产一子，棠轩夫妇与三儿二女，成了七口之家。

5月8日，棠轩赴姬路鸟取，走访亲友，直至6月1日才返回吉津村家中。将近一个月的外游，使棠轩显得有些疲惫，稍事休息后，开始恢复诊疗及教学。

秋冬相交之际，街上痢疾流行，棠轩6岁的儿子三郎染病，下利不止。11月3日，病情急速恶化，4日突然死去，病势凶猛，猝不及防。当天夜里，棠轩一家饱含悲痛掩埋了三郎。本来九日要为三郎做法事，招请来客，可是七日这天，全家都罹患了痢疾，法事只好从简。

阿柏和孩子们渐渐好起来，而棠轩的病情却不见好转。11日，收到森立之发自江户的书简，告知陪同阿部正桓游日光山一事。然而，棠轩已经无力拿起笔来回复。11月16日，年仅42岁的棠轩离开了妻与子，死于痢疾。

第四章 兰门五哲

兰轩虽然不重视著书,但是热衷培养弟子,众多门人中不乏俊才秀逸。

1829年兰轩逝世后,弟子们大多转入榛轩门下,开始了伊泽家学新时期。1852年榛轩谢世后,年轻的门人仍以柏轩为师,门人的儿子们也继承伊泽家学风。直至1863年柏轩客死京都,伊泽父子学术时代大致持续三十余年。但实际上,榛轩去世前一年,将家主地位移交养子兼女婿棠轩,由棠轩嗣任福山藩医,一直活跃至1875年而终。

兰轩有五名汉方界公认的优秀弟子,被后人称为"兰门五哲"。

按年龄排列:清川玄道(1792—1859)

冈西玄亭(?—1856)

涩江抽斋(1805—1858)

森立之(1807—1885)

山田业广(1808—1881)

所谓的"兰门五哲",指日本江户末期考证派五名优异的学者,他们的学问源于中国清代考据学。18世纪中叶,日本出现了井上金峨、吉田篁墩等经学考证者,为汉方医界提供了儒学基础,开启了考证、校勘、文献研究之先河。坚实地巩固了考证学地位的是狩谷棭斋,推广文献考证学,他功不可没。多纪元简自幼受教于井上金峨，伊泽兰轩父子皆师从狩谷棭斋、目黑道琢，将考证学运用于医学文献研究中。直至明治初期，使日本医学文献考证取得了令人瞩目的成绩，集中表现在由多纪家、伊泽家及门人，共同完成的《经籍访古志》《留真谱》等名著之中。

清川玄道深受恩师兰轩、榛轩的信赖，行事有节，擅长治疗，对伊泽家尽忠尽责。他曾经在医学馆担任讲师，主讲《灵枢经》。

冈西玄亭虽然生年不详，但应当与涩江抽斋等人年龄相近。玄亭相貌英俊，才学出众，忠厚诚实。冈西家与棠轩、抽斋家都有姻缘关系，关系亲近密切。

涩江抽斋为"五哲"之翘楚，品行谨严，诚恳助人，善收古籍，学识广博，然而急病卒逝，著书不多，对后世影响较大的个人著作有《灵枢讲义》。

山田业广沉潜笃实，学以致用，重视临床实践，著述颇多，为汉方医学的存续努力抗争。

森立之与众不同，聪慧勤奋，才艺出众，著述等身，业绩卓绝，虽一生坎坷，但寿命最久。

第一节　清川励志跻身医界

"医生榎本玄昌自杀了！"街民们传递着这个消息。虽然令人吃惊，但是据知情者说，榎本玄昌常年为长子友春的恶行而苦恼，儿子屡教不改，为父深感惭愧，最终自残而亡。榎本的次子玄道，1792年出生，当时13岁。父亲去世后，玄道以与兄生活在同一屋檐下为耻，便投靠了经师村尾源右卫门家。不久，村尾将玄道推荐给犬冢家，后者收其为养子。可是,犬冢妻不喜欢玄道,百般刁难虐待他。玄道不想再忍受了,于是又逃离了犬冢家,来到镰仓寺院,靠写经糊口。

玄道年龄大一些后,住进偏僻街道的一家小店里,生活极其贫困。但是,他设立一个目标,就是要像父亲一样,成为一名医生。虽然父亲去世时他还年少,可是对他的影响相当深,自小他就耳濡目染父亲治病的情景。父亲讲给他的医学知识和治病经验,他都一一牢记,后来在医疗中常常试用父亲的药方。

他认为,士人的家必须有门面,于是,在店门旁开了一个小门,用于自己出入。而且每逢元旦,他都要到柳原街旧衣店买一件礼装和服,穿在身上以表向往上流地位的志向。

玄道二十余岁时,拜入兰轩门下求教医学。兰轩十分同情玄道的身世,也喜欢他忠厚务实的性格,而且很快发现了他不仅通晓经书,还写着一手好字。

某日,兰轩借来金泽文库的零本《千金方》,打算抄写一部,想到玄道有过抄经书的训练,于是让他来摹写。玄道欣然接受,数日即完成任务。兰轩对摹本非常满意,撰写跋文,记录摹写者姓名,珍重地将抄本收入书库中。

玄道25岁那年,兰轩为了给他寻找一个安稳的生活环境,尽早成家立业,建议清川金马收养玄道。自此玄道改姓清川,称清川玄道。

年过30,清川玄道娶宝生氏为妻。36岁那年儿子出生,取名清川玄策。可是,非常不幸的是,此年七月,玄道突患中风,昏聩不省人事,生命危笃,经治疗,延至十月,脱离了危险。虽然性命保住了,但是他留下半身不遂后遗症，而且一目失明，听力减弱。

没有人知道其为何三十余岁就患中风。玄道没有不良习惯，不酗酒，不吸烟，平时甚爱饮茶，若胃中嘈杂或胸中烦闷时，则煎浓茶代药用，效果明显。有一次，他饮浓茶而导致失眠，第二天精神不振，闷闷不乐。家中女佣对他说，饮茶不寐，可以用榧实及栗子解除茶祟。玄道觉得有道理。早前，元坚也曾经说过，用栗子或梅子可去除茶的不良反应。这些都是民间百姓常用的俗方，有一定效果。

其实，玄道在32岁时已经有了中风先兆。

1823年11月5日早晨，玄道应邀去诊病。归宅后，突然觉得头晕目眩，难以站立，遂卧床昏睡。不久，病人信简送到，门人将他唤醒。可是，当玄道展开信时，只见字迹清楚，行间规整，可是他却完全认不出文字。他十分惊讶，不知道发生了什么事。于是，他将目光转移到房内的屏风上，每天目睹屏风，上面的文字是他最熟悉的，此时也无法读懂。大约过了一小时左右，他感到胸中烦闷，突然呕哕，吐出大量痰涎，顿时感到心胸顺畅，头脑清醒。再转视屏风，文字历历在目可读。

玄道体会到这正是古书中记载的痰迷心窍。此次病愈后，玄道照常生活和诊疗，没想到几年后真的患了中风，而且病势急剧。如果对数年前的小中风引起重视，或者可以避免此次大病。

突如其来的打击，让本来性格内向、不善交友的玄道近于崩溃。他精神萎靡，兀坐室内，唯一陪伴他的是"诚求堂"书籍，为他排除寂寞。

多年来，玄道为了生计奔波忙碌，难得有闲暇整理书稿。养病期间，他顽强地移动身体，找出往年的笔记，虽然不是长篇大论的文章，但都是他辛勤实践中所得，大多是来自民间的便方，以及亲眼所见的事实。

比如有这样一例。江户时期的汉医用药不讲究炮制，他们主张利用生药的自然效用，配方用量与中国小儿用量相近，但也常出现草药中毒现象。清川亲自救治过乌头中毒病人，他将此病例详细记录下来，以警后世。

江户每年大小火灾频发，尤其是冬春二季，几乎每天火焰冲天。1822年春，火灾之后，银座的平松屋老板，派人来请清川出诊，说店里的人患了重病。

清川随着来者奔向病家，眼前病人是一壮汉，头痛烦闷，情绪激昂，躁扰如狂，语言错乱，肢体躁动，已经无法回答清川的问话。

清川便询问病人的妻子。妻子叙述发病经过，说其夫前夜饮酒过多，今早仍烂醉如泥。妻子听说喝砂糖葛粉水能解酒，于是买来葛粉，加砂糖水，给丈夫喝了。看到碗里剩有余汁，妻子也喝了一口，可是顿时感到口中刺痛，于是用水漱口吐出。

"在哪家药店买的？"清川急切地问。

"就在不远的药店。"

"马上带我去。"

清川来到药店，询问夫人购买葛粉事，药店老板说当时夫人要买乌头啊。原来将葛粉误听成乌头。日本语的葛（kuzi）与乌头（wuzi）发音相近。

清川明白了，病人是乌头中毒，于是马上给他煎服黑豆甘草汤，又从药箱中找出白矾，冲水服下，症状才渐渐缓解。经数日调养，病人恢复正常。

类似这样的临床实例和来之不易的书稿，清川不忍废弃，于是编集成册，名曰"销间杂记"，默默地收藏起来。

尽管身体不自由，但是他仍然坚持修业，医术日益提高，深受汉医同行的信任，所以当妹妹阿长生病时，榛轩委托清川主治。而且，狩谷棭斋的女儿阿俊，少女时患瘰疬病，也曾由清川主治。他的弟子不多，其中伊泽棠轩从学数年，深深为先生笃学谦让的品德所感动。他得知先生的著述多秘藏匣中，不欲外传，而且内容对于临床治病都有显著效果。于是，他向先生的好友新藤和森胁两先生借来藏本，抄录一部，分为上下两册，命名为《梧阴销间杂记》。梧阴，是清川玄道的号。书中记录了民间病症和当时社会实情，有参考价值。

长子清川玄策8岁时，玄道将他送进佐藤一斋门下学习儒学，12岁时拜榛轩为师，后又学于多纪门下。玄策21岁时，担任丰后冈的城主中川修理大夫久昭侍医。31岁那年，受医学馆招请，参加《医心方》的校勘事业。

妻宝生去世后，玄道又娶幕府奥医师柴田芸庵的妹妹栅子为妻，婚后，居住在木挽街，与柴田芸庵为邻。柴田芸庵是幕府侍医、法印，有较高的社会地位和较强的经济实力。玄道很尊敬义兄，两家常有往来，年长的芸庵经常给玄道讲述一些新奇的见闻。

芸庵的父亲柴田缉也是名医，他在世时，曾经从小官吏那里得到人胆结石。小官吏监督处刑，从罪犯尸体上摘下胆囊，觉得重量异常，切开一看，里面有石头数十个，有大有小，形状不一，颜色发黄。他将胆石送给柴田缉，保存下来，传到芸庵手中，以为奇物。

玄道听说后很感兴趣，于是芸庵从小匣子中拿出几粒送给了他。他接过胆石，仔细观察，觉得质地坚硬，色黄褐，不可思议地说："《素问》云：胆为中正之官，决断出焉。胆为清净之府。《格物论》云：石者气之核。莫非决断之气，于清净之府中凝聚为石耶？此乃非常之人，不知犯何罪耶？"

那个年代，胆石是罕见之物，人们对于形成石头的原因没有科学认识。虽然至今仍未明确胆石的病因，但是可以确定是一种人体代谢不良的产物，并不足以为奇。

玄道虽然中风后遗症不轻，行动不便，但是不影响生活和医疗。与栅子结婚后，48岁那年，次子出生，取名清川安策。这一年，他不仅喜得贵子，而且受聘为医学馆讲师，主要讲授《灵枢》。不久，他又升晋为幕府御医，在拜谒德川家庆将军时，由于行走困难，登城时特许他使用竹杖行进，与兰轩乘轿登城同属特殊待遇。

晚年，玄道离开了江户城市中心，移住东北方向的向岛小梅村，过起了隐居生活。在梅村期间，他主要以赋诗吟咏为乐，偶尔为村民诊病。他的大量手稿与安策的诗稿编辑成册，手稿现藏于国会图书馆。这些诗文真实记述了梅村的自然景色，以及诊病、交友等生活琐事，他借用诗句感慨人生，直至生命最后时刻。

晚年他与大槻磐溪交往最多，他的诗稿大多乞"磐溪先生斧正"。

大槻磐溪祖籍仙台，身为仙台藩士，是一名儒者、汉学家，颇有文采，下笔成章，是幕末至明治初期文化界名人。他的次女名阳，嫁森约之为妻，生女儿二人。森立之与大槻家有姻亲关系，立之父子身后事，以及生存的森家女子皆受大槻家关照。

1859年7月9日，清川玄道病逝，终年68岁。自36

岁患中风，他驱使着不自由的身体，度过了三十二年后半生，需要相当大的毅力和对生命的渴望。

清川玄道的长子清川玄策继承家主，享受俸禄，担任医学馆讲师，三十余岁时成婚，生有一儿一女。可是，玄策38岁病逝，留下寡妻幼子。一家不能无主，同父异母弟安策，返回玄策家中，以养子名义继承了清川家主。

栅子的儿子安策，年龄与侄儿柴田常庵相近，两个孩子少年时期成为榛轩弟子，随榛轩出入医学馆听讲。榛轩对少年学生如同自己的孩子一般看待，为管教他们可谓费尽心血。

常庵的继母对他非常刻薄，他14岁入住榛轩学塾时，继母没有给他准备任何用品，以致他只身来到榛轩学舍，一无所有。榛轩二话没说，让家人为他配置了被褥等生活必需品，鼓励他安心学习。

常庵是一个慧黠刁巧的少年，入塾起初还算老实听话，可是不久就夜不归宿，有时甚至数日不见踪影。榛轩又气又忧，到他的房间查看，发现衣物及被褥全部被典当一空。榛轩派人四处寻找，终于从一娼妇家把他带了回来。榛轩给他安排在书房旁边的一间小屋中，便于监管。可是数日后，常庵又乘机跑掉了。再次把他找回来后，榛轩让清川安策住在常庵的隔壁，注视他的行动，使他无机可乘。这样，总算把常庵安顿下来了。

数年后，常庵终于学成，被聘为幕府医官。医疗之外，他还擅长跳舞、狂言等，并且娶艺妓为妻。

安策比常庵小2岁，是一个安分守己的少年，12岁入榛轩门下，尊师向学，深受恩师宠爱，闲时榛轩还会教他赋诗吟诵。榛轩逝世后，15岁的安策转入柏轩门下，更受柏轩喜爱。柏轩时常开玩笑说，要把自己的女儿嫁给他。

安策16岁那年，患了脚骨疽病，起卧行走困难。此后，他闭门读书，一边服药治疗，一直持续了数年才治愈。据安策自己说，主要是热海的澡浴发挥了奇特的功效。

养病的数年中，安策静心读书，时而也难免有寂寞之感，他十分怀念跟随榛轩先生的日子。那时，先生治病之余暇，或心情愉悦时，会即兴吟诗，有时写在墙壁上，有时写在扇子上，随写随丢，没有留下手稿。安策陪在先生身旁，虽然不完全懂得诗句的含义，但是他认真地听着记着，天长日久，收集了百余首，在生徒中互相传阅。为了纪念榛轩，安策将先生的诗文编写成册，而且卷后留有余页，以待续写。榛轩逝世第七年祭日，安策郑重地将《榛轩诗存》一册供奉在先生遗像前，跪在佛坛前烧香，口中念叨："未经先生允许，抄录一部诗集，万请原谅。"

安策骨疽痊愈不久，父亲去世了，长兄玄策继嗣家业，兄弟分家另立门户。

经过多年苦读，安策打下坚实的医学基础，具有独立诊疗的信心。三年后，25岁的安策受到幕府名士河村传右卫门的援助，在日本桥南新右卫门街开了诊所。

翌年，恩师柏轩病卧京都时。安策得到消息后，立即奔赴京都，守护在柏轩身旁。柏轩不治病逝，安策在京都为恩师守丧，其间得知母亲栅子忽然罹患重病，他急速返回江户为母亲调治。母亲病状日见稳定，安策终于平静下来，继续开诊治疗。

可是第二年，不幸的事情接连袭来。1864年4月5日，兄玄策病逝，8月母亲旧病复发，不治而亡。为了继承清川家业，安策返回兄家，以玄策的养子身份，继嗣清川一家之主。

玄策开设的学塾也由安策接管，并由他继续讲授汉方医学。为了充实学习内容，他有时到柏轩的"明诚堂"借书抄写。1865年夏末，他从明诚堂借来《古经一家键》，这是加藤谦斋编著的一部和书，主要注释《素问》《灵枢》《难经》等古典内容。玄策与几位弟子一起抄写，然后校对一遍。在一个雷雨交加、炎热转凉的夜晚，他们完成了抄写，总共耗费了18天时间，师徒共同庆贺一番。玄策将写本装订，收入书库，供弟子们可以随时翻阅。

这一时期，一般汉医初学者读书，大多读汉字和片假名混合书写的和书，这对于日本人来说比较容易理解。这与江户前中期不同，那时的学者都以能读、能写纯粹汉文为荣，是高水平的象征。

《古经一家键》的作者加藤谦斋，生于1669年，逝于1724年，是江户中期的医者，主要活跃于关西一带，在京都开设诊所。他重视治疗效果，主张在掌握一定临床技能之后，再研究《素问》《灵枢》《难经》《伤寒论》等古典医书。他的名著《医疗手引草》对《伤寒论》《金匮要略》方剂加以归类，并整理记录了经验方，便于临床应用，是一部实用方书，广泛流传。目黑道琢行医诊病时，常常借鉴《医疗手引草》的治疗原则。

加藤谦斋私淑中国清代医家张璐玉，他钻研《张氏医通》，深得体会，感叹"《医通》可谓方法大备矣"，并取其精华，编成《张氏医通纂要》，1765年由弟子整理出版。

明治时代，废藩置县，藩医失去俸禄。汉医仍可继续开诊治病，安策的诊所患者盈门，生活尚可维持。

1875年2月，安策家失火，瞬间所有资财全部烧尽。

安策与夫人无处栖身，十分困窘，同门盐田良三将二人接到家中，过着勉强果腹的日子。

其实，柏轩去世之后，安策曾师从浅田宗伯。宗伯是一位智勇双全的汉医，而且医术高超，深受官民信赖。宗伯的诗文中，有一首七绝，描述了为安策剃发迎新的情景。"银海闻君晦转明，南薰一夜扫云轻。洋风难化心头月，古镜磨来旧影清。"安策此前患了眼病，病愈后迎接新生活。安策相继受教于伊泽及浅田两家，汲取双方医术之长，当时他的医技与宗伯不分上下。

明治初期，日本各地纷纷成立西医院，而且邀请德国、法国、荷兰等西洋医生传授指导，西洋医学势力日益强盛。但是，汉医的人数仍然占优势，当时全国医师27650人，西医5023名，汉医22572名，可见相差极其悬殊。汉方医遗老仍然顽强抵抗，不断扩大医院规模，聚集信念坚定的汉医，维护汉方医学的地位和权利。

浅田宗伯担任"行矣馆"医院院长职务时，聘用安策为"行矣馆"副院长。又招集汉医精英六人，浅田宗伯、冈田昌春、清川安策、高岛祐启、桐渊道斋、河内全节，在安策的"诚求堂"讨论培养汉医政策，后来被称为"六贤人集会"。会上制定了汉医六个科目，与西医学七科对抗。六科包括，开物变理、脏腑经络、穷理尽性、众病源机、药性体用、脉病证治。

1878年之后的数年间，安策一直活跃在汉方界，协助浅田宗伯为汉方医学的续存奋斗。他曾被任命为东京府医学会干事，又兼任浅田宗伯创办的脚气医院副院长，同时担任汉医学校"温知舍"讲师和"温知医院"副院长。他身兼数职，精力却相当充沛。

1884年3月，安策家再一次遭受火灾，又陷入一无所有的境地。在众人的帮助下，一个月后新居落成，安策家很快恢复了正常工作。

两年后，安策左胫患疔疮，而且不断恶化。当松田道夫得知这一消息后，想尽办法为安策寻找名医和有效的治疗药物。此时松田道夫已经离开汉方医界，跻身于官僚行列，担任名古屋裁判所所长职务。道夫写信给安策，建议他请西洋医生诊治。然而，道夫的建议为时已晚，他收到的回复，是安策不治身亡的讣告。

清川安策，1886年10月4日病故，享年49岁，葬于妙源寺。妻酒井氏，无子。

清川玄道、玄策、安策父子三人，先后师从伊泽、多纪、浅田三大医家，并且参与江户医学馆的讲学及校书事业，成为汉方医学的中坚力量。明治时代以后，安策协助浅田宗伯设立汉方医院和汉方教育机构，为维护汉方医学权利，奋斗到生命最后一刻。然而，由于玄道早年患病，一直为后遗症所苦。长子玄策英年早逝。安策的时代，汉医只有守卫之力，而无挺进之功，所以他们都没能留下令人瞩目的著述。

第二节　冈西家与抽斋的瓜葛

冈西玄亭不仅才貌超群，而且性格温和儒雅，尊师敬友。他的父亲冈西荣玄，与伊泽兰轩同一时期担任福山藩主侍医。荣玄对兰轩的学问敬佩有加，将年少的长子玄亭托付于兰轩门下。兰轩很喜爱年轻的学子，每年都要带他们去户外举办诗会，冈西玄亭和森立之常常跟随在身边。

1825年农历三月,兰轩带领弟子玄亭、立之及榛轩、柏轩等十数人,来到上野不忍池游玩唱诗。兰轩先题诗一首。"阻风妨雨过芳辰,况复世纷缠此身。今日忽遭吟伴迓,小西湖上问残春。"随后弟子们纷纷拿出纸笔,按着先生的韵脚,开始斟酌辞藻。他们时而抬头远眺,向自然界寻找灵感;时而低头沉思,从记忆中汲取精华。每个人都在纸上反复修改。

兰轩具有卓越的诗才,他极力熏陶自己的儿子和弟子们,但是,后辈的诗词水平及数量皆逊色于先师。榛轩受父亲影响最深,爱弟子,善诗文。森立之文采夺目,文字优雅,在同门中属佼佼者。

玄亭的诗文甚少,近年,后人才发现了他的五言绝句。"新绿青葱里,紫藤花正研,幽人闲着座,把酒更陶然。"此外,流传最广的是在半井本《医心方》出现时,他以遒炼的笔锋即兴赋诗一首。"秘玉突然开椟出,莹光明澈点瑕无。金龙山畔波涛起,龙口始探是此珠。"

当年目睹半井本《医心方》之时,涩江抽斋、森立之都曾赋诗助兴。三人的诗风不同,但都体现了他们对《医心方》的执念,以及对古人的崇敬之情。

玄亭入门数年后,恩师兰轩病逝,他继而尊榛轩为师。在榛轩病危之日,玄亭与柏轩、业广、立之等同门侍奉床前,处方诊治。

平日玄亭与抽斋交往最为密切,抽斋擅长考证古书,经常指教他如何校订文字的学问。玄亭不仅聪明睿智,而且谦虚豁达,二人彼此欣赏,互信互敬。

但是,抽斋对玄亭的父亲冈西荣玄完全没有好感,荣玄性格木讷,褊狭冷酷,有时言行反复无常,令人费解。

据他的家人说，有一次他买回来一些煮熟的豆子，收藏在最安全的橱柜里，可是，他还是不放心，数次查看豆子是否被偷走。家中女佣都觉得他的行为可笑。

抽斋重视才华，心胸宽宏，家中食客不断，少则二三人，多则十余人，有弟子有亲友。对有志向、有才能，而家境贫苦或遭受不遇的人，抽斋都会提供食宿，绝不使其错过出人头地的机会。盐田杨庵的儿子良三，因行为不检点，父亲一气之下与他断绝了父子关系，良三无处可去，只好投靠抽斋。抽斋欣赏良三的才秀，认为他有当官的素质，遂留住家中与儿子们一起生活。意外的是，良三与抽斋的二儿子优善可谓臭味相投，其后二人搞了不少恶作剧，造成极坏影响，不过，随着年岁的增长，浪子回头，他们最终走上正路。明治维新后，良三成为政府官吏，他又推荐优善到政府任职，二人一直保持着友谊。

抽斋家世代为医，收入可观，可是生活一直不富裕，只因他将收入的大部分用来购买书籍、古画、古玩，或供养食客了。像榛轩、荣玄这样的亲友也是抽斋家的常客，抽斋夫人开朗随和，擅长烹饪，令来客有宾至如归的感觉。

榛轩喜食鳗鱼。江户传统制作鳗鱼法，称作蒲烧，即将鱼剖开，剔除鱼骨，一边烤一边涂抹特制酱油汁，散发出喷香的鱼味，是增强体力的高级料理。特别是盛夏，苦夏食欲不振的人，以鳗鱼饭补益身体。至今，鳗鱼仍属日本高级料理之一。

夏季的一天傍晚，榛轩外出诊病。他提着一条鳗鱼，绕路来到抽斋家。刚进玄关，他就大声喊道："又来添麻烦了，备了一条鳗鱼，放在这里啊。我先去病家，过会儿返回，请做白米粥啊。"没等抽斋夫人回应，榛轩已经不见了。夫人马上准备烤鳗鱼,煮米粥,鱼香充满厨房,萦绕庭院。到了晚饭的时间,榛轩返回抽斋家中,夫人端上鳗鱼和米粥,再加一壶清酒,榛轩乐得合不拢嘴。抽斋已经提早吃完饭,一边看书一边陪着榛轩。为了不影响抽斋,榛轩说:"请到书房读书吧,夫人在这陪我就行了。"

抽斋不喜欢喝酒,也不吸烟。于是他静静地走进书房,窗外树上的蝉"知了、知了",拼命地叫着。

荣玄也是抽斋家常客,可他总是一边接受款待,一边教训抽斋夫人"饮食不要太奢侈"等说辞。

有一天,荣玄带来一条海鲢,说赠送给抽斋。抽斋夫人接过鱼,道了谢。可是,荣玄临走时却说:"我去办事,返回时再访贵府。"夫人感到有些困惑,要准备酒菜等待荣玄返回。抽斋对夫人说:"就把那条海鲢烹调了吧。"过会儿,荣玄真的回来了,夫人将酒菜端上。荣玄沉默地品尝着美味,脸上毫无表情,反而对夫人抱怨地说:"这么高级的菜肴招待客人,我家里可没有这样的事啊。"抽斋当作没听见,一声不吭。夫人忍不住了说:"这就是你送来的鱼呀。"荣玄听了之后,无言以对,只好装作没听见,告别离去。

更让抽斋不堪忍受的是,荣玄对待自己孩子的冷酷。荣玄与自家的女厨生了一个女儿,名阿苦。可是,荣玄非常讨厌这个女孩,经常谩骂:"这个脏孩子不要在榻榻米上睡觉。"他在地板上铺上草垫子,让孩子睡在上面。此时荣玄的正妻已经去世,他和女佣的事情并无人干涉,但他却如此虐待自己的女儿,实在无法理解。抽斋得知后,非常气愤,且可怜孩子的处境,于是和夫人商量,将女孩接到家中养育,长大后把她嫁给了一个农民。

那么，为什么荣玄常来做客，还说三道四的呢？

原来，抽斋27岁那年，第二任妻子病逝了，有人提亲迎娶福山医官冈西荣玄的女儿阿德。抽斋并不了解阿德，但是他十分了解玄亭。依据玄亭的容貌及品性，他的妹妹一定是个好女孩，他们于是就结婚了。

这是1831年的事。同一年冈西玄亭也结婚了，榛轩为庆祝玄亭新婚，特意发出祝贺信函。玄亭夫妇婚后生活圆满，1835年长子玄庵出生，1839年次子养玄出生，后年女儿出生，名初。

可是，抽斋与阿德婚后生活并不幸福。阿德不仅容貌与兄玄亭相差甚远，而且继承了父亲的偏狭性格，抽斋对阿德产生强烈反感，避免与她接近。但是，平日抽斋极力克制自己的感情，从未表现出丝毫愠色，冷淡的婚姻生活度过了一年半。为了摆脱凝重的家庭气氛，轻松地生活和学习，抽斋决定外出旅行，选择了出游祖籍轻津藩弘前城。这一去就是两年。

在弘前期间，阿德经常给抽斋写信，而且每次都是一封很长的信，宛如一篇篇日记，详细记录家中每天发生的事情。起初，抽斋收到家书还是挺兴奋的，当他读了书信前几行时，马上意识到这绝不是出自阿德之手。因为他清楚地知道阿德不具有如此情怀及文笔，文字中饱含着老父允成的文风。

果然不出抽斋所料，是父亲想出的主意，可怜天下父母心。

涩江允成，原是弘前城主津轻顺承的医官，一直定住在江户。父亲是一位有才华、有节操的堂堂正正美男子，平常穿着四尺长衫，体重保持在七十公斤左右，体态魁伟。

当时津轻家女佣们无不敬重允成,允成平易对待女佣,从无猥琐行为。据说,当得知允成将要隐退时,女佣们争相用手指蘸舔允成使用过的茶碗滴沥。

允成隐退后,抽斋继承家主。允成观察到抽斋不喜欢阿德,看在眼里,痛在心上。趁着抽斋外游期间,允成每天给阿德讲课,教她习字写文章,记日志,还建议她把家中的大事小情都向抽斋汇报,以收拢丈夫的心。

抽斋每次读起家书,都会流泪,他哭的不是妻子的辛劳,而是父亲的一片苦心。

两年外游结束了,抽斋回到江户家中,为了安慰父亲,他开始努力与阿德和好,主动亲近她。又过了两年,儿子出生了,取名优善。孩子出生后,允成非常高兴,感到家庭关系稳定多了。

1837年7月,抽斋随藩主顺信赴弘前公务。深秋季节,抽斋得知父亲患病,虽然心急如焚,但是无法返回江户,心情郁闷不爽。为了解闷防寒,他开始少量饮酒,吃兽肉。十月,74岁的老父允成逝去。

抽斋在弘前度过两个寒冷的冬天,约三年后随信顺返回江户。不久,信顺隐退,搬迁到柳岛居住。但平日抽斋仍然到柳岛馆勤务,时常到信顺宅邸侍奉。

抽斋返回江户的三年中,阿德又生一女一男,皆夭折。孩子们的忽至忽去,令人喜悲交加。1841年女儿死后,抽斋哀叹失儿:"脐风起兮魂飞扬,儿出胎内归故乡,安得名医探奇方。"

1844年,对抽斋而言是不平凡的一年,三月36岁的阿德病故,四月他被任命为医学馆讲师,不久,受命定期登城,十一月与五百成婚,年末幕府赐予白银五枚。12月26

日，16岁的长女阿纯嫁给幕臣马场玄玖。

因为阿德所生儿子优善的存在，抽斋与冈西家的交往没有中断，荣玄这个外祖父、曾经的岳父，常来抽斋家中做客，接待他的就是抽斋第四任妻子五百。

冈西玄亭的两个儿子本来都很健康，尤其是长子玄庵继承了玄亭的基因，少年才逸，容貌端正，冈西家业寄托在他身上。可是，16岁那年，他突然患了癫痫病，丧失了正常能力，几乎成了废人接受百般治疗，却效果不佳。

1857年7月26日，五百夫人又生了一个男孩。这一年抽斋53岁，5 42岁，老年得子，夫妻满心喜悦，给儿子取名成善。

冈西玄庵得知抽斋家孩子出生，立刻来到抽斋家中。"恭喜！恭喜！贵子诞生！"玄庵有礼貌地说。抽斋夫妇满面笑容地迎接玄庵，同时心中不解，此时一个二十几岁的小伙子前来祝贺，不免有些唐突，场面一时尴尬。玄庵索性直接说明来意：想获得婴儿的胎盘，治疗癫痫病。

抽斋与五百对视片刻，便大声说："妙了，把胞衣送给玄庵。"

妙了，是一女佣，自年轻时伺候允成，也曾经舔过允成的茶碗。后来一直寄寓在抽斋家中，专门照顾抽斋家的孩儿，现已经是老妇人了。

妙了毫无表情地把包好的胎盘敬重递给玄庵。

抽斋夫妇觉得玄庵是个可怜的孩子，身患难病，去年七月祖父荣玄去世，四个月后父亲玄亭也病死了。因为玄庵失去健康，由弟弟养玄继嗣家业。抽斋觉得，如果胎盘对癫痫病有效，当在所不惜。

可是，这让妙了一整夜都在哭泣。她特别喜欢抽斋家的孩子，但民间有传说，如果胎盘被夺走，婴儿就很难养活，所以她非常担心。

胎盘也称胞衣。古代日本如何处理胎盘？各个历史时期，以及社会地位不同的人，采用的方法也不同。一般认为胎盘如同婴儿一样重要，是否妥善处置胎盘，将影响孩子的生存与健康。古时，日本效仿中国处理胎盘方法，将胎盘放置在一种称为胎壶的专用容器中，举行仪式后掩埋起来。地位高的人，将胎盘放在胎壶中，埋葬在神社。也有人在庭院中设置"胞衣冢"，立上碑牌，标明姓氏。

胎盘治病，自古有之，名为紫河车。虽然人们历来对胎盘的药效有肯定和否定两种态度，但时至今日，胎盘制剂仍然在中西医学治疗中发挥着作用。

可见，将自家婴儿胎盘送给外人，并不是一件简单的事情。抽斋夫妇同情玄庵的病体，并且念及着同门玄亭和前妻阿德的旧情，才做出了慷慨之举。

玄亭的次子养玄，聪颖善学，少时患痘疮，留下满面瘢痕。但是他坚持学医，继嗣了冈西家主，成为汉方医界活跃的一员。养玄与榛轩的孙女阿梅分手后，再婚生子，直至明治时期，46岁的养玄逝去。

第三节　抽斋的生前身后

勤王尊侯坚守自律

抽斋的父亲涩江允成，21岁时任津轻藩第九代藩主宁亲的侍医，同时兼任讲师，每月在江户津轻藩邸，为同藩子弟讲授经学和医学。而1786年正月的那场大火，将允成的住居烧尽，使他陷入无家可归的窘境。虽然当时多纪家跻寿馆也受灾惨重，但是，多纪元简还是慷慨地接受允成暂居家中。半年后，允成在镰仓横街租借房屋，搬了出去。

1814年，允成获得津轻藩秘药"一粒金丹"的制作真传，开始调制贩卖。除了藩府的俸禄之外，"一粒金丹"的收入十分可观，据说每月可获得金百两以上。1822年，59岁的允成隐退，18岁的抽斋继承家主。1月15日，父亲郑重地向抽斋传授了"一粒金丹"的调制方法，并且告诫他严禁外传。

"一粒金丹"，是津轻藩医者发明的秘药，江户时期街头巷尾人人皆知，效果奇特，价格昂贵，主要作为镇静剂、强壮剂使用，而且对下利及中风后遗症有疗效。药物组成及制作方法仅传授给七个人，其中津轻藩本藩四人，住在江户城的藩人三名。传承体制由藩府制定，发行许可书和监督品质，都由津轻藩集中严格管理。

"一粒金丹"的药物组成一直秘而不宣，直到明治初期才渐渐被公开，而且当时已经有伪药充斥市场。

秘方组成：阿片、腽肭脐、麝香、辰砂、龙脑、原蚕蛾、射干、金箔等。

当时日本，仅津轻藩特产阿片，因此又将阿片称作"津轻"。早在足利义满时期，罂粟传入津轻地区，人们并开始栽培，提取阿片。

腽肭脐的来源，主要由津轻领内的阿伊努族提供海狗，人们取其器官用药。

可以说，这两种药物是津轻的特产，是其他地区难以获得的主要成分，因此津轻藩制造"一粒金丹"有地域和物产优势，其他地方无法制作。

实际上,"一粒金丹"的配制仍然来自中国医书。"一粒金丹"的方剂组成与《医学入门》记载的"一粒金丹"大致相同。当《医学入门》传入日本之后,医官发现津轻特产阿片、腽肭脐可以用于配方,而且效果极佳,于是"一粒金丹"成了津轻藩名药。

抽斋少年时擅长研究医书,考证文献,对于医术并无兴趣,正因为有"一粒金丹"的制作和贩卖权,使他能够维持一家人的生活。对此,抽斋一直感恩在怀,他曾在元旦迎新诗中写道:"三十七年如一瞬,学医传业薄才伸。荣枯穷达任天命,安乐换钱不患贫。"此时抽斋担任弘前城主顺承的医官,同时侍奉隐居在柳岛的信顺,年收俸禄三百石,再加上"一粒金丹"的利益,一家衣食无忧。

后来抽斋突然去世,遗留下孤儿寡母,"一粒金丹"的收入支撑着一家人的生活费用。由夫人五百亲自秘密调制"一粒金丹",推销至全国各地。明治维新之后,汉方药失去了权威性,"一粒金丹"配方公开于世。

涩江家世代承蒙王侯恩典,允成、抽斋父子感恩在怀,勤王尊侯,忠心耿耿。允成的友人,即抽斋的恩师市野迷庵是有名的勤王家,抽斋的勤王思想不仅受到父亲的家教,而且迷庵的教育对他影响极大,只要能为王侯尽忠,他皆在所不辞。

抽斋去世前一年,发生了一件惊险的事情。

有一天,与王族有交往的手岛良助悄悄对抽斋说,居住在江户的一家贵族,最近遇到窘迫的事,需要八百两金,可是手头凑不上,陷入了困境。手岛为了筹款,四处奔走,毫无结果。抽斋一听,马上想到了献金的方法,慷慨地说:"我来想办法。"

抽斋立即招集互助会，参加者都是亲戚朋友。抽斋谎称自家急需八百两金，向大家募集。听说抽斋有难，各家纷纷捐款，八百金很快凑足了，抽斋向各位道谢，客人纷纷散去。抽斋将筹款成功的消息通知了手岛，并转告贵族家，明日亲自献上八百金。

五百想，明天去贵人家，要穿华丽的和服，今晚要沐浴清洁一下，于是，她走进了热气腾腾的浴室。

此时，在客厅里的抽斋忽然听到外面有嗖嗖的脚步声。

"什么人？有何事？"家仆大声问道。

"贵人家使者。"来者答道。

抽斋令引入来者，见是三个侍人装束，腰间挎着长刀的人。

"有密旨奉传，请外人退下。"侍人提出要求。

于是，抽斋将三人引进距离浴室不远的僻静小屋中。

"有何贵干？夜晚来访寒舍？"抽斋坐在榻榻米上，看着来者问道。

"今夜贵人急需八百两金，等不得明早，派吾等前来领取。"来者说。

抽斋心想，这种秘事，只有侍奉贵人的手岛才可靠。

"已经通知手岛，明早送上。"抽斋表示不能把钱交给不相识的人。

"手岛今日有要事，不能脱身，派吾等来取。"侍人还在狡辩。

抽斋毫不动摇，准备送客了。

三人互相递了个眼神，同时将手握住刀柄，说："如果钱拿不回去，吾等无法向贵人交代。"来者开始恐吓抽斋。

抽斋一动不动地坐在那里，静静地盯着三人的表情，已经看穿了来者的原形。当时家中有弟子，还有身强力壮的仆人，如果抽斋大喊一声，会聚集众人乱斗起来，这是抽斋不愿意看到的情景。

正在对峙之时，拉门突然嗖的一下打开了，抽斋和来者同时把目光转向门口。只见五百腰间缠着带子，裸露着上半身，嘴里横咬着一把短刀，两手提着两只木桶，冒着白色热气。五百一步冲进屋内，用身体挡住抽斋，同时将木桶抛向两个来者，抓住口中短刀，大声喊道"强盗！强盗！"被热水烫的二人立刻跑了出去，还剩一人，五百用短刀对着他，继续喊"强盗"，随后他也落荒逃走了。

听到五百的喊叫声，待家里的男人们跑出来时，来者三人已经逃掉了。

五百自幼习武，在武家奉公时，身上不离一把短刀。今晚沐浴时把刀放在衣服上面，抓起刀却没来得及穿衣服，事后五百感到有些羞愧。

翌日，五百将八百金送到贵人家，手岛感激不尽，而且说不能作为献金，而应算借款，他将分十年还清。

可是，之后的几年，手岛总是说今年经济拮据，还不了借款。直到明治年间，借款仅还了一小部分，后来就不了了之了。如果抽斋仍健在的话，绝不能向贵人家索还借款。

抽斋十分关心藩政，常常参与藩府政策制定。江户末期，幕府的势力渐弱，倒幕维新以及外国进入日本已是大势所趋，幕府已经没有必要将各藩家臣、家属当作人质扣留在江户了。抽斋提议，津轻藩住在江户的大量人员应该返回故乡，以减少财政开支。另外，凡是遇到问题时，住在江户的藩府官僚与当地官僚经常意见相忤，互相攻击，难以获得有益的结果。

对于抽斋的这一建议,藩侯顺承表示赞成,可是很多生在江户、长在江户的士人及家属很困惑,他们不愿离开繁华的江户而返回寒冷偏僻的津轻。信顺、比良野贞固等高官提出抗议,反对抽斋的提议。为此贞固与抽斋发生争辩,尽管抽斋动之以情,晓之以理,但是贞固仍不能接受。此后一段时间,贞固与抽斋断绝了往来。抽斋突然去世,让贞固感到非常惭愧,也为逝去真挚友人而悲伤。贞固曾邀请五百携带全家人寄寓在自己的宅邸,以便关照他们的生活,可是,自强的五百婉言谢绝了。但此后,五百家的大事小情经常听取贞固的意见。

涩江允成非常重视抽斋的教育,让他幼时拜入名师之门,5岁受教于名儒市野迷庵,10岁师事伊泽兰轩,后又尊随池田京水学习痘疮治法。迷庵逝后,抽斋拜狩谷棭斋为师,深造汉学考证学。抽斋不仅自幼受名师指教,而且交友皆为才俊硕学,儒者、国学者有安积艮斋、小岛成斋、冈本况斋、海保渔村,医学者有江户重镇多纪家、伊泽家,其中意气投合的莫过于多纪元坚和伊泽榛轩。抽斋谦卑自守,广交善友,艺术家、美术家以及社会名流等也是家中座上宾。

抽斋自幼习读中国经典,以古语约束自己的言行,他不仅通读六经,而且十分重视《老子》《论语》《孟子》《韩非子》等典籍,将其作为自己处事准则。《孟子·尽心章》中的"君子有三乐,而王天下,不与存焉。父母俱存,兄弟无故,一乐也。仰不愧于天,俯不怍于人,二乐也。得天下英才而教育之,三乐也",鞭策抽斋一生学以致用,言行一致。

与同仁挚友相处，抽斋也是礼让有加，善于倾听各方见解。

榛轩经常在家中组织门人一起研究医书及讨论病例，气氛每次都很热烈，特别是柏轩和森立之比较健谈，有时会忘记时间谈到天黑。当时还是孩子的阿柏注意到了一个现象，事后她问母亲志保："大家争争吵吵的，为什么只有涩江静静地听，不吭声呢？"志保觉得阿柏观察得很仔细，说："是啊，他是一个安静的人啊，今天的话题主要是医疗内容，涩江似乎变成了一位儒者了。"也许抽斋的兴趣主要在收集古籍、考证文献方面了。

抽斋自律性强，对自己要求严格，与其他门人不同，他不善酒，本来他是滴酒不沾的，后来由于赴任津轻藩，为了避寒，开始少酌而已。岳父忠兵卫送给他一只小酒盅，他随时揣在怀中，每逢喝酒时，就拿出小酒盅，最多不过三盅。

日常生活中，抽斋注意养生防病，夫人五百及女佣严格管理他的饮食，早午两餐米饭各三碗，晚饭两碗半。抽斋有专用碗，是信顺命令铁具屋特制的，比一般的碗稍大一些。女佣盛饭时或者盛满一碗，或者量不够，于是，五百将总量分放在木制饭盆中，分次移入碗中。早餐喝大酱汤两碗，蔬菜离不开萝卜，纳豆是必备品，鱼是主要菜肴，时常享用鳗鱼，严禁吃零食，偶尔吃一点高级饴糖和煎饼。

抽斋终生不吸烟，不逛妓院，不游山玩水，只是择期去山间采药。

有一年，池田京水的长子瑞长效仿父亲举办迎春会，聚集了不少门人，抽斋和森立之也在其列。抽斋环视周围，觉得气氛与以往不同：京水先生迎春会的庄严肃静荡然无存，取而代之的是招来的艺妓搔首弄姿、斟酒寻欢，来客与艺妓打情骂俏。这种场合森立之显得很轻松，与客人谈笑应酬，可是，抽斋却默不作声。过了一会儿，抽斋表情渐渐僵硬，厉声批评瑞长和来客，迎新励志会，不得如此放肆堕落。来客和艺妓突然安静下来，瑞长伏跪在抽斋面前道歉谢罪，并马上让艺妓们退避走廊待命。

抽斋唯一的爱好是观剧，人称"剧神仙"，只要有机会他都会约上好友去看剧，偶尔会买一张头等座位票。他还将戏友们称为"周茂叔群"，其意取自周敦颐《爱莲说》，寓意"爱廉"之义。

1849年，抽斋拜谒将军之后，官人忠告抽斋，现在身份不同以前了，今后尽量不要去民间澡堂和小戏院看剧。抽斋家中有浴室，不去澡堂也罢，可是不去剧场，是非常痛苦的。但他还是遵守规矩了，直到七年后的一天，他才去了剧场。

就是1855年10月2日那一天，天空乌云厚重，雨刚停，抽斋来到剧场。时隔数年再次观剧，与戏友相聚，令他无比兴奋。其中，比抽斋年长6岁的石塚丰芥子，对于戏剧及文化艺术、风俗等非常精通，与抽斋夫妇相处较密，今晚一起观剧，更添几分情趣。

剧后，抽斋哼着小调回到家中，小酌后心满意足地入睡了。夜里十时左右发生了大地震，振幅逐渐增大，抽斋被惊醒，迅速爬起来，抓起枕边的两把刀，快速向客厅走去，夫人紧随其后。可是当他们通过教室的走廊时，两旁的书箱跌落下来，正好将他们夹在中间，完全动弹不得。家人急忙赶来救助，抽斋被救出时，衣服破裂，肌肤划伤，但是他仍紧握着两把刀。

抽斋来不及整理衣装,马上向柳岛奔去,探视信顺受害情况。信顺的宅邸破损,但他身体无大伤害,震后搬到浜町大名下屋敷居住。

震后,抽斋有感赋诗一首。"天地震摇楹忽折,身埋屋下生几绝。妻孥无恙仅安魂,钦仰君恩愁转悦。"可知,地震时抽斋陷入极其危险境地。

地震稍微平息,抽斋开始推进救灾活动。他拜访了藩府,与驻守官比良野贞固相谈,对管内的民众实施抚恤:立刻开仓发放25000俵米,赈救困穷百姓。

余震持续两三天,街上几乎看不到完整的房屋,四处火灰飞扬。抽斋家也逐渐坍塌,有细心的邻人在抽斋家残垣断壁中发现了"座敷牢",于是大家暗地里传开了。

"座敷牢"是一种私设的软禁空间,一般设置在建筑物内一角隅,类似牢笼,主要用于监禁行为不轨者,或者精神病人、畸形儿。直至20世纪70年代,日本地方政府以行政管理为由,仍允许使用座敷牢关禁精神异常者或残疾人。家庭与社会以有这样的成员为耻辱,为躲避世人耳目,将其禁闭牢中,其生活状况类似家畜。当时,抽斋家的"座敷牢"中没有囚禁人,否则肯定会死于地震。

不孝的儿贤能的妻

抽斋对人一向宽厚关爱,为何家中设置座敷牢呢?

抽斋最大的不幸,就是次子优善的不务正业,浪荡不羁,败坏家风。

抽斋一生结过四次婚,生了七个儿子、七个女儿,共十四个孩子。长子恒善是第一任夫人所生,夫人出身贫贱,缺乏教养,数年后离异。第二位夫人,美貌温柔,与抽斋和睦，生一女，婚后三年病死。次子优善是第三位夫人阿德所生。第四任夫人五百生了三儿四女。在抽斋逝世之前，已经有三儿五女死去。抽斋逝后，五百养育四儿二女，末子成善继嗣一家之主，与母亲一起生活。1884年，五百病逝，终年69岁。她是一位聪明坚强、有胆有识不让须眉的女性。

五百的父亲山内忠兵卫，是经营铁具的商人，喜好诗文书画，善与文人墨客交友，遇到生活贫困的文化人，他会捐助钱财解救苦难。

忠兵卫与允成是朋友，二人都喜欢观赏和评价戏剧。允成每次到忠兵卫家做客都谈论戏剧。五百小时候，经常和哥哥姐姐一起听父亲与允成兴奋地聊戏剧，或者评论演员。允成对忠兵卫的三个孩子也很喜欢，经常带来小零食给他们。

忠兵卫将长子荣次郎的教育委托给抽斋，其实抽斋仅比荣次郎大5岁，与其说教育，倒不如说共同成长。荣次郎向抽斋学习一段时间之后，便进入昌平学问所求学，可是，在那里他受有钱人家纨绔子弟的影响，花天酒地，游荡妓院，荒废了学业，最终成了废人。

五百12岁时，被送到本丸官家做仕女，她的能力和勇敢受到官家信任，一直到24岁才离开本丸，返回家中。因哥哥无法继承父业，姐姐已出嫁，只好由她继续经营铁具店。五百不仅撑起商铺，还兼修学问，曾拜名师佐藤一斋、生方鼎斋、谷文晁、前田夏阴，学习经典、书法、绘画、和歌等。她自小学过武艺，是一名文武双全的女子，人称"男之助"。

抽斋的妻子阿德去世后，五百主动委托石川贞白向抽斋提亲。当时抽斋38岁，527岁。年轻美丽、性格泼辣的五百，愿意嫁给抽斋，照料一家人，抽斋满心欢喜。而且五百少时自立，为官家仕女，有一定积蓄，家庭又比较富裕，因此她出嫁时，自带了贵重嫁妆。后来，这些嫁妆真的为抽斋填补了一时之需，也为朋友解决困难。

优善11岁时，母亲去世，后来与继母五百一起生活，当时一家五口，有抽斋夫妇、长子恒善、长女阿纯，次子优善。

优善相貌端庄，喜好虚荣，放纵娱乐，少年时开始吸烟喝酒，经常出入灯红酒绿场所。这些行为打破了涩江家规，抽斋夫妇对于优善的前途十分担忧。

优善17岁那年，作为末期养子，过继给津轻藩医官矢岛玄硕。末期养子，是指在养父临终前成为后继者。矢岛家是继承"一粒金丹"调制权的七个家族之一，是有名的富户。

盐田良三比优善小2岁，两人是游荡密友，形影不离，他们最常去的地方就是"吉原"。

吉原，是江户有名的花柳街。江户幕府承认的花柳街主要有三处，即江户的吉原、京都的岛原、大阪的新地，俗称三大游郭。游郭，就是四周用沟壑或屏障围起来，游女集中在里面，也称色里、游里。

当时江户的男女比例差较大，男性约占70%，对娼妓有极大的需求。对于男人来说，游郭是另一个天地，能够享受到最疯狂的欢乐。踏入游郭那一瞬间，人与人之间的上下地位立即消失，来客的价值完全取决于所投掷的金钱数额。

江户幕府初期，游女屋散落在日本桥苇屋街。有一街民名叫庄司甚右卫门，他作为游女屋的代表，首次向幕府提出申请，请求允许开设游女街，取名"倾城街"，但立即遭到幕府拒绝。可是他并不罢休，再次提出申述，以京都、大阪为例，凡是繁华之地，必设游郭，而且说明，若将游女聚集在一地，易于管理，有益于社会治安等。五年后，幕府准许，同时提出三条规定，即客人逗留不可超过一昼夜、防止人身买卖等不法行为、协助逮捕犯罪分子。

于是，幕府许可的游郭街出现了，名为"吉原街"。庄司甚右卫门被任命为街主，而且他自己也经营妓楼，名"西田屋"。

吉原内妓楼林立，华丽妖艳，充满迷人色彩，大约有三千游女在这里飘来荡去。在那里谋生的游女，有着严格的等级区分，最高级的游女称作"太夫"，又称"花魁"，下级依次称作"格子""散茶""切见世"等，游女一般27岁时可以离开吉原，返回民间，结婚生子，自由生活。

花魁这种高级妓女，要有一定修养，甚至擅长吟诗、歌舞、围棋、书画、茶道、花道等，当然，花魁接待的是"上客"，如富豪、巨商、大名等有钱、有地位的人。但是，无论游女们获得多少金钱或财宝，她们都会为了赢得下一个男人的宠爱而散尽所有，最后花季年华逝去，当她们可以离开吉原从良为民时，等待她们的大多是贫困和卑微生活。更多的游女，尚未等到离开之日，就染上性病或传染病而死在游郭内。吉原附近有一座"净闲寺"，那里埋葬着约一万五千名病死的游女。

吉原大门的遗址在东京都台东区，现今虽然已面目全非，但仍然是探寻旧时气息的观光地。每年四月初，在元江户吉原花魁道举办"一叶樱祭"，重现吉原盛况，民众对二百年前的豪华艳丽投射出欣赏的目光。

日本的游郭和游女风俗，与世界其他国家有显著不同，是一种独特的性文化，至今仍然保留在灰色地带，能够巧妙地迂回在道德、法律拘束之外。

尊重崇拜娼妓，也是日本的一种传统观念。江户时期的长崎丸山游郭，是长崎经济的支柱。游女们以年轻美貌及华丽服饰吸引外国商人，尤其是中国清朝商人的贸易利益，被游女们大量吞噬。长崎百姓对游女不仅没有歧视，而且感谢她们为长崎百姓做出的牺牲。

第二次世界大战日本战败后，为了安抚驻扎在日本各地的外国大兵，政府迅速通知地方行政机构，设置"进驻军慰安所"。根据战争中法国、德国军队对慰安所的需求，以及日本军队在中国、东南亚设置慰安所的经验，认为慰安所可以避免社会混乱，减少发生掠夺、强奸等犯罪行为，使多数良家妇女免遭凌辱，又能够解决妇女生活困苦。政府公开为慰安所招募16岁至25岁的女子，为美国驻军提供性服务；鼓励自愿献身的年轻女子，用肉体筑起防水堤，为国为民奉献力量。但是，慰安所并不能解决社会问题，外国驻军仍然为非作歹。

1945年，吉原在美军两次空袭中，几乎成为一片废墟，在新政府的号召下，三四百名妓女继续为外国驻军服务。

普通百姓对蓝眼睛驻军极其恐惧，认为他们会对败战国百姓任意虐待，日本残留军方势力，仍然主张与战胜国驻军抗争。造成社会冲突，这是刚刚成立的政府内阁最担心的事情。当时内务大臣近卫文麿的秘书细川护贞，在1845年9月3日的日记中担忧地写道："所发生的美兵暴行事件，与我兵在'支那'实施的暴行相比，简直是九牛一毛。不知其事实的人们，只知仇恨美兵，不久将出现残害美兵的行为。"

更有甚者，在浅草庙本堂佛像旁，悬挂着优雅而富有魅力的"花魁"肖像，人们将卖身视为尊高的职业，神化名妓形象。这种观念，令世界游客大为震惊。

吉原，是一些男人向往的神秘之处，但毕竟不是光彩行为，而且踏入大门之前，需要充足的金钱和一定的胆量。最有意思的是，有的和尚也会去寻欢作乐，当被发现时，他们会谎称自己是医生，因为医生也剃光头。

恒善与优善品性迥异。恒善忠厚谨慎，中规中矩，性格内向，担负着继承家业的重担，12岁时随父亲拜见藩主信顺，藩主看中这个少年，认为他以后将接替涩江家主地位。

塾生一起学习时，大家嬉笑打闹，恒善总是皱起眉头避开。同窗学友须川隆白对恒善怀有崇敬之意，经常替恒善晒被子、打扫卫生，粗活不让恒善插手。

二十多岁的恒善，仍然不谙男女之情，面对女性则羞涩无语。森立之多次要陪他去吉原见见世面，恒善毫无兴趣，立之特意与五百商量，希望得到同意。五百知道抽斋反对去吉原那样的地方，常说那是一种罪恶。为此事，五百和立之发生过数次争论，甚至威胁说要与立之绝交，最后没有允许恒善出去游乐。

恒善23岁开始到藩府勤务，值班诊疗，27岁结婚，然而，美满的日子不长，两年后恒善病故，年仅29岁。

白发人送走黑发人，令抽斋万分悲痛。葬礼之后，抽斋安慰恒善的未亡人阿系，并且做了两个决定，一是给予阿系穷苦的父亲金百两，二是将阿系嫁给他人，同时开始考虑家业后嗣问题。

优善与良三趣味相投，经常出入各家料理店，二人酒量小，稍饮即醉，然后去吉原寻欢作乐，不久就感到囊中羞涩了，于是四处借钱，向亲戚朋友反复借贷，最后已经无处可借，走投无路。

大地震后，抽斋搬到新家，迎新诗中写道："新年新宅贺新阳，旧岁旧奂禳旧兆。地摇雷霆及灾祥，都被春风吹却了。"新居占地广阔，大约有九千平方米，房屋建筑之外，有大面积庭院。抽斋喜欢侍弄植物，闲时除草修木是一大乐事，尤其喜爱柳树，源自《尔雅》中记载的柽柳。搬家时，抽斋将父亲传下来的柳树移植到自己住房旁，并将书斋命名为"观柳书屋"。

抽斋一生以收集书籍为乐，各种藏书约有三万五千余部。当搬家时，点检土藏中的书籍，仅剩不足一万部。去向不明的书籍，大多是被优善偷出卖掉了，或者被友人借走未还。

有一次，优善正从土藏中搬出书籍，准备卖掉，被恒善碰上，立即喝止夺回。可是，优善不思改悔，为掩人耳目，他从二楼用绳索吊下书籍，转交给等在下面的购买人。海保渔村在书肆看到有抽斋藏书印的书籍，曾告诫涩江家要注意保管藏书。据说，森立之父子也保存着抽斋藏书，大致是借而未还的部分。

优善的不轨行为受到藩府惩戒，医职贬为小普请，而且抽斋也受到牵连，遭受闭门三日的处分。

常年以来，优善的放荡行为毫无收敛，抽斋忍无可忍，于是在家中二楼设置了"座敷牢"，在必须对优善做出惩罚时，将他圈在牢中。

1851 年，矢岛玄硕家接连不断地发生不幸，正月矢岛夫人死去，五月 9 岁的女儿病死，六月玄硕病故，全家仅剩下 6 岁的女儿阿铁。当然，优善作为末期养子，继承了矢岛家主地位。此时，中丸昌庵为优善做媒，建议他娶阿铁为妻。

中丸昌庵是抽斋的门人，多才善辩，与抽斋一家相处密切，当时已任津轻藩医，有一定名气。抽斋曾经接受藩府旨意，将"一粒金丹"的制法秘传给他。抽斋逝世后，昌庵对五百一家多有关照。

当昌庵提出这个婚事时，抽斋和五百都感到很震惊。优善当时 17 岁，是一个英俊潇洒的青年，而阿铁由于患过痘疮，满面瘢痕，是人见人厌的丑陋面容。抽斋夫妇觉得太委屈优善了，于是婉言谢绝。可是，昌庵不肯罢休，他动之以情，说服抽斋夫妇："既然优善作为矢岛养子，就不应该让矢岛家断了后代。"抽斋觉得也有道理，开始犹豫起来，可是五百却不甘心。不过，最后抽斋出于对矢岛玄硕的情谊，还是答应了。

五百看着可怜的阿铁，令她想起刚刚死去的女儿阿棠，于是五百决心养育阿铁，她等长大后再与优善成婚。五百抱起阿铁，抚摸她，安慰她，夜晚陪她睡觉。五百常在梦中见到阿棠，她会被惊醒，但当她发现身边丑陋的阿铁，立刻产生复杂的感情，既可怜阿铁，又觉得对不起优善。

阿铁 15 岁那年与优善结婚，二人搬到新居，雇了一个女佣，三人一起生活。优善没有嫌弃阿铁，将她视为小孩子，有时还教她读书识字。可是，优善开始独立生活，摆脱了五百对他的监督，与良三更是肆无忌惮地出入酒家妓楼，而且常混迹于地痞之间，拼搏打斗，二人常一前一后，在街上大摇大摆招摇过市。

抽斋病逝后，五百照顾孩子们，尤其优善最令她烦恼。依照抽斋的遗嘱，末子成善将继承家主。

成善6岁开始拜师受教。有一天，五百搬来三箱书，放在成善的房间，安置在书柜里，并且对成善说："父亲说这是日本仅存的三部善本《十三经注疏》，父亲去世了，以后就放在你身边吧。"

数天后，优善说要请几个花道的朋友聚会，因自家座席不够用，想借成善的房间。可是，带来了几位所谓的朋友，在屋里说笑吃喝，离开后，房间里残食散乱。五百来打扫房间，先查看书柜，发现书已经不见了。

对于优善毫无收敛的恶行，藩府为了肃清影响，下令优善隐居，允许领养继承者。经长老们推荐，让他认领医生伊达周祯为养子。养父优善27岁，养子周祯46岁。周祯有六口之家，已经是四个儿子的父亲。

对于优善的被迫隐退，五百非常担忧，抽斋的旧友藩府驻在官比良野贞固极其气愤，他找来优善，当面训斥一顿，质问道："你如何雪耻？"优善低头小声回答："想拜山田业广为师，努力学习。"

贞固令优善写下悔改状，然后将优善和阿铁领回自己家中，让他们暂时居住在二楼。

其实，贞固也是一个吉原常客，他是津轻藩驻留江户官，年收三百石，每月交际费金十八两，收入不菲，可是除了生活费之外，一部分金钱贡献给了吉原妓楼。某年，吉原发生火灾，贞固捐金百两，年末时他悄悄对五百说："过年了，我连买一条新裤子的钱都没有。"毕竟贞固地位安泰，收入稳定，有为所欲为的资本，但是他并不希望年轻人堕落下去。

十月，贞固和五百一起送优善到山田塾拜师。塾费每月3分2朱，贞固认为这点学费应该由周祯支付，而且今后阿铁的生活也应该由周祯负责，因为矢岛家的俸禄都归周祯所有，所以关照阿铁是理所当然的。可是周祯并不情愿，在贞固的交涉下，周祯不得已接受了。

当时，山田塾有十九名住宿生，十月，梅林松弥和优善一起入塾。梅林起初从学于抽斋，抽斋逝后，选择山田业广为师。业广命二人担任塾头。同年，良三投入柏轩门下，柏轩欣赏良三的才能，数年后，他成为柏轩得意门生，柏轩临终时一直由良三照料。

加入山田塾后，优善开始重视家族名誉，变得自尊自重，同时获得了病人的信赖，特别是受到涩江、矢岛两家的拥戴。看到优善改过自新，五百和贞固颇为安心。

可是不久，优善又做出了令人失望的事情。

翌年的二月初，涩江家在龟泽稻荷神社举行祭祀活动，邀请了亲朋好友，优善也前来列席宴会，弹三味线、演短剧，显得很快乐。五百在一旁开心地笑着，可是内心却产生了不安。她暗自担心，优善酒量并不大，其乐不在酒席之中，如此兴奋之际，他会不会乘兴再行轻率之举呢？

祭祀活动结束了，五百将优善带回家，傍晚时刻，优善说要返回学塾。五百叮咛他一路小心，优善答应着独自离开了。

两三天后，山田业广来到涩江家，问五百："优善一直在这里吗？数日没有回塾了，不知怎么了，来看看。"

"祭祀那天，优善来过了，当天傍晚就回去了。"五百惊讶地说。

"他没有回学塾。"业广皱着眉摇着头说。

五百感到事情不妙，马上派人去寻找，立刻查明了优善的下落。那天晚上，他去了吉原，可是因为身无分文，无法付钱而躲避在拉皮条的茶屋中。

五百立即带着钱把优善赎回来，并且请来贞固、小野富谷，商量如何处分优善。此时少儿成善也出席了，因为他已经继承了家主。

小野富谷的父亲令图，是抽斋祖父的庶子，后作为末期养子过继给同藩医师小野道秀。富谷与森立之同龄，11岁时与立之同时拜抽斋为师，成年后继承小野家主，任表医师。富谷与父令图擅长积累资产，是津轻藩有名的富户。

贞固紧绷着脸沉默不语，过了一会儿，他面容松缓一些，似乎做出了决定，说："我想这次的处分只有一种，请优善到我宅切腹，小野和成善做见证人。"说完，贞固紧咬着嘴唇环视一下周围的人。富谷一听切腹，吓得面如土色，一言不发。

五百倒是冷静，她面对贞固，心平气和地说："先生所说极是，优善反复犯错，总有一天会被重罚。改日我向他转达您的决定。"

贞固表情稍微平静下来，离席而去。富谷留下来，战战兢兢地请求五百，一定要想办法救优善一命。

富谷走后，五百叫来优善，对他说明了贞固的决定。

翌日，五百拜访贞固，诚恳地乞求："昨日的决定，我已经转告优善，切腹之外别无他法，只有以死赎罪。可是，赐死之事，不论对家族还是对君侯，都是不光彩的结果。我看先免他一死，让他写下请起文，纳入金毘罗中，像他这样不守信用、不知悔改的人，冥冥中必然受到神的惩罚。"

贞固觉得五百说的有道理，勉强同意了。

请起文，是日本古代一种文书，写下约定，向神保证不毁约，如果不履行契约，将受到神的惩罚，是一种至高无上的承诺。

金毘罗，佛法的守护神，药师十二神将之一，是全副武装、忿怒的形象。

五百令优善写了请起文，拿着纳入虎之门的金毘罗中。优善去了虎之门，但是他并没有把"请起文"放进金毘罗中，只是祈祷保佑他的未来，然后返回家中。可见他是一个根本不把约定当回事儿的人，或是一个连神都不放在眼里的现世享乐者。

学志未酬撒手人寰

1858年夏，江户爆发霍乱。起因是六月长崎流行霍乱，七月传入江户，随后很快蔓延到大街小巷，到九月下旬，疫情基本得以控制，但三个月之间死者多达三四万人。

8月2日，幕府公布将军德川家定"御体稍有不适"，8月8日他突然驾崩，据说是死于霍乱。

5月17日，抽斋的第七个女儿出生，取名幸子。可是幸子不幸，7月6日夭折。

五百悲伤幸子早逝，数日卧床不起，抽斋闲时安慰五百，谈论家庭子女、社会形势。抽斋说："最近有消息说，幕府要招我入府奉公，估计在家定将军丧事结束后会正式通知我。可是，入府侍奉，必须辞去津轻家的职务。自元禄（注：1688年）以来，承蒙藩主大恩，我绝不能放弃藩府职务而谋求荣升,所以打算辞退幕府招请。"入府奉公,指的是抽斋将升任奥医师。

五百也是有教养有见识的人,她轻声说:"你的选择可以理解,但是要有正当的理由吧。"

抽斋接着说:"向幕府提出身体患病,不能奉旨。"抽斋身体自去年开始有些不爽,可以借口辞退招请。

二人对话稍微停了一会,抽斋又说:"如果声称患病的话,那么也不能再为津轻藩服务了,这样一来,我只好隐居。"

五百一愣,问:"隐居?"

"嗯,家父59岁隐居,74岁逝去。我也想与父亲一样,59岁隐居,可是现在还差几岁。如果也能像父亲那样能活到74岁,那么,今后还有二十余年,这二十年完全是自己的世界了。"

五百认真地听着,想知道今后抽斋的打算。

"我首先要校注《老子》,因为曾对迷庵、柂斋恩师发过誓,不能食言。然后,完成自己的著述。"抽斋流露出淡淡的怅惘。

其实,抽斋是擅长写作的,他在25岁时写了一部小说,名《吕后千夫》,但没有出版,稿本存放在书库中。五百嫁给抽斋后,曾经读过这部小说,而且是反复读过几遍,觉得很有意思。后来,下野国足利区的名士筑山左卫门来访,把那部小说借走了,之后再没有归还,自此该书去向不明了。

抽斋曾为弟子编写了一卷研究学问的准则,称为《謽语》。开篇这样写道:"凡学问之道,效行圣人治六经之法。阅读六经,必须研究字字句句,而首先当广求善本,比较异同，校正谬误，订正字句，然后详考音义。然考证音义，精通小学最为重要。治小学之道有三，曰正字、曰训诂、曰通字。正字者，学《说文》而知之，亦有正形、正义之别。正形者，谓依篆体正隶俗也。正义者，谓依本训知假字也。训诂者，学《尔雅》而知之。通字者，详转注假借之意而知之。"

《謽语》是抽斋28岁时写成的，一直作为弟子入门教本，互相传抄。明治时期，德富苏峰收藏了一部写本《謽语》，流传至今。德富苏峰出生于1863年，死于1957年，是一位经历了幕末、明治、大正、昭和四个时代的长寿者，是著名的评论家、历史学家。

抽斋在学术生涯中，身边必备《素问》《说文》二书。正像《謽语》中强调《说文》的重要性那样，他每月召开"说文会"，研读《说文》，参加者有小岛成斋、森立之、海保竹迳、喜多村直宽、栗本锄云等。海保竹迳是海保渔村的养子，渔村去世后，竹迳为成善讲授经学。喜多村直宽和栗本锄云是亲兄弟，锄云26岁时过继给奥医师栗本家，继承家业。

抽斋对《素问》的研究，可以说是殚精竭虑，他编著的《素问识小》《素问校异》虽已散佚，但可以推知，其中蕴含着周密的考证内容。海保渔村为抽斋撰写的墓志铭中，列举抽斋依据《说文》注释《素问》的实例如下。

抽斋按，"阴阳结斜"的"斜"字，曰：斜恐纠字之讹。《说文》纠，绳三合也。从糸丩。《后汉书》注：纠，缠结也。结纠，即结聚缠合之谓，于经文似觉稳帖。《说文》又云：丩，相纠缭也。一曰瓜瓠结丩起。结丩与结纠同，亦可以证也。

《灵枢讲义》是唯一完整保存下来的抽斋自著,之所以称为"讲义",就是抽斋在医学馆讲课教案。

1844年,医学馆《灵枢》讲师清川玄道因病隐退,由抽斋接任讲授《灵枢》,自3月20日至翌年12月6日为止,近两年时间讲授两轮。第三轮始自1857年11月21日,至1858年8月6日讲到第8卷第18页而止。抽斋8月29日突然病故,第三轮《灵枢》讲座中断。

《灵枢讲义》中清楚地记载着授课年月日,据此可以推知,第一轮讲了82次,第二轮讲了75次,而且讲义笔记不断有增补修订,天头地脚、左右行间有小字夹注,用心极其精细。讲义中不仅引用了中日两国学者的注释,还记述了抽斋的独到见解,字字句句考证翔实,时至今日仍然是学习《灵枢》的重要参考书。

在担当医学馆讲师期间,抽斋不仅讲授《灵枢》,有时还代替其他因病,或者家庭不幸而停课的讲师授课,替讲《素问》《金匮要略》《神农本草经》等。抽斋本人出勤率很高,极少缺课,只是在1845年3月27日那天,邻居起火连累抽斋房屋,他才不得已停课,不久就恢复了正常。

《灵枢讲义》完成后,民间一直以稿本收藏,直到2003年,首次由中国的学苑出版社刊行,这已经是抽斋逝世一个半世纪以后的事了。《灵枢讲义》是幸运的,在中日两国学者的努力下公之于世,而其他著作有的下落不明,有的以抄本形式收藏于图书馆中。其中最令人惋惜的是,1784年至1837年四十三年间允成日记,以及《定所杂录》三十余册,还有1822年至1858年历时三十七年间的抽斋日记、随笔、杂录等庞大资料,于1875年之后渐渐散佚。

这些资料本来由成善收藏,1875年1月,成善于师范学校毕业，2月接受文部省命令，到浜松政府赴任，实在无法携带大量行李，于是便委托给亲戚家保管。然而，亲戚家并不知道这些稿本的重要性，随随便便堆放起来。后来慢慢去向不明了，也许被人拿去糊纸门或者糊灯笼了，也许落入某人手中了，总之，当成善要讨回这些资料时，已经毫无回天之力。为此，成善痛惜不已，终生愧疚辜负了先人的委托。

抽斋对夫人五百诉说了今后的打算：辞去所有公务，做一个自由的民间医者，全部精力投入著述中。抽斋想法与榛轩相同，他们为藩府及幕府尽职尽责，虽然享受荣禄和地位，但是时时刻刻不能松懈，构成了无形的压力，所以他们极其渴望轻松和自在的生活，完成自己想做的事情。他们与留恋权势、贪图钱财的医生形成鲜明比照，这大概是伊泽家的家规所造就的价值观。

与五百述怀不久，抽斋不幸染上当时正在流行的霍乱病，呕吐下利不止，病重卧床不起。

听到抽斋患病的消息后，周围的人都十分焦急，尤其是医学馆主多纪元佶、元琰、伊泽柏轩、山田业广等人，轮番前来探望，守护病床前。其中柏轩最为忧伤，他与抽斋相交甚笃，如亲兄弟一般，抽斋患病如同己身。

平时性格豪爽的柏轩，这几天一直没有离开抽斋病床，眼见各种药方用尽，病情不见好转。眼看着柏抽斋饭不思，面色苍白，额头青筋暴露，眼睑浮肿，柏轩潸然泪下。五百安慰他稍稍休息一会儿，可是他知道抽斋时日不多了，不肯离开。

8月28日，抽斋病状稍见缓和，给大家带来少许惊喜。抽斋打起精神，向坐在身边的五百交代身后事项，可以说是遗言。正如前文已经说过的，他对家主继承人问题，以及成善的拜师受教等一一作了嘱咐。抽斋思维如此清醒，大概病情会好转吧，家人似乎看到一丝希望。然而，死神吝啬地给了抽斋短暂生机，29日凌晨两点夺走了他的生命。

抽斋遗体埋葬在谷中感应寺。

日后，友人弟子开始讨论为抽斋立碑、撰写墓志铭等身后之事。对于由谁撰写墓志铭，众人发生了争议，有人认为该由津轻人撰写，有人主张当由亲友撰写。柏轩赞成后者，推举海保渔村撰文，获得众人同意。渔村写了一篇充满深情的墓志铭，然后传阅于友人和弟子之间，希望提出修改意见。柏轩首先在文头加上一段"呜呼，问其名则医也"等49个字，盛赞抽斋医者生涯。大家读了文章之后，产生一些异议，提出需要删改的内容。可是此时又出现难题，谁将这篇意见稿呈送给渔村呢？渔村是当时著名大儒，文章盖世，向他提出修改意见，极可能会遭到拒绝，而且最近渔村健康不佳，所以没人愿意自讨无趣。最后大家鼓动松田道夫前往，松田性情随和，能说会道，平时与渔村关系较密切。

松田接受了任务，怀揣文稿，带上渔村喜爱的茶叶，来到了渔村学塾"传经庐"。传经庐位于下谷练塀小路，这里地势低洼，湿气阴郁。传经庐庭院中栽植着梧桐树，浓荫蔽日，可以看出渔村仰慕恩师大田锦城的心情。

松田兴冲冲地来拜访渔村，寒暄之后，献上茗茶，拿出文稿。他首先赞扬墓志铭充分描述抽斋的人生经历，感人肺腑，随后委婉地提出了友人弟子的建议。渔村并未表现出丝毫不悦，诚恳地接受了，并当面修改定稿，交还松田。松田顺利完成任务，携稿返回，由小岛成斋刻写在石碑上。

现今，抽斋的墓碑仍矗立着感应寺中，"抽斋涩江君墓碣铭"一目了然，碑文虽有岁月风雨的痕迹，尚可辨读。旁有祖父辅之、父成允及妻子的合葬墓地。

感应寺中有一令人彻悟的名言：不要训斥孩子，那不是你走过的路吗？不要讥笑老人，那不是你将走的路吗？

抽斋生前搜集的大量藏书、古书画、艺术品等，逐渐散佚，其中丰芥子做了一些手脚。藏品中的歌舞音乐、随笔小说类书籍，被丰芥子据为己有，而且他还将书画古董转卖给商人。比如，抽斋曾收藏江户时期著名画师圆山应举的画作，大约百枚左右，精致俵装，珍藏在桐木箱中。有一次，丰芥子说要参加会展，借抽斋家藏的木雕人形，抽斋慷慨地将两百年前的六歌仙和若众人形借给了他，可是一借不还。抽斋逝世后，五百催他返还，他总是支支吾吾，顾左右而言他，最终下落不明。

抽斋一生著述不多，医书有《素问识小》《素问校异》，手稿散佚。随笔有《晏子春秋笔录》《剧神仙话》《高尾考》《四之海》，生前刊行本只有《护痘要法》，逝世后，与医学馆同行合著的《经籍访古志》《留真谱》，以及自著《灵枢讲义》由中国学者整理出版。

抽斋是努力撰述的人，可是他不具备出口成章、提笔成文的才气和文人特有的灵性，这一方面他无法与森立之相比。但是，他对文献版本考证相当严谨，为《经籍访古志》《留真谱》成书把关定夺，展现了研究者的风范。

另外，他在繁忙的医务之外，教授子弟，援助友人，参与藩政，静心写作的时间甚少。他打算提早隐退，全力以赴著书，但是最终学志未酬，撒手人寰。

涩江抽斋本为一介汉医，鲜为后人所知，并不为奇。然而，由于近代著名文人森鸥外编写了历史小说《涩江抽斋》，在社会上引起反响。大学者为什么记述一名汉医的人生，使读者产生好奇。文章平铺直叙、波澜不惊，使读者一次又一次地暂时搁下《涩江抽斋》。而随着著名异色小说家永井荷风孤独病死场面曝光，其遗体旁展放着《涩江抽斋》。荷风人生最后时刻在阅读《涩江抽斋》，这再一次激发读者重拾《涩江抽斋》，平心静气地环视鸥外笔下的江户时代社会风情、医学文化、幕政朝廷等方方面面，从中认识了活跃在汉方界、具有代表性的医者涩江抽斋。

第四节　高崎藩医山田世家

高崎藩自古是水运交通要道，也是重要的军事地域，幕府指派直系勇猛大名，担任历代高崎藩主，俸禄高达十二万石。藩主与幕府关系密切，是最忠诚幕府的地方政权，一直受幕府重视和信任。

在原业平，是平安时代的贵族歌人，史上留名的美男子。他的第四代子孙在原师信，受封为大和国山边郡山田岩挂城主，自此改姓山田。至第二十一代山田师美，开始以医为业，师美之子秀宗继承父业为医，并任高崎藩松平侯侍医。秀宗的儿子由之，不仅嗣父祖业为侍医，而且升晋为高崎藩医长。

江户的高崎藩邸医长山田由之，迎娶同藩深井氏的女儿为妻。妻不仅贤惠勤俭，治家严整，而且还是一位多产多育的母亲。十数年内，三男四女出生，成为九口之家。

长子名山田业广。

寡言少年撑起重担

长子继承家业,自幼必须接受英才教育,修习儒学是迈向成才道路的第一步。业广少时拜儒者朝川善庵为师。善庵经学造诣极深,与名儒佐藤一斋齐名。业广受教经书的同时,随父初涉医学,逐渐奠定汉学和医学基础。

业广性格沉稳笃实,严谨寡言,不善与人争辩,即使遇有冒犯者,亦莞尔回避,不与之怒怼。这种大器之才,受到长辈的关注,13岁那年,业广被选为藩侯子弟侍读。

山田家虽为贵族后裔,但传续至业广已经是第二十四代,完全失去了贵族地位和待遇。山田家并不富裕,父母勤俭持家,严格管教子女,即便对长子也毫不宠溺。

有一次,年少的业广向母亲讨食菽乳,当时家中没有存放菽乳,业广要求母亲买来给他吃。母亲有些不悦,对他说:"你父亲一心向学,从来不谈论饮食,你如此希求食物,比你父亲相差甚远啊"。母亲的话令业广羞愧不已,他暗下决心,不再计较饮食的美恶。

菽乳,指豆腐。据载,中国唐代开始制作豆腐,当初称为菽乳。"豆腐"一词,最早见于宋人陶谷的《清异录》中。历史上菽乳、豆腐两个名词同时使用,渐渐通称豆腐,菽乳成了古称。

日本遣唐使将豆腐制法带回日本,起初豆腐仅供贵族享用,属于珍馐美食。镰仓、室町时代开始逐渐传入民间,尤其进入江户时代之后,豆腐成为百姓的主要食材,而且出现了不同制作方法,豆腐制品已经达到百余种,《豆腐百珍》就是这一时期的作品。当今,豆腐是日本最普通的食物之一，物美价廉，营养丰富，但是根据烹调方法不同，也被列为名贵料理之中，如京都著名的怀石料理，就以豆腐为主要材料。"梅之花"豆腐系列，名闻东京。

中风之病突然袭击了山田由之，令他一病不起，语言障碍，无法履行藩医责任。业广自幼深受家族期待，长老们一致赞同业广继嗣家主，担任见习藩医。17岁的业广一边从事藩医工作，以微薄的俸禄抚养一家人，一边侍奉父母，为父调剂治疗，他默默地承担着重任。当时家中设一个小作坊，母亲带着弟弟妹妹做一些零活，赚钱补贴家用，其中之一是制作提灯。提灯是生活必需品，无论是室内照明，还是夜晚街头行走，人们都离不开提灯。业广也抽空和家人一起糊提灯出售，维持生计。

无论生活多么窘迫，业广都没有停止读书，无钱拜师求学期间，他以水户藩医原南阳的《医事小言》为范本。这部书是用日文书写的，以当时业广的阅读水平来说，是一部合适的自学书。他体会书中记述的如何诊治病人，以及用药处方，凡是有心得之处必笔录成文。提高医学水平是业广最紧要的事情，眼见父亲已不能向他传授医术，这样下去，恐怕自己很难成为高明的医生，没有足够的收入，如何养活一家老少。19岁那年，友人推荐他拜入伊泽兰轩门下。只要成为兰轩的弟子，医术会很快提高，将来一定能成为名医，这是江户汉方界的共识。

兰轩欣然接受了业广。兰轩的弟子众多，优秀人才如云，当时榛轩、柏轩、抽斋、立之等人已经入门多年，都是他的前辈。因为业广性格温厚，少言寡语，容忍谦让，而且学习十分谨严刻苦，与同窗相处和睦。兰轩父子也喜爱这个厚道的少年，又推荐他接受池田京水痘科教育。

这一时期，兰轩给弟子们讲授唐代医方《千金要方》《外台秘要》，这两部方书不仅有极大的临床价值，也是唐代以前医学文献集大成之作。同一时期的中国医生却无缘寓目两部方书的全貌。这个时期的日本汉医，浏览善本医籍的条件相当优越，医学馆的学生，以及名门学塾的生徒，入学后就可以接触到丰富的善本医书。而且朝廷、幕府文库中的珍本，也能够通过学者、名医借阅抄写，继而流入民间，以至坊间各种抄本传存。

兰轩晚年腿病加重，外出困难，以在塾中讲书为主，方书以《千金要方》《外台秘要》《医心方》为教材，向弟子传授唐代医方，对于十七八岁的年轻弟子来说，是难得的机遇。业广如饥似渴地吸收医学知识，有心得体会随时记录下来。当时与兰轩常来常往的还有很多著名学者，这样的学习环境，开拓了业广眼界和思维，他的知识积累。如此宝贵的时光大约持续了二三年，兰轩突然病逝。业广与多数弟子转入榛轩门下，同时到元坚学塾听讲。多纪家藏书丰富，善本琳琅满目，业广如入金谷之园，大开眼界。

元坚与伊泽家相交笃深，视榛轩、柏轩兄弟为门生，对业广这样沉潜好学的后辈也是谆谆善教。

元坚看到业广一心一意地浏览着书架上的善本，暗想给他一个惊喜。元坚从桐木柜中拿出一卷宣纸包裹的书，轻轻地展开，说："这是家父抄写的《医心方》第八卷，真正的半井家藏本。"元坚示意业广可以翻开看看。业广曾经听说过元简伺机借抄过半井本《医心方》一卷，此时竟然就在眼前，他控制着激动的心情，恭恭敬敬地翻看了抄本。

业广眼睛突然盯住一段文字，他抬起头，怯怯地对元坚说:"先生,此处'唐临'二字,《外台秘要》中皆写作'唐侍中',这里似乎保留着原貌。不愧为秘籍,令人感叹啊!"说实在的,元坚也未必注意到这一点。让他吃惊的是,这个年轻人如此谙熟唐代医书,真是难能可贵。

接着,书架上的《聿修堂架藏记》引起业广的注意,他取下翻阅。这个小册子只有二十几页,业广提出要抄写一部,元坚欣然答应。业广将书带回家中,很快抄写完毕,原书奉还。

这是元简记录的收书经历,每一部书都是一个令人感动的故事。可惜,元简的记录没有完成,中途而止,但是这些内容都为后来元胤编写《医籍考》打下了基础。

其中记录购买《脉经》一书的经过,描述了前辈对搜集古书的执着情怀,但也证实了无论学识多么深厚的学者,难免百密一疏。

事情是这样的。1784年10月,跻寿馆竣工不久,元简逛书肆,在一堆杂乱的书中发现一部《脉经》,他凭借感觉,认为这是一部非凡的版本,立即购回。刚刚回到家中,尚未来得及仔细翻阅全卷,好友吉田篁墩来访。篁墩是跻寿馆的讲师,与多纪家交往甚密。元简脸上流露着喜悦,对篁墩说:"甫获一古本,意属北宋版,请过目鉴定如何?"

篁墩与元简同样爱书如命,为收集古籍珍本,甚至倾尽家财。他马上兴奋起来,看到该书字体端雅,刻写精良,书中如"匡慎敦徵"皆缺笔避宋诸帝讳,与自己家中收藏的大字宋版《晋书》相同。卷末有高保衡、林亿及王安石、富弼等名医落款,宛如熙宁三年官刊。无疑,篁墩也认定这是北宋版。

元简与篁墩一边小心地翻着书,一边赞叹文字的优美,不经意中发现书里夹着一张纸。篁墩拿起来一看，上面详细记载着辟谷丹方，不记作者，但草书细如发，字体清逸。二人喜出望外，如获至宝，另行珍藏起来。

"此二物乃世间第一珍宝也。"篁墩又炫耀一句，元简难以掩饰得意的表情。

业广晚年在《焦尾杂记》中，收录了小岛宝素的记述，指出多纪家所藏《脉经》并非北宋版，而是明代翻刻的南宋版。该版与曲直濑家藏版相同，但曲直濑家本有嘉定丁丑何大任跋，多纪家本跋文脱落。

元简逝世后，元坚领导涩江抽斋、森立之、小岛宝素等人编集《经籍访古志》，此时已经断定聿修堂藏《脉经》并非北宋版。

可见，文献鉴定需要缜密研究，不可即兴轻言，否则或将贻误后学。

业广受兰轩的影响，十分重视经典研究，尤其对《伤寒论》《金匮要略》以及唐代医方，更是青睐有加，而且对《千金要方》中"大医习业""大医精诚"体会颇深，将其作为一生行医典范。可惜《外台秘要》仅讲数卷，兰轩先生溘然逝去。业广翻检着听课笔记，约有十数卷，伤感之余，暗下决心，一定要继续研究这两部著作。他平日独自思考，或者与友人讨论等所闻所学，皆详细记录，以备日后编辑成册。在研究医学文献时，他依据唐宋医书校勘，利用文字学、训诂学知识考证，逐渐积累了大量资料，临床治病时，首先运用《伤寒论》及唐宋医方，根据症状加减药味，对经方研究有深刻体会，一生受益极大。

1835年6月，在这炎热的季节，业广患了严重的眼病，剧烈疼痛，几近失明。请来眼医治疗，医生投用了败毒加石膏凉膈散等。又有一医投了葛根汤加大黄，发汗极甚。业广的朋友平原生会针灸，来探望业广，为他针刺了客主人、童子髎穴，并刺络泻血。针刺后，业广眼睛疼痛减轻，但出现痉挛症状。业广自己断定是亡阳状态，急忙煎服柴物汤，卧睡。此后，专用滋阴法约两月余，眼疾好转，但身体虚弱不爽。

后来业广反省治疗不当之处，忆起《千金方》中有目病禁忌十六件，其中包括禁刺头出血，而当时眼科往往刺络泻血，毫不讲究禁忌事项，实有害无益。眼病恢复期间，业广严格遵守《千金方》禁忌十六件，如禁忌生食五辛、热饮热酒不已、房室无节，油腻食物等。

弱冠之年的业广，好奇心和求知欲旺盛，阅读大量书籍，多是善本和最新传入日本的中国医书。读书过程中偶发奇想，有时会导致意外情况发生。在读《辍耕录》时，看到书中记载着药物异名，他感到很新奇，于是在药笼中的小药袋上标记了异名。

有一天，他去探望朋友吉田友贤。友贤与业广同龄，都是上毛高崎人，业广生长于江户，友贤生于高崎。19岁那年，友贤觉得在乡村既无师又无友，为了求学，投靠江户亲友松井家。松井与业广交往密切，居住数月后，松井委托业广引见友贤拜入兰轩门下。友贤虽然出自乡村，但颇有才秀，悟性超众，并且刻苦勤学，成绩日渐提高。不久，兰轩病逝，业广与友贤经常切磋医学，琢磨方药，情如兄弟。

得知友贤生病，业广提着药箱来到友贤住所。当时友贤病情比较稳定，业广诊脉之后，松了口气，与友贤聊了一些读书心得。傍晚离开时，业广说："眼下病情尚缓，药箱留下，若有所需，请取出服用。"友贤感激，道谢。

可是第二天，友贤病情突然转危，马上请来附近的医生。医生开了处方，立刻配药，当他打开业广的药箱时，愣住了，看不懂药袋上写的药名是什么药，一时不知所措。友贤也很着急，用微弱的声音说："只好打开药袋查看了。"幸好他们能够辨别草药，打开药袋开始配药，虽然耽搁了一些时间，总算解决了当务之急。

翌日，业广来到友贤家，得知昨日的窘状，非常惭愧，由于自己的一时兴起，险些酿成大祸。

后来，在读《吴医汇讲》时，他感触极深。书中批评当时有的医生开方时"立异矜奇，致人眼生不解，危急之际，保无误事？""又有医人工于草书者，医案人或不识，所系尚无轻重。至于药名，则药铺中人，岂能尽识草书乎？孟浪者约略撮之而贻误，小心者往返询问而羁延。可否相约同人，凡书方案，字期清爽，药期共晓。"业广读到这一段，似乎受到指责和鞭挞，随之，他换了新药箱，药袋全部标记规范药名。

1829年春，兰轩殁后，弟子们编集兰轩生前文稿，业广和友贤也参加其中。数个月的辛劳，让友贤不幸患了痨瘵，至冬日，病重不起。友贤请求与业广结为兄弟，并且希望业广的弟弟成为他的后继人，业广一一应诺。之后友贤安然闭目，年仅21岁。

数年后的一天，业广身体微恙，闭门谢客。他在整理旧稿时，发现了友贤的笔记，有些是完整的，有些尚未完成。业广目睹友贤的笔迹，回想二人论学谈医的情景，倍感惆怅。如果这些手稿不加整理，将会流散消失，自己亦愧对友贤生前的努力。于是，业广将友贤遗稿装订成两册，留传后世,使后人以观先辈之志。

医方书无疑对于临床具有实用意义,而《本草》学是方剂的基础,业广坚持《本草》研究,尤其重视《证类本草》。

业广与两三名弟子一起阅读《本草序列》时,感到《本草》的传承头绪纷杂,而且文字内容出处不详,原文与后人注文难以区分。师徒仔细分析字句,追本溯源,颇伤脑筋。

业广从书架上拿出一部书,名《证类本草序列纂考》,共两卷。"这是以前购得的,可以参考",业广将书分给两名弟子。拿着上卷的弟子翻找着作者和序文,没有发现什么线索。拿着下卷的弟子发现,卷末题"享保十七年壬子腊月忠贞年六十四"。享保十七年腊月,即1732年末,或者1733年初。作者忠贞,64岁。其他皆不详。

弟子们很兴奋,称赞此书考证详密,有参考价值。

《证类本草序列纂考》写本,现藏于中国中医科学研究院图书馆。

不久,业广又在书肆买到一部批注本"序列",这部书有大量眉批,记载各家注解,但作者不明。于是,业广带领弟子对照两部书学习《本草序列》,在给弟子讲解时,依据他对古典医籍的了解,指出了这两部书存在的不足之处。

"这里引用的元明医书内容,其实早在《诸病源候论》《千金方》中已有记载。""这里的注释在典籍史书也有论述,可是却采用了稗官小说内容。"业广找出往日的学习笔记,与弟子一同,对两部书的注释一字一句校勘、修订,编成一书,名为《本草序例笺注》。该书稿本现藏于日本国立国会图书馆,尚未刊行。

江户后期，兴起研究《温疫论》的风潮，兰轩晚年也给弟子讲解《温疫论》，而且使用《温疫论》方治疗，屡屡见效。

某日，榛轩与门人一起学习《温疫论》，读书的方式是轮流发言，每个人说出自己的想法。

塾屋榻榻米上堆放着各种医书，大家随便翻阅。业广翻开手中的《温疫论》，发现释读过部分的天头地脚、字里行间，记录着很多内容，已经漫然难读。

森立之如同往常一样，喜欢独出心裁，专挑难僻词语，他解释"瓜瓤瘟""探头瘟"，说："所暴之物如瓜瓤，故名瓜瓤瘟。所呕之血如探头脑而出，故名探头瘟。"

业广觉得他的解释简明易懂，有道理，于是记在书中。

接着，读"三承气汤功用仿佛"，业广说，最近用承气汤治疗小便闭塞，意外见效。

"是的，承气汤的效用奇特，用法多种多样。"清川玄道患中风之后，言语尚不太清楚，随后，他拿出笔记指着一段说："这是以前听元坚先生讲过的内容"。

业广接过来笔记，记录着这样一段话：

后世妙用承气者，莫如吴又可。然其云"注意逐邪，勿拘结粪"者，自此言出，往往有下早之误。又云"三承气汤功用仿佛"，殊欠辨析。又云"功效具在大黄，余皆治标之品也"，此似不知制立之旨者。其他于临处之方，则实多所发明焉。

这是元坚一家之言，业广马上将这段文字抄写在《温疫论》的空白处。

接着，业广在笔记本上写下自己的体会：以三承气汤比对柴胡汤，大承气汤则可与大柴胡汤比，小承气汤可与小柴胡汤比，调胃承气汤可与柴胡加芒硝汤比也。吴又可"三承气汤为功用仿佛"者，概论也。

经过一段时间的释读，大家将引用各种医书注文与每次讨论内容都标注在书中，每页都填满大小文字，难以阅读。业广先将《温疫论》注本插进书架，待有机会与同仁重新整理成册。

业广对《温疫论》有独自见解，是研究《温疫论》不可多得的内容。二十年后，业广为弟子讲解《温疫论》，具有一定影响，友人希望推广其书，业广仍是推诿，不敢示人。

某日，大洲藩梅林玄瑞、白川藩乘附春海二医官造访业广，请教《温疫论》一书。业广不得已拿出手稿，带有歉意地说："杂乱无章，不值得一读。"梅林和乘附提议重新校对，于是，二人经过数日，逐条校对原文，统一体例，重抄一册。如何命名呢？业广觉得一部小册，不足以称"著述"，但二人的辛苦不能埋没，故称为"温疫论札记"。业广的著作多以"札记"命名，这也是他谦逊的表现。

悬壶行医殚精著述

江户时期的医疗以汉方为主，虽然没有社会医疗设施，但是从事医疗活动的人数不少，除了医生之外，还有药种店，相当于药店，甚至米店、食杂店、温泉等都可以提供治疗。而且江户的药店数量相当多，大约占商铺的十分之一，几乎每十家商铺中就有一家药铺。经济充裕的病人，可以到诊所，或者邀请医生到家中诊治、开处方、投药。普通平民患小病，自己购买药物，或者使用偏方，重病不得已才去就医。医者的水平参差不齐，诊费高低不一，患者不小心就会被庸医坑骗。老百姓大多依靠友人介绍，或口口相传，寻访名医。像山田业广这样出自名门的医者，在先生和同门的提携下，积累经验，治病效果好，信誉高，很快得到病人信赖。相反，无名的医者为了生活，要营造良好的医患关系，就得疲于奔命。因此，挂牌行医不是轻松的事，要医生有笼络病人的能力。尤其这一时期，与汉方抗衡的荷兰医学，逐渐由京都一带向江户挺进，汉方医必须依靠实力抑制兰医学的影响，才不至于失去病人。

1837年，29岁的业广随从兰轩、榛轩、元坚等名师修业已十年，读书和临证日见长进，实力增强，终于开设了诊所，地址选在本乡春木町，距离出生地本乡弓町向东四五公里之处。这里是名人、名医、文化人聚集的地域，现属于文京区本乡三丁目，东京大学所在地。

业广悬壶开诊之初病人不多，他除在诊所等待病人来就诊之外，也应邀到病人家诊疗。业广余暇勤奋读书，参考临床病例，有针对性地阅读，详细记录心得体会。他认为，《伤寒论》的微意在于字句，必须对词句详加考证。开诊头一年自夏至秋，他编成《伤寒论释词》一书，门人相继传阅抄写。

业广性格沉潜，不善于表述，语言质朴，文笔稚拙，缺乏文采，文章短而中的。他不轻易给别人看文章，生怕自己的观点不成熟，被人讥笑。他尤其善于做基础工作，编写目录和索引，著有《购典录》《九折堂丸散常用录》《千金方读书记著书索引》《外台秘要引用书目》《医学管锥总目》。他仿照《经籍纂诂》体例编成《医经声类》《医经训诂》，均可以作为工具书使用，为文献研究提供极大方便，至今对于汉方医籍研究仍有参考价值。

中国编制书籍索引的历史悠久，具有检索作用的书籍又称为通检、备检、韵编、串珠等，如中国最早的《皇览》，唐宋明代的《元和姓纂》《群史姓纂韵谱》《洪武正韵玉键》等都属于早期索引书。二十世纪初，西洋的索引方法传入中国，四十年代出现编制详细索引的文化现象，主要有《十三经索引》《二十五史人名索引》等，但医药书的索引出现较晚，而在这个领域，日本先于中国。如日本十世纪成书的《本草和名》，可以认为是中国七世纪成书的《新修本草》别名索引。日本十三世纪编成的《本草色叶抄》将《大观本草》的药名、别名、卷次等以日本汉音排列而成，对于后人调查《大观本草》原文起到索引作用。

经过两千年的科学文化变迁，现在人们实现了用电脑编制索引，快速准确，绝非昔日可比。但是，如何制定索引条目，仍然需要作者精心周密的设计，而从广大读者的角度考虑是制作索引的最重要前提。这方面，不能不承认日本学界具有较深的功底，值得学习。

编制索引，是质朴的作业，最适合山田业广的性格。他表面上波澜不惊，但内心有一展宏图之志，因此他坚持不懈，不假修饰地描绘着。

经过两三年的时间，病人大有增加，他将临床经验方药，与《伤寒论》《千金要方》《外台秘要》等书详加对照，辨别其异同，编撰成册，名曰《经方辨》他写好序文，待日后修订，之后便插入书架，不被他人所知。直至四十年后，经弟子和儿子业精的劝说，他才终于修订出版。这也是他生前出版的唯一著作。

独自开诊数年间，业广专心治病。在实践中发现不足，是使他进步的最大动力。

有一天，业广应邀出诊，来到病人家中，病妇全身水肿。经问诊，得知夫人患病多年，反复发作，诸药不效。业广切脉后，认为邪气客于血分，便开了桂枝茯苓丸等，留下药便离去。自冬至春，其有所好转。可是不久，浮肿又发，业广再诊，准备投用多纪元简逐瘀饮方。此时，家主对业广说，友人送来鲤鱼，是否可以给夫人吃，业广说可以。于是，用水煮鱼，加一些昆布和山椒调味。没有想到，夫人吃了鱼汤后，水肿消失。家主非常高兴，又买来鲤鱼，连续服用十余日，夫人数年所患水肿病霍然痊愈。

业广得知鲤鱼生效后，恍然大悟，他清楚地记得，此前在阅读《千金要方》和《肘后备急方》时，都记载着鲤鱼治水肿的方子，而且他还收录在自著的《医学守株》中。为什么实际治病时却无计可施呢？是自己思考不周，用心不精所致。反省之余，他将这一病例记录在他的《椿庭随笔》中。

山田业广与清川玄道性格相近，虽然年龄相差较大，但交往颇多，互相切磋医术，业广的著述中时时出现与清川交流的场面。

藩臣深井次卫门，年七十余，身体强健。但近年突发心腹卒痛，发病时心下痛，出冷汗，脉微，手足厥冷，吐泻之后症状缓解，四五日复常。每隔一、两月复发一次，病发前，胸腹部悸动，痞坚。诸医以为奇病。

深井请名医辻元崧庵诊治。崧庵诊断为奔豚症，处方《金匮要略》苓桂甘枣汤，服用近一年，效果不佳。

再请清川玄道治疗，玄道认为是脾胃瘀滞所致，用《太平圣惠方》草豆蔻散，稍见效果，仍未治愈。

某日，深井因恶寒发热前来就诊，业广认为邪气在表，欲用柴胡解表发散。但深井自幼忌用柴胡，使业广感到为难，于是向清川讨教。清川说："早年林大学头也不喜用柴胡。柴胡与前胡虽有升降之异，但可以代用。"业广以为有道理，便试用前胡，颇见效果。

不久，深井旧病复发，来询问业广。业广观察他的症状相当严重，而且经过名医辻元崧庵和清川玄道治疗，都不见效，感到有些棘手。业广想起以前读过《千金要方》治霍乱方，与深川病症相似。于是，向崧庵及清川提出自己的想法，可是二位年长的先生都没有表示赞同，令业广很失望。

不久，水户藩一夫人得病，请业广诊治。该夫人发病数月，症状与深川所患略同，经几位医生治疗，都不见效。业广大胆诊断是胃肠瘀滞下利，并且决定试用《千金要方》治霍乱方，投药后效果显著。治愈后，业广嘱咐夫人要严格管理饮食，以防疾病复发。

业广治病的最大特点，是善于向师友以及民间人请教，仔细分析病证，参照古代方书，辨证论治。有效的病例作为经验，无效的病例引以为戒，均记录在册。他编著的《椿庭随笔》《椿庭文稿》《医学守株》中记载了大量病例，是研究江户时期汉方医学的重要史料。

江户时期汉方考证学派，如多纪、伊泽等名家，极其重视研究，多在收藏书籍、考证文献、教授弟子方面卓有成绩。但读书与临床治疗相结合方面缺乏热情，治病仅作为维持社会地位和生计的手段。业广虽然缺少才华、思维质朴，但是他能够学以致用，心无旁骛地研究和实践，堪称考证学派的临床家，日积月累，记录了大量病例和考证、论述内容，生涯编撰了三十八部论著，共百六十三卷，多以写本流传至今。终生培养弟子三百余人。

1846年，即弘化丙午年，又是火旺之年，果不其然，业广也难逃火灾厄运。

1月15日，猛烈的北风呼啸，树木摇曳，沙石飞扬，商贩们收摊关门，行人蜷缩着身体，急匆匆往家里赶。午后三点左右，小石川街北的武家府邸失火，火势乘着北风冲向本乡弓町、元町，乃至本乡大道，很快燃烧到位于春木街的业广诊所。凶猛的大火，瞬间吞噬了书斋的藏书和常年积累的资料，其中包括业广父辈遗留下来的书籍。

大火一直延烧到16日中午，共烧毁近千座大名、豪绅宅邸，五座寺院，两座神社，二十架桥梁，两万户民宅，死者三百人，六万人无家可归，其状惨不忍睹。火后救灾一直持续两个多月，救济百姓二十万人。作为医生，既要自救又要救人，在极其恶劣的环境中，街医发挥了救治伤病的作用。

当年业广已经有了家室，妻子是同藩大沼氏之女，善良坚毅，相夫教子有方，婚后曾生一双儿女，长子不幸夭折，女儿存活。大火中，业广夫妇和孩子们逃出火海，保全了性命。

春木街的诊所被烧毁。火灾平息后，整理残余物品，凡是有文字的纸片，业广都珍重地收集起来。

在春暖花开的四月，业广返回出生地本乡弓町，修葺房屋，重振医业。新医院开设之后，弟子们纷纷返回业广身边，继续修业。

以前，为了防止弟子配药时发生错误，业广编了"药室便蒙"，就是将方剂组成，按日本国字分类，以便搜索。这虽然不是正确的学习方法，但是可以用于应急，以免误用药物。大火中"药室便蒙"付之一炬,新诊所为了准确配药,仍然需要便捷方法。

业广招集弟子就座,商量如何恢复"药室便蒙"内容。

"每人将能回忆的条文书写下来,或者以前有抄录保留的,请提交。"业广向弟子提出要求。

按照先生所说,弟子们开始行动,很快七凑八凑,大致完成。

业广又严肃地说:"这种方法只是权宜之计,按此配方,殆免差误,但'伤寒''金匮'等经方,要熟记在心,不得走此捷径。"弟子齐声应诺。

业广深情地对弟子讲述自己研究《伤寒论》的经过,以及此时此刻的心情。

"我从小受父亲的训教,初学《伤寒论》,对于这部书有非常深厚的情怀。为了研究《伤寒论》,参看了众多注本,发现多达百余家,不知如何去粗取精。直到成年之后,自己做出选择,以多纪元简的《伤寒论辑义》为基础,效仿唐代解释经意的方法,旁引诸家,对成无己注解加以疏正,书稿大约完成一半,却被上次大火吞噬无余。为了读懂《伤寒论》深奥之意,我还编写了《伤寒论释词》,同样毁于大火。我暗自怀疑,是仲景在天之灵,警告我勿要鲁莽注释,故废我志向。又因藏书匮乏,资财不足,精神委顿,今非昔比啊。"

弟子们默默地听着先生忧伤的叙述,情绪有些低沉。事后,弟子们商量,大家行动起来,鼓舞先生的意志,将以往听课笔记搜集起来,帮助先生手稿失而复得。同时为充实文库,或寻购,或赠送,或抄写,在外地的弟子也纷纷寄来资料和藏书。业广友人吉田亨曾抄写了《伤寒论释词》藏在家中，得知业广原本失于火灾，于是抄写一部送给他。同时送来的还有《治痘方》一卷，书中记录着业广临证经验方，简明易懂。业广手稿毁于火中，幸好吉田亨保存抄本。业广无比欣喜，重新校订成册。

不久，在众人的支持和帮助下，医疗和研究环境基本恢复了从前的状态。业广更加感悟到，学问只有传播才能长存，只有互相扶掖才能壮大，积累知识如同蜘蛛吐丝成网，抵抗灾害，百折不挠。

大约经过四年时间，业广完成了一部大作，共三十三卷，三十五册，取名《伤寒杂病论类纂》。

在序文中，业广写道："盖宋高若讷既有《类要》之目，其书今不可见，又且不及《杂病论》，则拙著不必蹈袭高氏。但古今贤愚不同，恐此举更得罪于高氏，亦不可知矣。"可见，业广对宋代医官高若讷略表敬慕，而且要弥补高若讷未收《金匮要略》的不足，编纂一部完整的著作，留存后世。

高若讷曾校勘张仲景伤寒论诀、孙思邈方书及《外台秘要》，并且编纂了《伤寒类要》《素问误文阙义》等。经过高若讷校勘之后，唐宋以前医书始为世人所知。不过，关于高若讷的校书成果，史无明记。高若讷在中国医学史上几乎是被遗忘的人物，他从政而未能成良相，治方而未能成良医，但在医学文献人才培养上做作出过贡献。治平三年，校正医书局成立，北宋兴起第二次校正医书事业。校正医书局的班底，大部分与高若讷有关系。其中自称孙思邈后代的孙兆是高若讷的弟子，至少是私淑。高保衡是高若讷的次子。林亿是高若讷的二女婿。而且杜壬、董汲、刘寅名医之学皆本于高氏。

远在日本江户的医家，当时能够关注高若讷的学问，着实令人钦佩。

动荡颠沛九折不挠

1850年10月10日，山田家迎来喜事，业广的儿子诞生了，继其长子夭折后又添一子。43岁的业广精神振作，屋里屋外踱步不停，显得有些坐立不安。他在想给孩子取名。他认为，学问应该是广博而精湛，自己名业广，于是儿子称业精，乳名千太郎。

业广对儿子寄予极大希望，而成年后的业精没有辜负父亲的期待，与年迈的父亲共同研究医籍，协助诊治病人，为汉方医学的存续做出努力。

十九世纪五十年代，西洋文化科学影响急速扩大，学者们翻译讲授洋学书籍，使西洋学术得到普及。在这种风潮中，荷兰医学受到医生重视，日本出现研究兰医方热潮，医生利用兰医药物治疗，自成一家的兰医不断增加。而富有悠久历史的汉方医，绝不能坐视兰医发展壮大。他们发出愤怒地斥责，甚至用污言秽语谩骂兰医的追随者，使尽浑身解数，排斥所谓的夷狄医学。幕府对于兰医日益强大的势力产生警惕，为了保证汉方医学的权威，幕府下令禁止医官修习荷兰医术，而且医书也必须得到医学馆批准方可刊行。兰医学者受到幕府的施政压迫，但外科和眼科不在禁止之内，于是，医官中以外科、眼科为由学习兰医方的大有人在。同时，民间向往西洋学术的有识者逐渐增多，学者推进西学的热情高涨。

1857年，伊东玄朴等崇尚兰医学者，在江户市内创建了学舍，以种痘术为名，聚集同学，讲授荷兰医方。参加者近百人，可见当时兰医学已经占有了一定的地位。

　　同一时期，江户医学馆重要人物元坚病逝，汉方医学势力日渐微弱，抑制兰医学已无能为力。但是，汉方医学以及汉方药的受众仍是社会主流，医学馆继续维持汉方医学教育。

　　元坚逝去不久，讲师堀川舟庵病故。三月，幕府下令，命业广担任医学馆讲师，主讲《金匮要略》，兼讲《扁鹊传》。业广讲课的特点与他的性格一样，语言通俗直白，简明易懂，所以像涩江成善那样年少的学生都喜欢听他讲课。

　　早在青年时，业广就开始研究《金匮要略》，而且花费了大量精力，凡有心得体会，皆记录成册，编成了《金匮要略类方》《金匮要略札记》《金匮要略私考》《金匮要略心典笔录》《金匮要略集注》《金匮要略注解》《九折堂读书记·金匮要略》《金匮考异》等一系列著作。森立之在业广墓志铭中这样写道："至'金匮'一书，终身精力所在，先贤未发说为不鲜矣。"

　　在受命担任医学馆讲师之前，业广已经自费刊行了《(新校)新编金匮要略方论》，版木刻有"嘉永六年""九折堂"字样，版式与1843年元坚"存诚药室"出版的《(新校宋板)伤寒论》完全相同，二书刊行相距十年，卷首皆赋有元坚序文。

　　1857年5月22日至1861年之间，业广讲授《金匮要略》，教学相长，他一边教学一边研究，将讲稿汇集成册，详细记录每次讲座日期，题名为《金匮要略集注》。

　　这部《金匮要略集注》完成之后，以手稿保留，百余年间下落不明。

　　直至二十世纪八十年代，汉方医学大家开始关注《金匮要略集注》的所在,大塚敬节曾多方寻求,但最终未能如愿。矢数道明委托弟子真柳诚,在中国留学期间,调查中国所藏医书情况。1982年,真柳诚在北京中医研究院发现了山田业广手稿《金匮要略集注》和《难经本义疏》。那个年代,信息交流较为保守,复制文献有相当大的难度,为了将《金匮要略集注》带回日本,日本学者也是费尽心机。真柳诚恳请同仁小曾户洋,向中医研究院赠送台北故宫博物院所藏森立之《神农本草经考注》复制本,以换取复制《金匮要略集注》。这一计划获得成功,1983年《金匮要略集注》被带回日本。翌年影印出版,在日本汉方界流传,同时学者撰写了研究山田业广的论文。直至2009年,中国学者点校稿本《金匮要略集注》,并在中国活字出版,终于公之于世,成稿至刊行经过百五十年历程。

"九折堂"是业广的斋号,"九折"二字,取义于屈原《惜诵》"九折臂而成医兮,吾至今而知其信然",义同《左传》"三折肱知为良医",以示业广治学恒心。他一生完成了一系列以"九折堂"命名的著述,如《九折堂杂记》《九折堂读书记·伤寒论》《九折堂读书记·金匮要略》《九折堂读书记·千金方》《九折堂读书记·外台秘要》等。

1862年正月,幕府举荐业广拜谒家茂将军,又获殊荣。此后,业广更加繁忙,日日诊治病人无算,辛勤耕耘,奉公幕藩亦不能懈怠。

1866年春,业广左脚痉挛疼痛,行走困难,公务减少,大部分时间在家中度过。在这期间,业广重新编纂中断了二十年的《医经声类》,这部手稿的写作始于1847年大火之后。

二十年前，本乡弓町新诊所开设不久，业广奉命陪同藩士青云氏寓居高崎城，九月出发，至十一月返回江户，约三个月时间。这期间，公私事务都很清闲，业广开始编集《医经声类》，就是编集经典医书中单句，按发音排列，注明出处，大约类似"章句"的功能。三个月中，仅编集了《素问》七卷，返回江户后，诸事烦冗，暂时搁置下来。

这一搁置就是二十年，业广心中一直没有忘记"声类"，生病中的业广，决心完成剩余部分。自春至冬，完成了《素问》《灵枢》《难经》三书"声类"，这是养病中的意外收获。

年末，业广对弟子们说，我的病已经好转，明年有外出任务，这三部"声类"只作为一个引子，最终的完成寄托于你们。

业广钟情中国古典，对其如搓念珠，爱不释手，全神贯注于字字句句，《医经声类》是按词语分类。此外，他还编了一部《形容字抄录》，将中国典籍中叠音字摘录出来，加以注释，编集成册。这些都属于他读书过程中的副产品，随读随记，直至生命终结，而研究没有结束，留下很多半成品。

涩江抽斋曾计划退休后专心投身著述，但事与愿违，暴病身亡。山田业广一生都在不动声色地搦管操觚，真正做到了老而弥坚，身后留下大量文章资料，由儿子业精整理校订传存。

1867年，业广奉命赴福山，为主计头治病，正月23日出发，大约经过大半年时间，七月返回江户。当时正值明治维新前夜，政局不安，暴徒烧杀掠夺，民众避之不及。与以往出张不同，他在途中免去了参访名胜寺庙等活动，但是所到之处仍然有弟子和友人来访，共享酒肴，叙旧欢谈。对于来访者及赠送的各种礼物，业广都一一记录在日记中。

明治维新动向风起云涌，倒幕斗争节节胜利，幕府权力摇摇欲坠，时代变革已不可阻挡，江户成为动乱中心。业广自福山返回江户后，适值60岁，高崎藩命令他退休返乡。明治元年，业广携带家眷返回故乡，受命出任高崎藩一等侍医兼政务参谋、周旋局总裁，承担医疗和行政重任。

重视传统的文化人，很多对于社会变革持有消极态度，有怀旧情怀。西医势力日渐强盛，西洋文化逐渐受到大众青睐，幕府崩坏后，汉医失去了强大后盾。面对动荡的形势，年老的汉医们不知所措，有厌恶杀伐、回避抗争的，务农或隐退，安度晚年；有顺势而为，精明灵活的，从政或经商，与时俱进。

离开动乱不安的东京，卜居高崎乡村，业广心情极其复杂。他一方面留恋往日师友之间的交流，哀怜先辈同仁的相继逝去，孤独寄身僻地，另一方面，欣赏乡村宁静自然生活，专心读书教学，为高崎藩发挥余力。

他给东京的友人写了这样一首诗，描述他的处境，表达他随遇而安，量力而行的心境。

雨后对山。"谁知桑海须臾改，月夕花晨意未闲，雨霁南轩风淡淡，千般心事属青山。"

翌年，业广担任医学校督学，主管医学教育，任医学教授。这对于年逾花甲之人，未免担子过重，但也是他一生中最受重用、春风得意的岁月。

1869年一首"春日"诗，不仅洋溢着他乐观进取的情绪，甚至有几分踌躇满志。

"家在青山绿水边,图书千卷事钻研。梅花未谢桃花绽,恰好东风二月天。"

同年,长子业精受高崎侯之命,离开高崎,进京到大学东校学习。大学东校就是现在东京大学的前身。明治维新初始,大学东校新设医学部,业精预计学习三年。

临行前,业广赠儿诗一首。

"勿忘乃翁戒语谆,三余刻苦始通神。此行元属君恩渥,先约他年刮目新。"

业广对儿子寄予很大希望,期待他获得新知识,以报君恩,光宗耀祖。业精带着父亲的叮嘱,离开高崎来到东京,进入大学东校学习。

可是,好景不长,令人鼓舞的岁月仅维持了两年。

认真严谨的业广,晚年打算专心教育,他精心设计学校规则,准备公之于众。但是,明治政府实行废藩立县新策,高崎藩医学校解散。听到这个消息后,业广感到十分失落,他凝视着刚刚写好的"规则",自言自语地说:"这张纸已经无用了,为了他日回忆,暂时保留吧。"1871年7月14日,诸藩废除,设立新县,业广为之寒心鼻酸。

与此同时,业广已经开始筹划编写《素问次注集疏》。这是一部有别于历代《素问》注释的书,其目的是疏正王冰注释。业广认为,《素问》古义之所存,以王冰注为最。王冰注最古而最精,元明注家大多换易其面目,而古注相当于准经典,不可对其断章取义。于是,他仿照儒家治经分为经、传、注、疏的体例,撰写《素问次注集疏》。这种体例,无论在日本汉方界,还是中国中医界都是罕见的,这部具有挑战意义的著作,足以显现出业广对于《素问》研究的热情与自信。

《素问次注集疏》是在这样的时代背景下完成的。当时匿迹数百年的《太素》,突然出现在民间,汉方界为之振奋,立刻掀起了研究杨上善《太素》的热潮。业广却选择了前无古人的题目,回避对杨上善的追逐,将目光聚焦于王冰。又如,当学界对新发现的《医心方》津津乐道之时,业广则一如既往地热衷于《千金要方》《外台秘要》的研究。可以说,他是喜欢另辟蹊径、特立独行的人。他在学术研究中扮演了少数派的角色,而且不在乎自己的著作是否出版,也不在意被如何评价,这种不为潮流所左右的独立精神,不计较个人得失的坚定理念,自古至今都是学者应该具备的。

《素问次注集疏》自1870年2月起稿,至1871年10月完成,仅用了一年半的时间。然而这期间业广遭受了丧妻的沉重打击,而新政府的废藩立县,使他失去了职务和收入,陷入了穷困潦倒的境地。

业广在《素问次注集疏》中记述:1870年6月7日,平日多病的妻子去世,他无法表达极度悲痛的心情,只有以著述安慰自己,专心编写或可忘忧。

除夕夜,家无贤妻的凄凉,以及债主上门催逼,令业广无比悲愤,他不知道如何发泄郁闷,愤愤地在书后写下"债鬼频来,不暇应酬,灯下匆卒草稿了。"能在如此环境中专注写作,着实需要相当的定力。

《素问次注集疏》这部含哀耐贫的艰辛之作,是在昏暗的现实中,依靠着热情写成的,草稿完成之后,为了校正修订,业广费时数年之久。

卷后记录:明治六年癸酉八月十七日,"经""注"校读一过,"疏"则当俟他日校之。时在上州坂本驿金尚七郎楼上。

可知，业广外出看病或访友，都不耽误修订手稿。可不幸的是，1873年冬日，在一次去病人家的途中，他将手稿第三册遗失。业广非常焦急，动员弟子和友人四处寻找，但最终没有结果，不知落入何人之手。不得已，业广只好依靠记忆重新编写。

此时，业广在情感上非常寂寞和无助，好在他身体健硕，头脑清晰，能坚持写作，完成《素问次注集疏》之后，又开始编写《难经本义疏》。

业广失去了公职，断绝经济来源，业精也因为废藩而失去藩府支持，不得已辍学归乡。显然，业精没有完成学业，是时势使然，父子遗憾而无奈。但是儿子的归来，让父亲内心踏实多了。业广靠诊治病人维持生活，业精成了父亲的有力助手。闲暇时，二人一起整理尚未完成的稿件，一起读书。他们阅读《左传》，考述医和医缓两家病案，编成《医缓医和医案考证》一书。

安静地研究汉方，过着半隐居的生活，这或许正是业广所向往的处境。他在给东京友人的诗文中写道："衰年懒质厌喧哗，苔径柴门锁晚霞。若有旧交相问讯，光风霁月是吾家。"

业广在自家门前种三棵柳树，在堂屋后种四棵，自称七柳，无疑是效仿五柳先生陶渊明。某日，有客人来访，环顾庭院。业广特意向客人炫耀自家七柳，比陶渊明多植两柳。客人似乎对七柳不以为然，反而劝说业广："先生年事已高，仍孜孜不倦，其实并无益于世。当今大政一新，官府创办理学，人们废弃旧学，或归于农，或从于商，而先生依然不改故态，其德不及渊明而效之，未免过于迂腐。"业广听后,心平气和地回答:"我不仅德不及陶渊明,而且贫也比不上陶渊明。虽然甘藜藿之食而无饥渴之患,胜于陶渊明乞食度日。"接着,他显得有些惆怅地长叹:"今衰年颓龄,白发种种,朝不谋夕,犹慕古人之节。墨守圣贤遗言,不与时移者,乃余之素志,而非故求迂也。"言罢,仰天而歌:"西北风甚烈,赴暖南轩晖。出处听天命,行止常相违。人情隔天壤,天道是耶非。"活脱脱一位陶渊明之徒形象。

这个与来客的对话,或许是效仿古人的一种写作形式,实际上是自己与内心的对话。

在高崎生活的六年间,业广完成了《千金方读书记》和《外台秘要读书记》,这两部书是业广数十年积累而成。晚年,业广向森立之借来《外台秘要方蓝川标记》,请白川医官樋口元修抄写一部。这是1851年森立之抄写本,编者蓝川玄慎,成书于1830年。书中收录着滕惟寅、目黑道琢等先辈的注释,蓝川认为先贤的精辟论述不可泯灭,于是转录在自己的著述中。

1873年春,业广带着自己的稿本来到东京,打算会见友人,互相讨论。可是此时,汉方医学研究鼎盛时期的同仁中,只剩下森立之、喜多村直宽等数人。

业广访问了喜多村直宽。直宽50岁后离开了医学馆,独自以著书和刻书为主,刊行了数部巨帙。

业广与直宽年龄相差4岁,直宽年长。直宽的交友主要是多纪家、伊泽家、小岛宝素、涩江抽斋等名家,而业广则属于后辈。业广久闻直宽之名,而尚无会晤机会。

往日的挚友大多作古,业广的来访,给直宽带来少些安慰,他显得有些激动。二人初见如故,共感世态炎凉,悲愤汉医江河日下的惨景。

"近日西洋医学盛行,奉一部译书如兔园册,学医者趋之若鹜,可为齿冷目张也。"直宽本来是寡言少语的人,这一点与业广相似。可是此时,他终于有了泄愤的知己,批评当时医者仅依据西洋翻译书学医,没有扎实的功底。

其实,直宽内心已形成了另一种观点:承认传统医学存在着迂腐与落后的方面,西洋医学代替汉医学已经势不可挡。正如临终前的涩江抽斋,希望自己的儿子能够学习西洋语言,以便跟上时代的步伐。

"鄙人仍迂腐不知进取,墨守古贤遗著,今但求为拙著赐序。"

业广拿出《千金方读书记》手稿,恭敬地呈放在直宽面前。

见业广精神饱满,毫无老衰迹象,直宽一边赞许,一边惭言自愧不如。

"二老相遇,真可谓翰墨之奇缘。"二人会心大笑。

可是,这一年的年末,直宽患了中风,导致半身不遂,1876年秋去世。

业广的著述,大多是晚年在高崎生活的数年中整理完成,正如孔子所云:"君子无终食之间违仁,造次必于是,颠沛必于是。"业广对于古医籍研究的执着,可谓忠实地践行了孔子的仁学。

1874年,为了应援汉医救亡斗争,业广带领全家搬回东京,居住在本乡街。

当时以浅田宗伯、冈田昌春、清川安策等人组成的汉方医学存续运动团体,开展结社、出版、办校、建医院等活动,年近古稀的业广和年富力强的业精积极参与其中。

返回东京的第二年，业广家发生了一件奇事。

清川安策听说业广有一部著作《焦尾杂记》，打算借阅并抄写一部。这是业广遭受火灾之后，收集残存零散资料编成的，所以取名"焦尾"。

1875年春的一天，安策来到业广家，说明来意，业广马上找出《焦尾杂记》稿本交给安策，允许他带回去抄写。

安策表示感谢后，将要离开时，从内室传出婴儿的哭声。安策一愣，低声问业广："是男儿还是女儿？"业广尴尬的表情中流露着喜悦："是儿子，乳名仙次郎。"

业广妻子去世已经数年，其间少不了有媒人介绍续弦，或有女佣在家中。不善于透露个人隐私的业广已是古稀之年，是名副其实的老来得子。

年近四十的安策，似乎对七十老翁得子感到很稀罕，他在抄书的卷末记载了这件事，还不忘称赞业广"老健可喜"。

1878年，在门人弟子的拥戴下，业广在神田五轩街开设"济众病院"，出任院长，并且在院内创办讲演会，首次举行了日本汉方医学讲演。

翌年三月，业广与饭田隆安、高桥宗翰等人，在东京神田"青柳楼"召开温知社结社大会，宣布社则。业广担任社长，浅田宗伯、森立之任督讲，青山道醇、山田业精等任委员。建社当初，集结了五十余名汉医，多数是江户医学馆的医师及其弟子。

温知社还创办了机关杂志《温知医谈》，自1879年3月起每月刊行，至1889年12月停刊，共发行105期。杂志除探讨研究学术之外，还登载"汉医救亡"的评论、倡议等，要求政府批准汉医开设诊所，呼吁在东京大学医院设立临床实习科,以培养后继人才。温知社曾联合熊本、京都有势力的汉方医家,一起向元老院请愿。

山田业广和浅田宗伯、浅井国干等人,先后担任温知社社长职务。他们的抗争虽然没有成功,但汉方医学界表现出来的坚强决心,以及长达二十年之久不屈不挠的斗争,谱写了轩岐医学发展史中可歌可泣的一页。

温知社,是山田业广为日本汉方界树立的一面旗帜,可惜仅坚持了一年余,就匆匆落下了帷幕。

1881年1月20日夜,业广突发哮喘,呼吸困难,治疗无效,于3月1日逝世,终年74岁,葬于东京都文京区净土宗莲光寺内。

业广逝世后,业精继续参与温知社维护汉医权力的运动,他既通晓传统汉方医学,又接受过现代西洋医学教育,能够客观评价孰长孰短。他认为,在外科方面西医占据优势,汉医应该积极接受西洋医学,而且在《和汉医林新志》上发表文章,公开自己的观点,但却受到了汉方复兴保守派的批判。当时只有浅井国干表示赞同业精的观点,但同样也受到抨击。

温知社内部出现矛盾,使业精不得已辞去理事职务。之后,他曾在《继兴医报》上发表文章。业精于1907年去世,终年58岁。父子二人的藏书散佚,凡盖有"九折堂山田氏图书之印"的书籍,都属业广、业精父子的旧藏。

第五节　异色才子森立之

江户时期,日本人的实际平均寿命大约40岁左右,江户后期活到五六十岁的人并不少见,相对而言,汉医的寿命在平均寿数之上。明治初期，江户著名汉医大都进入古稀之年。喜多村直宽、山田业广、森立之、浅田宗伯等先代遗老，应对时代的变化，虽然显得有些力不从心，但是他们仍然以坚定的意志延续汉医事业，以孱弱的力量抵抗政府的打压和取缔，以微薄的收入维持家计，寂度余生。

喜多村直宽50岁时隐居在大冢村，从事汉方医学研究和出版事业，为后世留下了诸多医学著作。在业广拜访直宽后不久，寒冬的季节，直宽患了中风，右半身不遂，治病的同时，仍然坚持出版印刷书籍，乃至1876年7月，向朝鲜捐赠珍本医书。正是这一年的11月9日，经过两年的抗病生活，73岁的喜多村直宽病故。

1881年业广逝世后，森立之又艰辛地度过了四个年头，以78岁高寿谢幕了波澜万丈的人生。1894年，79岁的浅田宗伯，以顽强的精神奋斗到人生最后时刻。

才艺带来的厄运

森立之年轻时是一个多才多艺的青年，目大鼻直，容貌端庄，身体精干，皮肤白皙，颇有女姿。他喜欢观赏评论戏剧，擅长歌舞表演，更有亲近女色的嗜好，时常表现出奇异的行为。他不谙世俗，缺乏人之常情，但却有聪慧可人之处，令人且爱且厌。他虽然满腹文辞，却不善辩解托词，即便受到误解，亦任人揣摩，仍然自行其是。他个性明显、思维敏捷、深入缜密认，做学问善发奇想，非同寻常，从不同的角度考证文献，发表独到见解。

森立之无缘优渥的氏族恩惠，也没有和睦的夫妻关系，天伦之乐更无从谈起。很难说这样的人生，是他自业自得，还是世间缺少包容，或者是命运的捉弄、天妒英才，使他度过了坎坷的一生，在孤独中病死。

但是，不论在任何艰苦的环境中，森立之都能依靠才能，甚至不择手段地维持一家人的生活。更重要的是，他从未放弃过学习和研究，尤其是医学文献的考证方面，他克制私欲，倾入毕生精力，积极吸收先辈的成果，编著了数部巨帙和大量论著，达到了集大成的境界。或者也可以说，他将全部热情灌注于汉方医学研究之中，而忽视了人间世俗的林林总总。

1807年11月25日，森立之诞生在江户北八丁堀竹岛街，即现在的东京都中央区，寸土寸金的银座京桥一带。立之的先祖墓地，设置在龙泉山洞云寺内，他出生之后，毛发和脐带就埋藏在墓旁，寓意着死后魂归于此，以谢泉下之父母。七十八年后，立之病逝，即葬于洞云寺内，时至今日，崇爱汉方医学的学者们仍去扫墓祭奠他。

森家世代为医，历代以"养竹"为号。先代在京都一带行医，自第六代始侍奉福山侯，所以立之嗣为福山医。

其实，立之的父亲名小森幸二，作为森家第六代森恭忠的养子，本应继嗣森家第七代。由于他品行不端，被驱逐出门、断绝亲缘关系。而后，孙辈的立之成为恭忠养嗣子。

立之11岁时，拜涩江抽斋为师，执弟子礼，而抽斋年仅13岁。二人少年气盛，相处和睦。成年之后，二人交往甚深，抽斋如同长者一样关照立之。抽斋逝世后，他的儿子成善仍对困苦的立之伸出援助之手。

立之15岁时，恭忠死去，他正式继承家主，袭名第七代养竹。

立之的生母，名阿皆。其实，生父小森幸二作为阿皆家养子，后与阿皆结婚，居住在阿皆的出生地北八丁堀竹岛街，立之也在这里出生。

阿皆容貌秀丽，自小受到良好教育，曾随宫崎耕海学习书道，还擅长弹唱三味线。立之幼小时同样拜宫崎耕海为师，练就了一手潇洒飘逸的书体，并拜古佃玉函为师，学习经史。古佃玉函原为小田原藩士，受藩主大久保任用。但是，由于他精通经学，个性孤高，遭到同藩士人嫉妒，他又不肯妥协服膺，30岁时脱离藩士地位，回归民间。不久，他就在八丁堀开设私塾，招收弟子，讲授四书五经，维持生计。立之少时，被父母送去接受古佃玉函教育。可想而知，古佃玉函一定对立之的成长产生影响，使他形成了淡泊名誉权势、不屑显扬拔擢的特性。

立之似乎接受父母双方遗传，相貌才艺似母，品格特性类父。实际上他是在祖父母和母亲养育下成长起来的，受到相当的宠爱呵护，缺乏日常生活能力，凡事自我为中心，养成了我行我素的性格。据说，立之直到六七岁时才戒掉母乳，乃至他一生都难忘人乳的美味。涩江抽斋家子女多，出生后要请奶妈，当试乳时，会请立之来品尝。立之对人乳有特别的眷恋，每次喝完后，他都很满意地说"免费喝饱了，真是幸福的事。""不要胡说！"抽斋总会制止他。

他一生不追求安稳，喜好游历，好奇探索，执着坚韧，内心充满着清高自负，不善于随附世俗，但为了适应现实而忍受百般无奈。

父亲离世后，立之承接起家族重任及期待，不久，投入同乡福山侍医伊泽兰轩门下。此后数年间，立之主要在兰轩本乡丸山宅邸中度过，接受教育。他在兰轩身边不仅可以学习医学，而且可以接触到著名学者。兰轩推举立之接受田村元雄物产学教育，倾听市野迷庵、狩谷棭斋、木村俊卿、冈村昌贤、冈本况斋硕学的教导。这使他眼界大开。可是，他没有正式拜过儒学之师，平生崇尚中国清代儒者阮元毕、钱大昕、孙星衍、段玉裁、王引之，专以考证小学为主，自成一家之言。立之博闻强记，5岁之后的事情，皆能一一叙述原委。

兰轩认为立之是一个可塑之才，他思维敏捷，对研究学问有严谨的态度，打算给他介绍名师，深造儒学。1822年盛夏，酌源堂举办学习会，借此机会，兰轩向参会的狩谷棭斋推荐了立之，夸奖他"嗜书成癖"。棭斋教导他读书必先明"小学"，否则读书无益。立之不愧是可教之才，棭斋的话一直牢记在心中，影响了他的研究生涯，成为一名卓越的考证学家。

1822年夏，元简的《伤寒论辑义》刊行了，翌年冬季，兰轩在书斋酌源堂给弟子讲授这部书。年少的立之虽然很贪玩，但是学习上毫不含糊，每次都认真听讲，详细做笔记。讲义结束后，编辑成一部《伤寒论辑义笔记》，总结了兰轩先生的观点，又撰写一篇跋文，记录了讲义过程。

不久，兰轩为了培养立之阅读考证能力，给他一部书，希望他写出读书提要，书名叫《中藏经》。

兰轩对立之说："这是孙星衍本，1754年春传入日本，属于诸版本中的善本。1760年，东奥的小野常建收集宋以前方，编成《古方选》，因为他怀疑《中藏经》非宋书，故不取其方。十余年前，我写了《中藏经撮写》，摘录古方，备用临证，因知其方之古，现编辑在《医书抄》中。其后，我还访问过中国文人张秋琴，向他请教中国考证

《中藏经》的学者及书籍，皆未得到答复。"说完，将《中藏经》和《医书抄》写本放在立之面前。

立之先翻阅《医书抄》，发现其中不仅有《中藏经》的古方，还有《肘后方撮写》《万安方拔萃》，以及兰轩的考证内容，编写于1805年、1806年间。"文化丙寅仲夏一日夜兰轩主人碧麻布蚊幮里撮写"的识语，引起立之的遐想。那时他还没出生，正值而立之年的兰轩师，在炎热的盛夏，为了躲避蚊虫，危坐蚊帐中，挑起油灯翻书抄方的形象，更加激励了他不能辜负恩师的决心。

立之参考兰轩、山本恭庭的观点，首先考证书名。他认为，"中藏"就是"藏中"之意，属于古文常见倒语之类。他对《中藏经》的文献传存及内容做了考证，编成《中藏经提要》。他在跋文中写道："书元一卷，此本厘为八卷，盖系于后人增添，非原书也。又有周锡瓒及孙星衍校本、孙本，即甲戌春舶所载者，尤称善本。余尝奉考据数条为之跋。今识其概略于兹，并为之标题。"

兰轩善诗文，经常与弟子作诗唱和，立之积极参加兰轩主办的诗会，很快显露出才华。1825年春季，上野不忍池诗会上，立之写了这样一首诗："一雨一晴光景移，西涯东岸望相宜。前山绿映满池浪，恰似画图新时扫。"这首出自18岁青年的诗文，与兰轩"奈何家计太寒酸，付与天公强自宽。千万谢言求债客，窃来窗下把书看"的诗句相比，显得自然轻松，毫无困惑悲怆。立之一生中，凡是遇到值得记录的事件，他都作诗表达情感，曾汇编了数本诗集。

1829年兰轩先生突然病逝后，立之直接转入榛轩门下，同时也受教于多纪元坚，继续研究汉方医学。跟随兰轩先生学习这五六年间，立之将先生的教诲牢记心中，将先生的每一篇文章都记录在册，保存完好。兰轩一生不善著述，很多精辟考证内容都以手稿散存。兰轩逝世多年后，立之整理刊行先生手稿，编成《兰轩遗稿》《兰轩医谈》，而且在自己的著作中随处引用。

1833年，26岁的立之娶佐佐木胜为妻，阿胜时年22岁，是鳖甲饰物店老板的女儿，家庭生活比较富裕，出嫁时鳖甲首饰一定少不了。

日本制作鳖甲饰物，具有悠久的历史，现在奈良正仓院中，仍保留着一部用鳖甲制作的乐器。据说十六世纪，制作鳖甲的工艺由朝鲜传入长崎，而复杂的造型及黏合技术则始于江户，后者逐渐制造出各种精美的鳖甲饰品。贵族、富人的婚礼，必须准备鳖甲制品。当时自中国进口的玳瑁制品价格昂贵，于是，幕府提倡以日本内地的龟甲或鳖甲充当玳瑁，制作饰物，所以后来统称为鳖甲。

鳖甲扇面、梳子、头钗、挂件等，都是富人、权力者所爱，是一种身份的象征。随着时代的变迁，渐渐受到广大民众的青睐，如项链、戒指、串珠、眼镜框等等，这些饰品的特点是光艳轻巧，高雅耐用。

立之结婚后，搬到神田玉池居住，这里是江户文化中心，儒学者、汉学者、医学者聚集之地。二十多年后，伊泽柏轩也选择了玉池宅地，建筑了新居，不过那时立之早已离开了玉池，辗转迁移各地。

婚后两年，立之与阿胜的儿子在本乡丸山的福山藩邸中出生了，取名约之。立之的祖母和母亲极其兴奋，将约之视为掌上明珠。

凑巧的是，同一年抽斋的儿子优善、榛轩的女儿阿柏也出生了，而令立之伤心的是，这一年恩师狩谷棭斋病逝，真可谓悲喜交加的一年。

一家五口人中，立之即是儿子和孙子，又是丈夫和父亲，要抚养上老下小。他一边医疗，一边研究古籍，其中最用心的是医学文献考证。而他欣赏戏剧的兴致丝毫不减，尝试演剧的念头也没有打消，他的药箱中隐藏着演剧用的假发，一旦外出诊病结束，他就顺便去剧场娱乐一番。他的演技十分高超，不论扮演什么角色，都表演得惟妙惟肖。他用一条手巾包在秃头上，腰肢摇曳，声色容态，宛如吉原花魁，朋友捧腹大笑，称他有"百种面孔"。

作为一名藩医，爱好戏曲无可厚非，抽斋也是一个戏迷，可是他只作为一名观众欣赏演艺。立之不仅自己编写剧本，甚至参与演出，出入民间剧场或花街，而其他人如有这些不光彩的行为，一般都是暗地里活动。

1837年，灾难落到了立之的头上，使他付出了极大代价。

有一天，立之闯进了吉原的"帮间"中。帮间的"帮"是帮助的意思，"间"是指人与人之间。人们一般在帮间里开设酒席，席上主客互相倾诉情感，有时主人要表演艺技以讨得客人欢心，这些都是男人之间的交涉。

立之在帮间参加表演，扮演大名角色，拍打着屁股，兴致极高。正巧阿部家女佣在场，她认出了这个低俗表演的男优就是立之。回到藩邸后，她将此当作笑话在佣人之间传开，消息不胫而走，很快传到藩侯后宫，阿部侯得知后大怒。此前，他关于立之痴迷演艺已有耳闻，心中十分不满，对于此次立之肆无忌惮地在吉原寻欢作乐，更是忍无可忍。

不久，立之又触犯了另一个忌讳。

立之与一名游女有染，来往了一段时间，感情尚好。有一天，游女要求立之带她外逃，立之答应了。夜晚，二人手牵着手，沿着房檐悄悄向墙外爬去，突然游女不小心将立之踢下房檐，立之摔在地下，腰部受伤。守门的打手将他逮住，得知他的身份是福山藩医。

后来坊间说，这个游女其实另有所爱，只是利用立之带她逃出去，打算与爱人结婚。

这一事件立即被报告到藩侯那里，连带上次的吉原表演一事，藩侯当机立断，将立之开除藩医，取消所有俸禄。

立之的厄运自此开始。

落魄相州十二载

突然失去阿部家的俸禄，立之落入一般平民阶层，不仅难以维持生活，而且欠下债务无法偿还。为了逃避逼债，二月的一个夜晚，立之将仅剩的八百文钱装进口袋，携带着一家老小偷偷逃出江户，奔向相州，投靠关系较好的门人，过起浪人生活。

一无所有的一家人，首先落脚在相州浦贺。乡村生活质朴，花销不大，一家人日常食物基本能够自给自足。

而立之年的立之，由繁华的江户落魄到乡村，离开师友，失去了充实欢愉的生活，他开始感到孤寂和恐惧。看着家中耄耋的祖母和牙牙学语的幼子，他内心充满悔恨与愧疚，同时真正感受到了自己肩上担子有多重。他虽然没有彪悍的身躯，但是有满腹的学问和治病救人的医术，于是经过短暂休整后，他决定尽力赚钱糊口。最初，立之靠按摩获得微薄收入，维持生活。

偏僻的乡村，缺少教育设施，立之马上想到开设私塾，教授幼童学习。此时立之尚心存胆怯,担心自己被罢黜的事情败露,于是他改了姓名,自称"町田玄斋",并很快招到十二三名男童入塾。教室很简单,没有桌几,孩子们席地而坐,立之盘坐在棉垫子上,教孩子们识字读书。看到纯真的孩童,立之的心情轻松起来,脸上露出笑容,时而逗得孩子们大笑,笑声传到窗外,家人的愁容也被驱散了。

"疏木乱鸦霁色高,晓晖满浦弄秋涛。炊烟和蔼轻轻笼,笼遍泊舟数百艘。"

这是立之在浦贺时的诗文,可见他对浦贺这个被海洋围起来半岛还是蛮欣赏的。

在浦贺的生活稳定下来了,立之开始将目光转向自然界,他要熟悉这里的山水草木。起初,他带着妻子外出旅行,可是二人总是意见不一,经常因为一些小事发生口角。立之索性独自一人四处游览,勘察植物,走访村民,有时为人治病,虽然很辛苦,但他乐此不疲。

某日,他走迷了路,七绕八绕地总算来到一百姓家,打算歇歇脚问问路,没想到,刚一进门就被人家误会了:见来了一位剃着光头的人,人们以为是和尚来访,马上向他请求功德回转。立之身为医者,剃发似僧,可是他根本不懂佛经。为了应付场面,他拿起家主递过来的观音经,无意中看了看背面,发现写着花火秘传。这是立之得意之处,他掏出笔在纸上标出读法,使家主看懂了内容。家主表示感谢,施舍立之二百文。双方心满意足,立之顺利而归。

立之曾在旅途中遇到一伪装旅行者的小偷,专门瞄准行人盗窃。立之有所察觉,但毫无惧色,因为自己本来身上也没有值钱的东西。他不动声色地和小偷聊天,规劝他堂堂正正做人，没想到二人聊得挺投机，使小偷有了悔改之心。

虽然身在浦贺，但立之念念不忘江户生活，有时也会悄悄回江户访问朋友。接待他的是抽斋或者榛轩，他们同情立之的遭遇，为他不能发挥才能而遗憾，但藩侯的命令不能违，他们只是尽所能帮助他渡过难关，以待时机。

立之每次来到抽斋家，夫人五百都会以酒菜款待，并且赠送衣物。而且五百对立之的轻佻行为，也不客气地指责批评。五百从娘家带来一个女佣，名叫阿六，性格开朗，活泼可爱，立之喜欢和她嬉闹。有一次，俩人在屋内追跑，不慎将大行灯踢倒，灯油撒在榻榻米上，令五百非常生气。立之临走时，五百送给他一首诗，令他停止戏谑阿六。不仅立之，还有抽斋的戏友丰芥子也常嘲弄阿六。阿六稍大后，五百为她找了丈夫，嫁出去了。

放浪相州数年后，立之教书诊病，经济有所好转。细心的五百，发现立之的穿戴渐渐豪华起来，悄悄对抽斋说："立之的装束很像团十郎，走到街上会被人们围观。"抽斋顺着五百说："他确实有演剧才能。"

平时榛轩、抽斋、宝素与立之有书信往来，有严厉教导和鼓励言辞，也有讨论学问的内容。立之将这些信件都珍重地保存起来。

在浦贺的第二年，不幸的事情发生了。85岁的祖母患水肿病，不治而死。如何处置祖母的遗体，使立之又突发异想。《药性论》中记载，陆英"主水气虚肿"，他想验证陆英这一功效。于是，在火葬祖母时，先在尸体腹部放上陆英，然后点火。他仔细观察尸体的变化，发现祖母本来臃肿的身体，突然泻去水气，瞬间仅剩一具枯骨，陆英利水之速令他震惊。

这个实验,现代已经难以求证,应该不是戏言。然而,立之确实利用祖母的去世,获得了江户友人的金钱援助。

立之怀抱着祖母的遗骨回到江户,准备入殓。首先访问了榛轩,奉告祖母病逝。榛轩为他提供了食宿,还送给纳骨费用,立之感激不尽。可是,浦贺家中急需补贴,他抱着祖母的遗骨,并没有走入寺庙而返回了浦贺。

一个月之后,立之又抱着祖母遗骨来到江户,向榛轩说明情况,榛轩又提供了纳骨费用。和上次一样,立之又将这笔钱转用其他急用了。

第三次,立之又来到榛轩家。这次榛轩想出一个办法,他怀揣着钱,带着立之一起来到洞云寺,将遗骨安置在森氏墓地,向寺庙捐了香钱。祖母总算入土为安了。

在浦贺开设私塾,采药治病,江户学者立之的名声很快传开了,来求教就医的人增多。他同时结识了葛野良冲、太田敬斋、河内偆庵等医者,闲时相聚畅饮,各自讲述见闻,使立之听到了在江户难以了解的民间风俗及疗法。而立之的学识更令大家敬佩,他们关系十分融洽。凡是有意义的内容,有效病例,立之都会记录下来,积累成册,传于子孙。

不久,立之结识了富豪气仙屋长七。富豪的哥哥在大矶经营旅馆,推荐立之搬到那里居住。立之性情活跃,喜欢变动,认为从浦贺岛搬到大矶海岸,生活又有别样风情。

来到大矶,弟子们大力宣传这位来自江户的名医,病人纷纷求诊,有时派轿子、马车迎接立之往诊。立之的素养及学识,令村民心悦诚服,治好病的人会以贵重的物品,或者以米谷果菜表达谢意,立之一家的生活充裕起来。

立之在落魄的生活中，以治病为主，闲暇读书、采药、钓鱼，甚至栽培药用植物，学到了书本上读不到的知识。他很快发现海滨地区，民众多患关节病，汉医称作"鹤膝风"，表现为关节肿大疼痛，或者全身发热，病人十分痛苦。立之根据不同症状，使用汤药、散药、药酒、针刺等方法精心治疗，效果颇佳。病人日益增多，内外妇儿各种病人前来就诊，甚至有人牵着家畜来求治。很多病症是第一次遇到，但立之皆坦然处之。他经常依照恩师生前所教治法试用于临证，效果甚佳，同时他开始整理《兰轩遗稿》。

一村妇生一男儿，婴儿兔唇，家人非常苦恼，来找立之治疗。兔唇除了缝合之外，没有更好的办法。立之耐心说服家人之后，嘱咐说："现在天气炎热，皮肤容易腐坏，入秋后再治疗。"这一段时间中，立之仔细设计了切割缝合办法，入秋后，开始为婴儿治疗。他先切开上唇左侧，与齿龈分离，清洗干净，再垫入棉絮。经过四五天消肿后，左右唇缝合两针。又经四日，拆线愈合。事后，立之记录说，婴儿无智，治疗容易。如果是成人的话，必须先麻醉再施治。可知这次缝合术没有实施麻醉。

某日，有一商贾来诊。立之见他身体健壮，并非有病的样子。商人说，自己年轻时两臂刺青，现在后悔了，想要除掉刺青。立之感到有些棘手，毕竟从来没有治过这种病。他首先想到外贴药，试用数种药物，都不见效。最后，他自作水蛭膏，贴在刺青上。商人疼痛不已，很快皮肉溃烂脱落。接着他用生肌膏贴敷，使其渐渐生出新皮肤，刺青脱掉了。

岸边生活一段时间后，立之又搬迁到山区，这次搬家主要目的是考察本草植物。

众所周知，日本汉方医学不仅以中国古典医籍为理论依据，而且使用中国药材治疗疾病，早在平安时代他们就编著了《本草和名》。直至江户时期，日本已经有多种本草书流行，比如大田澄元的《本草经解》，主要研究日本产植物本草的主治；铃木良知的《本经解诂》，引用中国明清诸家，详细考证；冈村尚谦的《本草古义》，记述产地，描述形状，多有发明。但是，立之仍感到诸书大致是以《本草纲目》校正《神农本草经》，有本末倒置的弊病，对于《神农本草》中的古字古义缺乏理解。而且他发现有很多药材，中国本草记载聚讼纷纭，日本注释本草书人人言殊，所以他决心对中日药材辨伪求真。他不拘于书本上矛盾重重的记述，尽可能到自然中实地考察，亲眼看一看，亲手摸一摸，甚至亲口尝一尝，以便获得正确的信息，并且皆一一详细记录。

日本列岛与中国大陆虽然同处北半球，但天然植物有很大差异，许多药材日本不产，也有些药材日本并不缺乏，但却无法辨别其形状和功用。很多医家早已注意到鉴别引种，立之努力从中国输入药种，自己栽培、炮制，并且尝试如何发挥代用功效。

在与村人、渔民、樵夫的交往中，立之听到了奇趣异闻，见识了珍禽古木，也遇到了惊心动魄的场面。不仅使他增长了知识，而且胆量也大起来。立之个性复杂，喜好厌恶比较敏感，弟子们评价他不拘于小事，不惧于大事，胆壮无所忌，蛇蝎亦可握之。但是，立之有两个最怕，一是雷声，一是蛞蝓。震雷之前，脑中必先有所感。夜间行走，暗知蛞蝓所在，他对自然似乎有敏锐的感应。某日，他带领门人去采药,来到王子权现神社参拜,水池中有雌雄二匹蝾螈,一弟子抓出一只扼死。立之见到后,微笑着说:"幽灵就要出现哦。"说来也巧,突然乌云密布,雷声四起,"来了来了吧",立之一边说,一边和弟子们奔向屋檐避雨。

立之嗜好饮酒,但是最多不过两三盅,而且食量也小,每天是少量多餐。他最爱蒲烧鳗鱼,其次是天妇罗、生鱼片等鱼料理,当然这是日本所有人之爱。至于百姓家常吃的腌咸菜,立之非常厌恶,经历了落魄的十二年,也没有让他养成庶民的饮食习惯。

直至数年后,发生这样一件事。立之恢复职务,为福山藩主妾诊病后受到款待,席上有一种菜肴是海带卷。立之不知道海带卷着腌萝卜,他把海带卷送进口中,顿时觉得恶气上冲,碍于主人的面子,他吞了下去。然后,他慌慌张张地告辞,逃出门外。门外有一条河沟,立之跌跌撞撞坠入河中,他试着爬上河岸,因气力不足没有成功。于是他大声喊:"杀人啦!杀人啦!"周围的人们赶来将他救出,抬到井边帮他洗干净。仅仅一口腌菜,令他如此反应过度,可见他神经敏感程度极高。

相州的向日山,是立之采药的好去处。他对本草文献了如指掌,常常能够在野外实物中得到证实,或者有意外发现。

立之客居日向山麓藤野村,村中生长着植物钩吻,他发现邻村却无一株钩吻树,觉得很奇怪。于是询问村民,村民讲了其中原因。以前,村里有两个孩童玩弄钩吻,玩着玩着,将钩吻放到口中吃了下去。一个孩子吐泻发热而愈,另一个孩子无吐无泻而亡。亡儿的父亲悲痛不已,愤怒之下，将村中钩吻斩草除根，此后村中不见钩吻树。

后来，立之在著《本草经考注》中记录了这一事实，以证明《葛洪方》"钩吻，其茎有毛，误食之杀人"之言不虚。

《伤寒论》中有"通脉四逆加猪胆汤"，但是，江户时期养猪杀猪并不常见，所以获得猪胆比较困难，人们多以羊胆或鱼胆代替，还有的医生使用干燥猪胆。立之认为不符合药理，并以亲身体验证明鲜胆汁的功用。

在相州大山居住时，村中猎夫射杀熊时射中熊胆，熊疯狂地向猎夫扑去，将猎夫咬死。同行的猎手们一同将熊杀死，并且烹煮熊肉聚食，立之也参与其中。他夹了一块肉尝食，其苦无比，毫无肉味，便立即吐出。他因此证实熊胆优于其他动物胆，而且胆在活体中破裂，将蔓延到肉中，导致苦不可食。所以附子、干姜得胆汁之助，则回阳之力激射每一筋脉管孔通气之处，无所不至，是通脉极品。

但是，熊胆毕竟是稀少之物，立之常以乌鱼胆代用。他与渔夫商量，每次渔夫摘除的鱼胆留给他用。此外，他还用酒煎苦参成膏，代替熊胆，治疗实热腹痛，效果颇佳。

相模川上有一座桥叫猿桥，是日本三座奇桥之一，建造于十三世纪以前。桥的西北有座山，名严殿山，山北面有天然石窟，窟中有七祠堂，是一大观览胜地。这样的名胜之地，立之必定造访。

初秋，天气晴朗的日子里，他漫步猿桥上，夜晚住宿附近旅馆。第二天，他携带着酒肴出发，登上了严殿山，看到卷柏如林，清溪流淌，美不胜收。他绕到山北，顿觉阴郁凄凉，忽然，大蝙蝠跎跎飞来，煽动着三尺长的肉翅，令他惊恐万分。他挥起木杖击打，而蝙蝠直接飞入祠堂地下。于是,他跟随进入祠堂,趴在地上窥视地板下面,眼见地下有数万只蝙蝠,倒悬排列,如同紫藤花架。见此情景,他顿觉毛骨悚然。日渐黄昏,便匆匆下山,刚才的场面令他记起《嘉祐本草》中记载:"寒号虫,四足,有肉翅,不能远。天鼠亦倒悬,肉翅似鹖旦而小,在山谷石窟中,故名曰石肝也。"神情安定后,他取出酒菜,自斟自饮,赋诗一首。"削成石窟属天机,中有灵祠列七扉。上尽云梯冷如水,只看仙鼠迫人飞。"

山区有山区的特点,植物种类丰富,野禽奇菌美味。可是,立之最喜欢的还是海产食物,他决定再次搬家,来到津久井村居住,这也是最后一次搬迁。偏远地区缺医少药,古今中外莫有例外,名医到来,立即惹起当地人的关注。立之好奇心极强,每到一地都四处走访,很快就能发现当地的特色。

在津久井村,他看到肥大的鲇鱼,味道鲜美,就请教庖人。庖人告诉他,当地人把鲇鱼叫鼻曲,还告诉他如何断定鱼的美恶——凡是从头至尾肥胖的鱼,一定味美;凡是身体肥胖,至尾部突然瘦下来的鱼,一定味恶。立之记在心中。此后,每见到鱼,一瞥即可选定吃哪一条。

春夏之间,立之惊奇地看到,水池中有数千只蟾蜍和水蛙相斗,他仔细观察,发现它们相负相持,绸缪不动,正在交尾,群斗中有死掉的。这种现象俗称蛙战,其实并非战。这样的场景,在城市中是不可能触目的,立之详细记录下来。

在诊治村民的过程中,他很快注意到了,津久井一带脚气病、流饮癖实证患者极少,大概是他们早餐多食芋魁的原因。但疝气、蛔虫、鹤膝风患者较多。他曾亲眼见到病人死去之时，数条蛔虫自口鼻而出。

相州生活十二年，立之相继搬迁五次，他踏遍崎岖小路，攀登奇岩险峰，走访村民百姓，体验生活的酸甜苦辣。他内心承受着屈辱与孤独，他那高傲的性情，独特的思考，隐藏在内心深处。他没有怨恨，没有牢骚，以乐天知命的度量，接受着人生历练。正如他所言："辛苦不可胜言，然乐亦在其中，其行乐中有大裨益。"

孤雁归巢重返江户

1848年5月，初夏新绿，沁人心扉。立之一家身负简单行囊，踏上回归江户的路，十二年的流转生活，终于画上了句号。这是雪耻之日，不惑之年的立之心情复杂：往事不堪回首，将来的路并不轻松。母亲和妻子身无大碍，约之已经是14岁的健康少年，可是，母亲还是舍不得让他拿太重的行李，他背着自己的书籍，轻松地走着。

去年六月，榛轩相州旅行时，立之为他做向导，二人已经商量如何早日回归江户。其后，榛轩、柏轩、抽斋、宝素、小岛成斋，以及福山藩士，多次与福山藩侯斡旋，建议召回立之，恢复藩医职位。可是，尽管藩侯承认立之富有才学，但是对他的轻佻行为不能原谅，无论各方如何劝说，都不为所动。于是，大家开始打幕府的主意，动用多纪元坚的力量。按理说，福山藩对自家医生应该宽容一些，而幕府对于藩医更加严厉，可是此次相反，在元坚的鼓动下，幕府出面劝说福山侯重新任用森立之。其背后还另有原因：元坚欣赏立之的才华，以及他对学问的执着追求，特别是对本草的研究具有独到之处。此时医学馆接受幕府命令，校正《千金要方》，而医学馆缺少人才，讲师不足,立之是不可多得的人选。立之流浪十余年中,从来没有停止过考证研究,并且结合实践,在鉴别本草和研究替代药材方面积累大量经验,这是江户学者所无法获得的实践积累。榛轩、抽斋曾赞叹,立之虽然落魄乡间,但是鉴书的眼力丝毫没有减弱。

在幕府的压力下,福山藩侯阿部正弘只好同意立之归藩。

立之一家返回江户,无疑非常兴奋。事先,五百夫人在玉池附近为立之家租了房屋,和抽斋家住邻居,并且支付了租房押金和房费,还备齐了日常生活用品,迎接立之一家归来。

当天,五百夫人来看望立之一家,发现家中衣物很少,仅立之本人有两套衣服(因为他要外出看病),其他人只有身上一套服装,夫人阿胜更是衣着简陋。五百顿时产生了恻隐之心,她为阿胜购买了衣服和头饰、袜子、木屐等全套衣装。

"需要什么尽管来拿"五百对阿胜说。"嗯,知道了。"阿胜点头应答。

几天后,五百又送给阿胜高级布料服装五六套,阿胜高兴地接受了。之后,阿胜缺什么,都毫不客气地到抽斋家来索取,五百总是爽快地赠送,内心却希望立之夫妇尽快自立,生活富裕起来。

立之夫妇感情不太和睦,平时口角不断。阿胜毕竟出身富裕家庭,本来以为嫁给藩医,应当衣食无忧。没想到,由于立之的不良行为,使她婚后生活贫窘,颜面扫地。尤其落魄相州十余年,让她饱尝了乡村农妇的苦劳,所以难免经常抱怨唠叨。立之却一心研究学问,考证文献,追逐个人喜好，嗜酒色观演剧，对治病赚钱热情不高。但是，他们有共同特点，就是似乎缺乏感恩的态度。也许他们自恃清高，以为他人的帮助理所应当，也许是不善于表达而深藏心中。不过，立之非常清楚，能够回归江户，离不开师友的帮助，他把这种感激之情珍藏在心里，或寓意在诗文之中。知恩于心，感恩于行，立之将余生奉献给汉方事业。

当年十月，医学馆以协助雕刻医书为名，邀请立之参加校正《千金要方》，每日到医学馆与同道一起校书，并且到课堂旁听，见习讲学氛围。不久，他也成为医学馆讲师，而且坚持到医学馆闭馆的最后一天。

与抽斋为邻的第二年元旦，立之搬进了新居，他兴奋地书写一首贺诗。"迎得玉池新筑春，十年蠖屈渐将伸。白发再起刀圭业，误作世间有用人。"42岁的立之，踌躇满志地迎接新生活，医病救人，希望自己有益于社会，但是，他内心深处屈辱的伤痕难以抹去。

立之家的门厅，张贴着药价表，如葛根汤、藿香正气散、不换金正气散等，标明一付多少钱。这个习惯大概始于浪迹相州之时。

去年小岛宝素病逝后，为了实现宝素的遗愿，立之带领小岛春沂、约之、井口荣春、井口荣达、河合三庵、堀川济、大渊栋庵、田村宗俊、曲直濑正真、栗本瑞见、千田宗知等人，聚集在曲直濑别墅怀仙楼，开始了复原《本草经集注》工作。他们辑佚考证，参阅大量文献，反复推敲校对，1852年，终于誉清完稿。

这一年春日，立之异常兴奋地回到家中，把手中的包袱珍重地放在榻榻米上。家人从来没有见过他如此高兴，不知道他遇到了什么喜事。

立之挥手招呼老母妻儿，说："传家宝找到了。"他一边说一边打开包袱，一幅神农像展现在眼前。"这是长谷川等伯所画，二十年前不翼而飞，近来得知所在，终于索回来了。"立之闪开身，让家人观看。母亲和约之对这副神农像很感兴趣，妻子表情淡漠，不知所言。失去森家世代相传之宝，立之曾非常内疚和惋惜，失而复得，岂非大喜之事，立之兴奋之余，振奋精神，决意重启《本草经考注》的编撰。

长谷川等伯，是安土桃山时代的著名画师，被称为汉画长谷川派系的鼻祖。

1852年榛轩去世，阿胜前来吊念。她跪在榛轩灵牌前，将立之的医学馆讲师任命书放在灵台上，敬献奠仪，插上一炷香，抽泣着说："家夫能有今日，皆拜先生所赐，恩德无量。"

跪坐一旁守灵的棠轩站起身，从内室拿出亡父的遗物，两个药笼和一副雨具，说："家父生前所用，今后立之先生或可派上用场，以作留念。"

阿胜恭恭敬敬地向棠轩表示了夫妇二人的谢意，离去。

棠轩的家人对阿胜的行为感到意外，以往认为她自私自利，不懂感恩，可是听到她发自内心的哀悼，终于改变了对她的看法。

1854年，立之辑佚的《神农本草经》刊行了，这是他一生用力最深的研究。这部《神农本草经》体裁与唐以前版本最为接近，对后世影响极大。叶德辉曾在《郋园读书志》中这样评价："此日本森立之所辑，前有嘉永七年甲寅自序，是在中国咸丰四年。其例以序录冠首，分上中下三品为三卷，合四卷。前自序，考证本书卷数分合。次第引证，博而且精。后附考异，取校群书，多吾国未有之佚书古本，非独孙辑无此谨严，即顾辑亦无此精确。顾序谓天之未丧斯文，惟此足以当之矣。"

榛轩在世时，极其排斥西洋医学，痛批种痘法。此时，江户兴起接种欧洲输入的牛痘，立之到种痘现场仔细观察，发现种痘法的弊病，而且同样方法在《千金要方》中早有记载。1852年3月，他撰写了一篇短文，名《牛痘非痘辨》，5月重新校订后，送给约之和弟子传阅。

6月14日上午，有人来访森立之，自称是受喜多村直宽委托，送来《牛痘非痘辨》刊本。立之感到意外，迅速翻开阅读，卷后附录直宽的文章。文中称赞立之的观点，推崇先进的汉文化，痛斥西洋邪恶行为。直宽在准备刊行《医方类聚》之余，将立之的文章排版印刷，希望广为传之。

摘录如下。

嘉永庚戌年，洋舶赍来牛痘种子，尔后传播，今渐普于方内。其法于小儿两肱内廉上，以铍针轻轻决之，候视血出未出之际，取他儿牛痘成脓之汁，以傅之。（省略）

顷读《千金方》有治小儿疣目方，其法云，以针及小刀子决目四面，令似血出。取患疮人疮中汁黄脓傅之，莫近水，三日即脓溃根动自脱落。此与牛痘法全同。（省略）壬子闰二月源立之立夫录

喜多村直宽附录文。

西洋算术之书有阿尔热把拉者，即汉言"东来法"。云其说与元李冶《测圆海镜》吻合焉。盖洋人航海已数十百稔，故汉人之言往往流入于西域，而深讨密究，固彼长技

因转辗挦扯，又还流传于汉土者有之，非悉洋人之创见辟开也。今睹立夫论洋人引痘术，即《千金》治疣目法，是其原自汉土移者，可印证也。（省略）

洋人狡黠，能察其情，设此谲诡之伎，以诳惑愚夫愚妇耳。且阿片之烟禁之其土，而鬻诸外邦，亦焉知引痘之术彼土弗用，而非为欺他之计哉！若使洋人闻之，必魂消胆落矣。尝诵阮使者赠浩川邱氏诗"鸦芙蓉毒流中国，力禁犹患禁未全。若把此丹传各省（痘古名丹），稍将儿寿补人年"。此殆知其一而不知其二者也。予顷制聚珍版，偶读立夫此编，喜其说之精畅，可砭俗耳也。亟排刷数部，以广其传，漫附数语于筴尾。嘉永壬子上已日喜多村直宽士栗识

森立之，字立夫。喜多村志宽，字士栗。

喜多村直宽在文中举出阮元与邱熺对种牛痘的观点，敏锐地指出中国人轻信西洋的幼稚和片面。

邱熺，字浩川，广东南海商贾。1805年在澳门经商时，曾亲身接种牛痘。种痘成功之后，编著《引痘略》一卷，最早介绍了种牛痘法。

在痘疮肆虐，谈痘变色的年代，达官显贵，名声显赫的阶层，纷纷邀请邱熺为自家孩童接种。1817年，力主禁止鸦片的两广总督阮元请来邱熺种痘，事后赠诗一首："阿芙蓉毒流中国，力禁犹愁禁未全。若把此丹传各省，稍将儿寿补人年"，提倡全国民众接种牛痘。

可见，江户汉医崇敬中国医学和文化的情怀，绝不亚于中国士人，甚至表现出一种狂热追从态度。他们还大胆揭露西洋向亚洲渗透的野心，强调中国文明自古对世界具有影响力。不过，西洋医学和文化已经大量涌入日本，信

奉西洋文明的医家大有人在，他们提出与立之和直宽相反的观点，这正是江户末期汉洋医学斗争的一个侧面。

不久，立之参与编辑《经籍访古志》，这是他最擅长的专业，也是最喜欢的事情，工作量极大。不足两年时间，医学馆骨干元坚、堀川、抽斋相继病亡。恩人、同仁的死别，使立之身心受到打击，而且目睹了医学馆的学术能力明显减弱，立之认为，不论年龄还是学识，他都站在第一线上，必须挑起重担。

编写《经籍访古志》需要经眼实物，考证版本。以医学馆的声誉，幕府文库以及私家藏书都会提供方便，但是，调查关西一带，尤其是京都的文库及寺庙藏书相当困难。幸好十年前，小岛宝素将京都访书内容编成《河清寓记》，成了《经籍访古志》的重要参考。因为当时宝素书写潦草，不易辨读之处颇多，立之决定重新抄写一部，传存后世。

1853年夏季，《河清寓记》抄写完毕，立之无比兴奋，书后识语可感愉悦之情。"嘉永癸丑七月廿六日未尅许，书写毕时凉飙忽至，西山墨云雷声远闻，出浴爽快不可言"。

挚友、恩人抽斋的突然离世，使立之悲痛至极。眼下，帮助立之重返藩医的恩人，仅有柏轩在世，他特别珍惜二人的友谊。赠柏轩诗中，表述了珍视柏轩的情感。"与君从少同茵席，白发至今犹莫逆。交际恰如苏轼画，萧萧瘦竹凭磐石"。

1863年，柏轩病死在京都。失去了最后一位知己，他的悲伤无以言表，他默默地写了一首悼亡诗。"元来瘦竹凭磐石，磐石已颓无所凭。瘦竹可怜岁寒后，萧萧独立雪霜凌"。

立之号养竹，柏轩通称磐安。

这两首诗时隔五年，文字相互照应，表达着他对柏轩的仰赖之情，并哀伤柏轩的早逝及孤寂。

柏轩比立之小3岁，受父兄的呵护提携，成为幕府奥诘医师，担任医学馆讲师，具有稳定的地位和势力。立之陷入流浪窘境，除了他行为不检点之外，主要是缺少家族势力的支撑，加上他倔强的品格，如竹子那样难折难弯。

时不我待只争朝夕

立之恢复了藩医的职位，每日要诊治病人，还要轮流到藩侯阿部宅邸值班，无论多么繁忙，他都没有停止考证和写作。年近六旬，身处汉洋医学的角力之中，立之深感汉医学的大厦开始动摇，内心产生强烈的危机感，他能做的事情，只有争分夺秒地著述。经过常年积累，以及借鉴先辈同仁的研究成果，在江户末期他完成了四部考注著作，也可以称为集大成之作。

《本草经考注》（1827—1857）

《金匮要略考注》（1856—1863）

《素问考注》（1860—1864）

《伤寒论考注》（1865—1868）

数年之内，立之完成数百万字著作，而且部部首尾完整，原文注释分明，字体舒展，图文并茂，表格整然，既广泛参考中日两国历代文献，又不乏独特而超乎寻常的思考，文脉清晰，语言流畅，考证翔实。这些都体现了他顽强的创作力，其所投入的精力是常人难以想象的。同时这也证明了，他有深厚的文化底蕴和超人的记忆，以及不畏繁杂的耐力和勇于挑战前无古人的自信。正所谓胸有万卷，笔无点尘。

立之对学问锲而不舍、知难而进的个性，早年已得到元坚的欣赏，也是他主张召回立之的主要原因。无论遇到任何喜乐忧伤等意外情况，立之都没有放弃撰述，他在各部著作中附录了大量识语，记述了当时发生的事件以及自己的心情，作为客观史料，具有较大价值。而且他还使用了四五十个笔名、斋名，根据心境变化而随时更换，有自勉之词，有自嘲之意，有无奈之慨，反映出他不拘一格、不慕荣利的人生态度。

《本草经考注》即将完成。他兴奋地赋诗自贺："半百未衰添二龄，椒樽对坐眼先青。今春别有欢心事，考注新成本草经。"

经过三十年的积累，《本草经考注》终于完成了，立之充满了成就感。

年末，立之接到驻留江户城中的备后守大田资始的传唤。立之更换正式装束，来到江户城，向门卫说明来意，门卫将他引领到踯躅间。立之面对这位年过古稀的大名，表现出恭敬谦卑的态度，施礼寒暄后，整衣危坐，等待大名指示。

大田资始轻声地对立之说，近来将军欲召讲读医书，且详其术，故近日可拜谒将军。

就是说，立之将成为德川家茂将军的侍读，对学者来说，特别是对曾经遭受黜免、落魄山村的藩医来说，这简直是受宠若惊，倍感殊荣。

当时家茂年仅13岁，刚刚继位，也确实是学习知识的年龄。

12月15日，立之正式拜谒将军，被任命为目见医师。立之的感想有诗为证。

"忽应官招上御筵，一身踯躅列公前。知吾道未全堕地，安政年犹享保年。"

在幕府白书院顺利举行了拜谒礼，立之紧张愉悦的心情尚未平息，突然房宇作响，地动屋摇，地震袭来。江户何时何处发生地震都不奇怪，人们纷纷向安全地带躲避。

震后，立之仔细环顾城中，一片寒风凛冽、叶落枯枝的景象，侍者们穿梭于亭廊之间，搬运着各自主子所需物品。此时立之莫名地感觉自己已经属于城中之人，开始悬系幕府的安危了。

他平安返回家中，径直盘坐在桌几前，拿起笔来匆匆写下途中思考的诗文。

"城营既入几重门，肃肃威灵将断魂。更遇地震还卜得，名声自此满乾坤。"

"名声自此满乾坤"，他似乎对未来的期待过高了，此时幕府和汉医的势力已日薄西山，犹如山雨欲来风满楼的情势，唯有立之考证编撰的态度丝毫没有动摇。

在撰述四部"考注"的同时，立之还编写了多种书籍，而独子约之，是他的最好帮手。约之幼时受父亲熏陶，在学问上他是一个早熟儿，少年时期帮助父亲抄写文稿，不仅字体整然，且有独特观点，俨然有学者风范。他还有诗才，短暂的一生中完成了大量诗稿。约之的学问除少数自作外，大多保留在立之的书稿中。

然而，父子二人相貌品性迥异。约之身材粗壮色黑，言行鲁莽，执拗吝啬，对所见所闻漫不经心，情绪躁扰不安，语言笨拙。五百夫人曾经诧异对儿子成善说："像约之这样的人，也能够学习优异。"早逝的约之，终究无法超越父亲的藩篱。人生的厚度和宽度，需要用长度来浓缩，方可丰脾坚实豁达。

　　为了解除社会动荡带来的饥荒，立之组织数人校对《救荒本草正名录》，以便正确利用植物充饥。

　　另外，立之还编写《华鸟谱》《半鱼谱》两部食用书，详细记载了六十一种食用鸟禽类、八十一种鱼类的药效、耐毒、性味等。为了便于百姓正确辨识动物饲养食用，他还特意请著名画家服部雪斋绘画彩色写生图谱。当时立之生活并不富裕，为了支付雪斋画费，他只能节省其他开销。雪斋每天大约画一两幅，立之揣着钱去见雪斋，交换图谱，彩图令立之十分满意。大约经过一年时间，他们完成了一部鸟禽六十一种、绘图六十五幅的册子。关于书名，《华鸟谱》之"华"，繁体"華"字由6个"十"，1个"一"组成之；《半鱼谱》之"半"，繁体"半"字是由"八十一"组成，立之取此二字，玩了一个文字游戏。

　　每当一部得意的著作完成之后，立之都会与同仁欢庆一番，或聚酒或郊游，此时是他最开心的时刻。他笑不拢嘴，露出缺齿的牙龈，反而引起同席人嘲笑。但是，当酒进数盏之后，众人一言不合、争吵不休的事情偶尔也会发生。

　　居住在银座的富豪津藤，举办酒宴，招请文人、画师、艺人、医生等数人。前来聚会的有森立之、小野富谷、涩江优善、伊泽德安等，入席后人人面带悦色。不久，立之与富谷争吵起来，而且相当激烈，立之以低俗的语言痛斥富谷。身材高大的富谷惊恐失色，离席逃避。平时凡事得过且过、不斤斤计较的立之，和滑稽可笑、爱财如命的富谷发生冲突，令优善和德安感到意外。二人究竟为何怒目相对，一直是个谜。富谷是一个自私的人，平时人缘不好，抽斋曾戏称他为"包茎"。大概是往日的积怨，在这一刻爆发了，这也是立之仅有的一次怒形于色。多年后，优善和德安对那次喧哗仍然不能忘却。

三月份，立之等人在昌平直舍完成了《救荒本草正名录》的校对，参加者希望轻松郊游一次，大家开始议论去处。去年，同门清川玄道去世，大家认为应当去悼念，清川在小梅村有别墅，顺便可以游玩。

5月5日，天晴，热气弥漫，柏轩、立之、元佶、元琰等七人集合，犹如登殿朝拜一般，庄重出发了。来到小梅村，先为清川上香祈祷。然后，他们攀登近处的山峰，在岩石上刻书"吉"字，大家为如此壮举心满意足。当晚，返回元佶家中，众人举杯抒怀，醉卧天明。

九月，约之长女出生，取名鐄，是森家的第一个孙女，全家非常欢喜。大槻家得知女儿生了女儿，表示祝贺。一个月后，大槻访问森家，看望外孙女。大学者来访，立之尽全力招待。

席间，二人聊文唱诗，谈笑风生。

"接到藩侯命令，自下月起将赴仙台奉公，以后见面机会少了，但愿婴儿顺利长大。"

听大槻这么说，立之有些寂落。

他拿起笔纸写了一首诗。"勿言分手隔天涯，自有飞鸿报月花。若比蕃夷通信邈，一千里外是邻家"。双手将诗文推到大槻眼前，调皮地说："班门弄斧了，请指教。"

"不愧是兰轩的弟子，人人善诗文，清川父子常常有诗寄我。"正如大槻所说，清川玄道隐居小梅村后，以作诗吟诵为主，与次子清川安策写作诗文，大多送大槻先生斧正。

此时，汉方界的精英已所剩无几，他们仍然凝聚在医学馆周围，发挥着各自作用。不幸的是这一年十月，时任医学馆馆长的多纪元昕突然病逝，立之在他的《本草经考注》中记录了这个悲伤的时刻："十月二十七日灯下书，立之。今日午时于营中馆晓湖君发卒中证，途中绝息，不堪喟然矣。"

元昕号晓湖。

此后，元佶继任馆长一职，带领医学馆同仁投入精力再校《经籍访古志》，不久亦将完成。

七月，柏轩客死京都，对汉医界又一沉重打击。九月，刚刚担任医学馆长不足三年的元佶呕血而逝。汉医重要人物相继暴病身亡，年长的立之是何等的悲伤，他将痛苦压抑胸中，落于笔下。在《素问考注》中写下这段识语："文久癸亥九月初四日夜三更灯下收豪于蕣轩下，醒翁森立之。昨夕刘棠边君吐血升余，忽焉捐舍。呜呼，哀哉。享年三十有九，与柳沜先生同龄也。"

多纪元佶，号棠边。刘，即取祖先汉灵帝姓。柳沜即元佶之父多纪元胤，39 岁病故。

1864 年 4 月 5 日，38 岁的清川玄策去世后，立之承担了医学馆数门课程，年末为了表彰他的功劳，幕府赐予月俸。经济充足一些，立之马上刊刻了相州十二年的治疗经验《游相医话》。

立之少年时患龋齿，此时大部分牙齿已经脱落，咀嚼食物相当困难。好友佐藤文仲是有名的口科医生，答应为立之制作义齿。立之真的是有心人，他不仅将自己脱落的牙齿保存下来，而且还保留了曾祖父森中虚的牙齿，此时都派上了用场。佐藤利用这些牙齿为立之制作了一口义齿，相当精致。镶上假牙，饮食更香甜，说话更清楚，脸庞更丰满了。立之乐不可支,甚至将这件事情记在《素问考注》中,而且还顺便炫耀日本技术。他这样写道:"尝闻西洋器物制作之妙巧,月日尽奇,而义齿之工未闻有之。近年香港有口科善造义齿,云从日本所传。"

这一时期,立之外出多与约之同行。医学馆讲学,约之也列席旁听。逛书市,观赏演艺、动物等活动多由约之陪同,二人虽为父子,但如学友,平等讨论。夜晚,父子对坐书几,在一盏提灯下,除了研究学问,就是评论演艺,有时话不投机,也会争论起来。阿胜不胜其烦,开始唠叨父子,反而显得更嘈杂了。家人因此制定一条规矩:在家中不准谈论演艺,但规矩经常被打破。父子争吵也是一种交流方式,体现了血浓于水的亲情。

八月,约之的次女诞生,取名柳。森家添人进口,当然是件喜事,可无疑他们更希望是个男儿。

1866年秋季,为参加祭祀活动,立之随藩队返回福山,途中每到一处,他都赋诗留念,到达福山后,落脚伊泽家,居住二十余日,完成任务后,与同藩朋友访问菅茶山的故居,对恩师的挚友表示敬意。

在返回江户的途中,立之带领友人登山采药,调查福山藩周边的药用植物,积累大量资料,后年与约之共同编制了《福山植物志》。

十月初,立之返回江户。可是年末最后一天,立之家遭受火灾,房屋全被烧。不幸中的万幸,"森氏开万册府"藏书却毫发无损。这完全得益于土藏防火智慧。

明治元年正月,医学馆每年例行的"发会式"取消了,规定的讲座也多次取消,讲师和学生心知肚明:医学馆即将关闭,颇有烟飞云散的气氛。

1月27日,立之讲授《伤寒论》。课后,他忧心忡忡地返回家中,闷不作声地整理讲义,继续著述《伤寒论考注》,此时已经编写到第31卷。约之在准备《神农本草经》讲义,下周他要在医学馆讲授本草学。

28日,医学馆派人来到立之家中,交上馆主多纪安洲的信函。多纪安洲是元昕之子,生于1841年,是医学馆最后的馆主。

立之打开信封,字很少,要求他登馆,有事相告。立之心里已经有了结论,不慌不忙地换好衣服,向医学馆走去。几位讲师相继来到医学馆,馆主安洲沉重地对大家说,医学馆陷入窘境,新政府将关闭医学馆,将馆址改为种痘所,剩余课程暂时继续。

2月2日、7日立之讲授《伤寒论》。6日约之讲授《神农本草经》。

11日以后,为了收容战场上负伤人员,医学馆停课,馆内住满了伤员。

立之在家急速著书。2月18日,他在《伤寒论考注》第31卷末记下识语。

"庆应四年戊辰二月十八日雪后雨中书于华佗术之温知药室。森立之岐翁。"

"此书起业于庆应元乙丑年四月,今兹至戊辰二月,中间凡三年,退食刀圭奔走余闲,夜以继日,遂得脱稿矣。余五十年来精神之所专注,唯在此之三十卷中,如其家说秘诀,其理玄妙幽微,盖非其人则叵传。仲景以后以心传心之至意,久失其传,注家皆就文字上而解说,但是升堂而未入室之徒耳。今看破其偏陋而归于临症实诣之地,则仲景之书可始读而可始施用于今日也。六十二翁立之再录。"

3月3日，伤员相继出馆，10日以后医学馆重新开讲，此时仅剩四名讲师：立之父子、佐藤元苌、橘宗俊。社会动荡不安，汉洋医学斗争激烈，学生的意志出现动摇，来馆听讲者急速减少，直到16日再无人来听课了。

18日，立之的《伤寒论考注》完成，在第34卷末记录了当时的心情。

"庆应四戊辰年三月廿三日书于作乐书屋。近日官军诸卒已入都下，四邻寂寥，细雨蒙昧，满目春色，却觉如秋色。噫！"

燃烧殆尽人生谢幕

1868年7月，立之一家乘船西下，归还故里福山藩。他们29日到达福山，在城南医者街卜居下来。福山比江户安静得多，对于六旬老人而言，是安度晚年的好居所。可是，生于江户长于江户的立之，仍然怀念大都市的生活和环境。

很快，他们在福山迎来了中秋。夜晚，立之一人来到庭院，仰望着东方的天空，回忆着以往与友人赏月，把酒当歌的情景。

9月8日正式改元，开启明治时代，首都江户改名东京。

除夕之夜，立之半醉半醒地吟唱着："暖衣饱食岁将除，一室之中乐有余。父子灯前论笔画，唐碑揭帖宋刊书。"可见，福山生活令他十分满意。两个孙女活泼可爱，7岁的孙女阿鏒开始跟随祖父认字读书，为立之带来天伦之乐。

翌年二月，约之就任诚之馆讲师，俸禄颇丰。这是令立之欣慰的事：儿子能够自食其力，养家糊口，身后无忧了。

约之任性自我，与自小娇生惯养有关，凡事随心所欲，有独自的追求。少年时他拜入柏轩门下，没坚持多久，就离开返回家中与父亲读书。汉学医学之外，他对自然科学也感兴趣，年轻时喜欢观天象，即便是寒冷的夜晚，也登上屋顶，一边观察星宿，一边记录。后来，他积极接受西洋文化影响，开始研究英文书。看来他是一位识时务的人，能够与时俱进的人。

约之还有一个特点，就是特别节省，乃至到了"甚爱"的程度。他也喜欢观赏戏剧，有时会一个人悄悄去剧场，观剧回来之后，默不作声，决口不言剧情，因为他担心家中其他人也想去看。他的一条手巾会用三年之久，仍不舍得扔掉，存放起来。

每当母亲上香进供时，约之总与母亲争吵，认为是浪费食物。他对妻子阿阳也很苛刻，从来不给她买衣物。阿阳虽然出身学者大家，但是与教养和学问无缘，她与丈夫和婆婆关系不太融洽，只是立之不介入他们之间，还算一个好公公。

10月27日，东京藩邸突然召请立之返回，侍奉患病的阿部正宁。

翌日早，立之乘轿向东京出发，利用陆路交通，11月8日半夜到达本乡丸山藩邸，第二天开始为阿部诊病。其病情确实令人担心。立之每天都去看望阿部，休息的日子里，他去访问友人或书市，如果遇到有价值的古籍，也会买下来。

十二月的东京，寒风习习，走在街上，迎面走来一个抱肩缩头瘦弱的人。"宗俊！"立之大声叫道。医学馆闭馆，他与橘宗俊分别，不过一年多，宗俊竟然变得如此孱弱。问其原因，是因为患了痿症。立之顿时感到鼻子发酸，嘴唇颤抖，握着他的手说："多保重啊！"望着宗俊瘦小如儿童的背影，立之倍感世态凄凉。

立之在东京迎来了元旦，却完全没有新年的喜庆。二月末，藩府有命，令立之返回福山，由棠轩赴京为阿部诊疗。

3月16日，立之离开东京。不知道今后是否还有机会上京，老人善于怀旧，于是他绕路去了流浪十二年的大矶，与几位熟人相聚，在那里住了一夜。万分感慨之余，赋诗一首。

"屈指已过30岁，今宵偶宿故人楼。余绫浦上孤灯下，忽听潮音思旧游。"

立之顺利返回福山，受到藩府奖励，赐予城东寺街一片土地，盖起了房屋。秋季，立之一家自城南医者街迁入新居，自此可以安居乐业，尽享天年了。

年末，他受命编写《皇国地理略》。11月7日动笔，八天之后完成初稿，封面上记载："明治三年庚午十一月十五日森立之源立之撰。"

立之心中仍然有一种期望，想成为新政府的一名官吏。他将稿本呈送各官僚审阅。大家非常震惊，赞叹其编写神速。后来，福山学校教科书中引用了《皇国地理略》内容。

天有不测风云，人有旦夕祸福。

五月末日，有人送来寿司，立之一家人围坐，愉快地享用。食后不久，约之觉得腹部不适，早早休息了。第二天,感到更加痛苦,次日拂晓,不治身亡,年仅37岁。

突如其来的不幸,给立之夫妻带来极大打击,阿阳欲哭无泪,不知如何是好。

六月暑热,遗体必须尽快埋葬,立之选定了福山贤忠寺墓地,爱子入土安息。

棠轩得知约之病死,到立之家吊唁,一边安慰立之夫妇,一边考虑今后的事。

独子丧失,又无孙儿,森家后继无人,领养嗣子是当务之急。大家商量之后,决定领养平野龟三郎继任森氏家主。

6月29日,雨中,棠轩带着16岁的少年龟三郎来拜见立之,棠轩作为见证人。双方协商今后各自的责任,顺利地达成协议,签订誓约书。

阿阳把鐄叫到龟三郎面前,说:"初次见面,今后请多关照。"二人互相施礼。鐄低着头,不敢看龟三郎。由棠轩做媒,龟三郎入赘森家,将来娶鐄为妻,成为森家继承人。

10月11日,森家举办酒席,宣布龟三郎正式继任森家主人,更名为森龟三郎。福山名士也前来祝贺。

表面上看,约之身后事有了着落,森家托付给龟三郎,立之夫妇可以安心了。可是,丧子之悲难以平息,尤其是阿胜精神萎靡,一卧不起。11月3日,阿胜病死,享年61岁。

4日,棠轩收到讣告,第二天奔向森家,与立之一家为阿胜举行葬礼,将其埋葬在约之墓旁。大家祈祷母子在天堂相聚。

失子丧妻的悲痛,对立之的打击是难以估量的,解脱痛苦的唯一方法是著述。他开始修订年初编写的《伊吕波字源考》，待机出版。

整理手稿之外，立之每天教鐄读书写字。10 岁的鐄与祖父感情很好，学习也用心，立之将对约之的期望寄托在鐄身上。鐄的容貌和才气继承了父亲的遗传，反而不受母亲阿阳的喜爱。

阿阳也有自己的苦楚。丈夫和婆婆突然离开，家里的事情由她承担，悲痛和怨恨一同袭来。丈夫婆婆在世时，她活得不痛快，压抑着自己的情绪，此时她有些迷茫和颓废，经常借酒消愁。立之看着年已三十的儿媳成了寡妇，即同情又内疚，深感有愧于大槻家。

寂寞的冬天过去了，立之忍耐了半年多煎熬。他的满腹学问，一腔情怀，被时代、被社会、被家人所鄙弃，无处可诉，无人聆听。他决心摆脱郁闷的环境。

2月23日，立之访问了棠轩，告知明天去吉野山郊游，家里的事委托龟三郎管理。

他留下一首诗后，于24日离开。

"欲看芳山万树樱，旅装才挈一瓢行。宛然先辈寻花去，栢笠飘飘菅笠轻。"

立之吉野郊游之后，又周游各地，但并未返回福山，五月到达东京。作为江户人，江户的魅力以及家庭的不幸，致使他任性地选择了适合自己的生活方式。

去年，政府实施废藩政策，福山藩邸由明治新政府接管，福山藩驻在人员纷纷搬出宅邸。十五六岁的涩江成善，正在大学南校和海保塾学习。昌平学问所改称大学南校，海保塾由海保竹迳经营。为了方便上学，成善在附近租了房子。

立之在汤岛一带借到房子，安顿下来。两天后，立之找到成善居所。本来返回福山的立之突然来访，令成善吃了一惊。

"两天前回到东京了，特来告知。"

"得知先生家中不幸，无力帮助，惭愧。"

离别时，立之邀请成善来自己家做客，成善痛快地答应了。

过了两三天，立之又来找成善，直接诘问成善："为何没来我家？"

成善一是时间紧，二是与立之不太亲近，毕竟年龄相差50岁。可是，失去儿子的立之，非常期望找到寄托。成善与兄长优善不同，是一个正派踏实、追求上进的青年，对母亲五百十分关心孝敬，立之也喜爱成善。

无奈，成善陪同立之来到汤岛的新家。成善感觉，与其说是家，不如说是店。书桌面对门外，行人可看到里面人在读书。成善开玩笑地说："好像占卜店。"立之听后哈哈大笑。

之后，二人常来往，多是立之去找成善，如果成善不在家，立之会在粗糙的纸上，用汉文写明来意，留给成善。每当成善有问题请教立之时，一般两人会到小酒馆，一边喝一边聊，每次立之都会对新政府表示不满和抨击，俨然一位前朝遗老。

返回东京后，立之显得年轻许多，精神振作，动作敏捷，而且开始蓄发，年过六旬仍毛发蓬松如壮年。

不久，立之迎来了新的机会。五月末，他受聘文部省十级官职，也就是最低的一级。这里聚集了汉学精英，冈本况斋也在其中。立之分属于督学寮，从事文化教育工作，编写教科书，数年中出版《历朝史要》《伊吕波字源考》《片平两假字考》《文章轨范讲解》等。

翌年，立之搬到神田新居，房屋宽敞一些，他将福山的儿媳和孙女接到身边一起生活。当儿媳一家兴高采烈地来到新家时，发现家中已经有了女主人，名百合。立之再婚了，家人吃了一惊。

为了支撑一家生活，立之同时承担几项工作，凡是与汉医汉学有关的事情他都尽力参与。先后担任医学校编修、朝野新闻记者、工学寮科长。

随着年龄的增长，立之不再那么趾高气扬，逐渐感知人间冷暖，对弱者产生同情。他成立了盲人会，组织盲人学习针术，让他们掌握谋生技术。每次大约招集二三十盲人，聚集在家中，大家都认真听讲。他们来时，鞋和杂物丢在门厅，下课后都争先恐后地挤到门厅，穿上鞋拿起自己的东西回家。最令立之家人感慨的是，二三十人在杂乱中，从来没有发生过拿错东西的事情。

立之还在家中设立了"正名学舍"，凡是与学问相关的问题，他都能够解答。另外，还代笔诗文、序跋等，来求学的人相当多。

"正名学舍"规则是这样设定的：

午前8时至11时、午后3时至6时讲课，周六周日休讲，每月学费50钱。

代笔费，诗文绝句一首20钱以上，律诗一首50钱以上，文章、序跋定价不一。

动植物鉴定、不明文字解读，一品一字3钱以上，回答内容均付诸文字。

此外，他还参与温知社活动，编辑月刊志《温知医谈》。每月1、6的日开设讲座。"1"的日讲医经，"6"的日讲经书。下午1时开讲，至4时结束。

立之还尝试着恢复医学馆的传统，举办"药品会"，展览动植物药，鉴别真伪，为药品正名。展览的目的不是猎奇珍品，而是正确使用药材治病。

1879年8月26日，立之的后妻百合病逝。此时阿阳的精神状态很糟糕，经常酗酒，酒后发狂。立之无可奈何，吩咐女佣，只要阿阳喝酒，马上把家里的危险物品藏起来。

不久，立之带着女佣阿菊离开了家，搬到日本桥坂本街居住。正是这一时期，杨守敬频繁访问了他，向他购买了大量书籍，因此，立之的经济状况获得了改善。

1879年12月1日，73岁高龄的立之又找到了新工作，担当大藏省印刷局编修，每月工资40元。局长欣赏立之能力，当初决定每月出80元工资，可是立之觉得自己年老，受到雇佣已经感激不尽，少拿钱多干活，才能够受到长期雇佣。局长给立之特别待遇，在土藏内铺设榻榻米，让他在里面工作，而且把钥匙交给他，可以随便出入。土藏是安全的建筑，冬暖夏凉，对立之来说是最舒适的环境。如他自述："日日入局，不知老之将至，殆为金马门之想"。金马门，汉代宫门名，学士待诏之处。

"存而不忘亡"，人生难测路有多长，立之开始筹划身后事。亲笔写下"自作寿藏之纸碑"，极其简要地叙述了生平，最后以诗文结束，对自己的一生相当乐观。

"万卷架书不识贫，堪欣恩泽及微臣。花前月下存余乐，杯有新蒭盘有鳞。辛巳秋日七十五翁养竹子书。"

1880年1月19日，儿媳居住的神田家遭受火灾，房屋坍塌，侥幸土藏中书籍无恙。立之在松富街租了房子，让儿媳一家暂住。

后来，立之向政府申请救助，在水谷街构筑新居。之后，一家人重新团聚同住。

这一时期，立之整理刊行师友遗著，由印刷局出版了狩谷棭斋的《倭名钞笺》，与中国使馆协作，刊刻了《经籍访古志》。为此，立之无比欣慰，可告昔日亡友在天之灵，也是他一生不懈追求的最后辉煌。

1885年1月，立之印刷局工作结束，失去了固定收入，虽然身体每况愈下，但他仍觉得精力尚未完全燃烧，于是再一次寻找工作，最合适的是写文章。此时，涩江成善在《京浜每日新闻》社工作，介绍立之为报刊演剧栏目撰写评论。评论演剧是立之的特长，他的文章受到好评。

10月10日，成善出差归来，发现桌子上放着一张字条："有事面谈，何时能见。五日。"一看即知是立之的留言。翌日，成善去访立之。不巧，立之外出，只有阿阳和鐄在家，柳已经出嫁。成善留言，约立之为报社撰写两三篇文章，然后就急忙返回家中，因为第二天还要出差。

11月25日是立之78周岁生日。他筹划了一次活动，向友人发出了"森枳园诞节之宴"通知：

昨年以来，余患咽喉不利，每当饮食，其痛楚难忍，并觉精神疲劳，学习之外无事可做。且得诸君有效方剂，渐渐趋于少愈。本日，余之生日，邀请诸君召开再生之贺筵。宴席之余兴，陈列百种旧藏书画、古器、古物，抽签取得，即刻割爱，归诸君所有。当日不论晴雨，午后三时开始。远方驾到，祈望领取以下目录所载物品。但请付会费一元。

追述，是否光临，请于本月22日以前告知。明治十八年十一月 枳园森立之

《目录》

第一、医心方。第二、广雅疏证。第三、论语 正平本。第四、尔雅。第五、本草经。第六、真本玉篇。第七、孝经 。弘安本。第八、大学或问。第九、三经。唐本。第十、秦汉瓦当图。第十一、琱玉集。第十二、帝范臣轨。十三、明理论。十四、活人书。十五、伤寒论集注。十六、伤寒论方义。十七、金匮本义。十八、甲乙经。十九、脉经。廿、太素脉诀。廿一、王叔和脉诀。廿二、明堂灸经。廿三、瘟疫论。廿四、察病指南。廿五、医学正传。韩板。廿六、活人心。廿七、丹溪心方。廿八、苏沈良方。廿九、外科精义。卅，医说。卅一、玉函经类编。卅二、金匮集解。卅三、晋唐方选。卅四、医家必携。卅五、疡科秘录。卅六、续疡科秘录。卅七、产子图。卅八、木人。卅九，狩野养川院画卷二。四十、松荣牡丹图。筥入。四一、性理字义。四二、元板策要事文类聚。零。四三、脉经。唐本。四四、青囊医方捷径。四五、医海蠡测。四六、家居医录。四七、袁永之集。四八、布近孝信梅雀图。一幅。四九、道光上人诗。一幅。五十、犀图。五一至七十、本草经。弍十部。七一、椿山竹。七二、歙州石砚。有银道。七三、元板杜诗。七四、书集传。韩板。七五、医林集要。七六、程氏易简方。七七、本草序例。七八、幼科类萃。人见旧藏。七九、救荒本艸。八十、蝦夷图。一筥。八一、古板玉篇。八二、公羊传。八三、谷梁传。八四、元板新编诗々学大成。八五、伊良保大茶碗。筥入。八六、参考势语。八七、秋艸。八八、诰道大素。八九、广嗣纪要。九十、治肿指南。韩板。九一、周易本筮指南。九二、外科集验方。九三、唐本食货志。九四、日本灵异记。九五、南木志。九六、难经经释。九七、脚气方论。九八、芳野山画卷。九九、新策。百、诸国封户牒状。天平胜宝四年。

人生某一阶段结束时,将自己一部分收藏品分发给友人留念,这是日本学界的传统。作为一名藏书家,一名戏剧爱好者的立之,此时似乎在拉动着人生的帷幕。

成善10月12日出差,由于路途远,航海中遇到暴风雨,滞留在外数日,直至12月16日才返回家中。桌子上又摆放着来自森氏的信件,拆开一看,并非立之手笔,而是一份讣告:"12月6日立之咽喉癌病逝。"

成善十分悲痛和内疚,近年与立之接触较多,立之对学问的热情和刻苦,以及强烈的使命感,深深感动了他,由于学习和工作繁忙,他没能给予最后一位卓越学者足够关怀。

森立之是终生学者,没有退役,没有搁笔,他的逝去,为江户时代考证学画上了句号。

出殡那天,立之的家人、亲友送葬,印刷局怀念立之的功劳,特别允许灵车停在官衙前,局职员全部出来祷告。

森氏一族墓地设在洞云寺,立之葬在寺中。

孙女鏸继嗣森家,后来成为一名女画家。

"森氏开万册府"藏书被大槻家收购,后来转入安田文库。

江户汉医,一代学风,千年文明,不可磨灭。